神经系统疾病治疗实践

主编 胡玉荣 邢萨茹拉 呼格吉乐巴图

SHENJING XITONG JIBING
ZHILIAO SHIJIAN

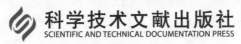

科学技术文献出版社
SCIENTIFIC AND TECHNICAL DOCUMENTATION PRESS

·北京·

图书在版编目（CIP）数据

神经系统疾病治疗实践 / 胡玉荣等主编. — 北京 :科学技术文献出版社, 2018.4
ISBN 978-7-5189-4269-5

Ⅰ.①神… Ⅱ.①胡… Ⅲ.①神经系统疾病—诊疗 Ⅳ.①R741

中国版本图书馆CIP数据核字(2018)第085868号

神经系统疾病治疗实践

策划编辑：曹沧晔	责任编辑：曹沧晔	责任校对：赵 瑗	责任出版：张志平

出 版 者　科学技术文献出版社
地　　址　北京市复兴路15号　邮编 100038
编 务 部　(010) 58882938，58882087（传真）
发 行 部　(010) 58882868，58882874（传真）
邮 购 部　(010) 58882873
官方网址　www.stdp.com.cn
发 行 者　科学技术文献出版社发行　全国各地新华书店经销
印 刷 者　济南大地图文快印有限公司
版　　次　2018年4月第1版　2018年4月第1次印刷
开　　本　787×1092　1/16
字　　数　430千
印　　张　13
书　　号　ISBN 978-7-5189-4269-5
定　　价　148.00元

前　言

　　近年来，随着医学科学，特别是分子生物学、转化医学和电子信息科学在医学领域中的应用和发展，新的概念、理论和技术不断出现，神经系统疾病的诊断和治疗均有了许多更新。为了及时、准确地诊断疾病，神经科医师不仅需要全面掌握神经系统疾病诊疗的基础知识和临床技能，还需要掌握现代化的辅助诊疗监测技术。为与时俱进，与广大同仁共同提高业务水平，为患者提供更高质量的医疗服务，我们倾力合著此书。

　　本书首先介绍了神经系统疾病诊疗基础理论，包括病史采集、诊断方法、辅助检查；然后着重讲述了神经科临床常见病、多发病的诊疗，包括脑血管疾病、神经系统感染性疾病、神经系统疾病血管介入治疗。在编写过程中，我们以临床实践经验为基础，密切结合近代神经科学的发展，重点针对临床常见病的诊断思路和治疗原则进行了详细描述，内容新颖，针对性与实用性强，有助于神经科医师及相关专业的医务人员对疾病作出正确诊断和恰当的处理。

　　本书编委均是高学历、高年资、精干的专业医务工作者，对各位同道的辛勤笔耕和认真校对深表感谢。鉴于本书编写人员较多，编写风格不尽一致，且时间有限，书中可能存在不妥之处，望读者提出宝贵意见，以便再版时修正，不胜感激。

编　者

2018 年 4 月

目 录

第一章

神经系统病史及检查

第一节　病史

从一例有神经系统主诉的患者采集一份病史，基本上是与收集任何的历史相同。

一、年龄

患者的年龄对一种神经系统疾病可能的病因可能是一个主要的线索。例如，癫痫、多发性硬化和亨廷顿病通常在患者中年时发病，阿尔茨海默病、帕金森病、脑肿瘤和卒中主要侵犯老年人。

二、主诉

应尽可能把患者的问题［主诉（chief complaint）］确定清楚，因其将指引随后的评估朝向或背离正确的诊断。在提出的主诉中，目的是要用一个词或短语描述疾病的性质。

常见的神经系统主诉包括意识模糊、头晕、无力、抖动、麻木、视物模糊和发作等。这些术语中每一个对不同的人都意味着不同的情况，因此尽可能更清楚地获取该患者想要传达的意思，在正确的方向上对疾病进行要点评估是重要的。

（一）意识模糊

由患者或家族成员报告的意识模糊（confusion）可能包括记忆受损、迷路、理解或生成口头或书面语言困难，与数字问题有关，判定错误，人格改变，或者这些表现的组合。意识模糊的症状可能是难以表现特征的，而要求举一个特殊的例子在这方面可能是有帮助的。

（二）头晕

头晕（dizziness）可能意味着眩晕（vertigo）（自身或环境运动的错觉），平衡失调（imbalance）（由于锥体外系、前庭、小脑或感觉功能缺失）或晕厥前期（presyncope）（脑灌注降低所致的头晕目眩）。

（三）无力

无力（weakness）是神经科医生用作说明由于累及中枢或周围神经系统运动通路或骨骼肌疾病的肌力丧失（loss of power）的术语。然而，当患者指全身性疲劳、倦怠或甚至感觉障碍时他们有时会用这个词。

（四）抖动

抖动（shaking）可能表示异常运动，诸如震颤、舞蹈症、手足徐动、肌阵挛或肌束震颤，但是患者不可能根据这一术语归类他们的问题。正确的分类取决于对所涉及运动的观察，如果运动为间断性或在采集病史时不出现，可让患者演示一下。

（五）麻木

麻木（numbness）可能指的是各种感觉障碍的任何一种，包括感觉减退（hypesthesia）（敏感性减低）、感觉过敏（hyperesthesia）（敏感性增加）或感觉异常（paresthesia）（针刺感）。患者偶尔也用这个词表示无力。

（六）视物模糊

视物模糊（blurred vision）可能代表复视（diplopia）（视物双影）、眼振荡（ocular oscillation）、视力下降或视野缺口（visual field cuts）。

（七）发作症状

发作症状（spells）意味着发作性和经常复发的症状，诸如在癫痫（epilepsy）或晕厥（syncope）（昏厥）时所看到的。

三、现病史

现病史（history of present illness）应提供该主诉的详细的描述，包括如下的特征。

（一）症状的性质

某些症状，诸如疼痛，可能具有对诊断有帮助的特征性表现。因对神经直接损伤所致的神经源性疼痛可能被描述为在受累区域特别不愉快的（触物感痛的）和可能伴有对疼痛（痛觉过敏）或触觉敏感性增加（感觉过敏），或者将正常地无害刺激感受为痛性刺激（异常性疼痛）。症状的性质包括其严重性，尽管对一个症状寻求医疗关注的个体阈值不同，但要求患者将其当前的主诉与他们过去曾有过的症状进行比较经常是有益的。

（二）症状的部位

症状的部位对神经疾病的诊断是关键的，因此应促使患者尽可能精确地定位他们的症状。无力、感觉减退或疼痛的空间分布帮助将潜在的疾病过程归因于神经系统特定的部位。这提供了一个解剖学诊断，并进而被精确地确定病因。

（三）时间进程

确定疾病是在何时开始，它是突然地还是隐袭地发生，以及它随后的病程表现的改善、加重，或者恶化与缓解的特点（图1-1）。对于发作性疾病，诸如头痛或痫性发作，个体发作的时间进程也应加以确定。

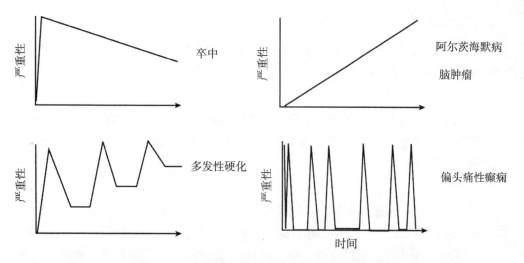

图 1-1 神经系统疾病的时间特征及每种的举例

（四）促发的、加重的和缓解的因素

某些症状可能自发地出现，但在其他的病例中可能找到特定的促发因素。通过观察和试验，患者经常会意识到加重症状，以及他们可能避免症状加重的因素，或者预防症状或使之缓解的因素。

（五）相关的症状

相关的症状可能辅助解剖学或病原学诊断。例如，颈部疼痛伴下肢无力提示脊髓性颈椎病（脊髓疾病），而在头痛情况下的发热要关注脑膜炎。

四、过去医疗史

既往病史的某些方面可能是与神经系统的主诉特别有关的。

（一）疾病

许多已存在的疾病可能易患神经疾病，包括高血压、糖尿病、心脏病、癌症以及人类免疫缺陷病毒（HIV）疾病等。

（二）手术

心脏直视手术可能并发卒中或意识模糊状态。累及上肢或下肢的嵌压性神经病（由于局部受压的周围神经疾病）可能使手术期的病程复杂化。

（三）产科史

妊娠可能加重癫痫，至少部分地由于抗惊厥药引起的代谢改变。偏头痛发作的频率可能增加或减少。妊娠对良性颅内压增高［脑假瘤（pseudotumor cerebri）］和嵌压性神经病，特别是腕管综合征（carpal tunnel syndrome）（正中神经病）和感觉异常性股痛（meralgia paresthetica）（股外侧皮神经炎）是一种易感状态。累及闭孔神经、股神经或腓神经的创伤性神经病可因在分娩时胎头或产钳施加的压力所致。子痫（eclampsia）是一种威胁生命的综合征，它表现在妊娠期间的全面性强直-阵挛发作并发子痫前病程（高血压伴蛋白尿）。

（四）药物治疗

许多药物治疗可能引起不良的神经反应，包括意识模糊状态或昏迷、头痛、共济失调、神经肌肉疾病、神经病及癫痫发作。

（五）免疫

疫苗接种可能预防某些神经系统疾病，包括脊髓灰质炎、白喉、破伤风、狂犬病及脑膜炎球菌性脑膜炎。疫苗接种可能伴发疫苗接种后自身免疫性脑炎、脊髓炎或神经炎（脑、脊髓或周围神经的炎症）。

（六）饮食

饮食缺乏与过度均可能导致神经系统疾病。维生素 B_1（硫胺素）是酗酒者中韦尼克 - 科萨科夫综合征（Wernicke - Korsakoff syndrome）和多发性神经病的病因。维生素 B_3（烟酸）缺乏引起以痴呆为特点的糙皮病。维生素 B_{12}（氰钴胺）缺乏通常是由吸收不良伴恶性贫血所致，并产生联合系统病（combined systems disease）（脊髓的皮质脊髓束及后索变性）以及痴呆或巨幼红细胞性癫狂（megalo - blastic madness）。维生素 E（生育酚）摄取不足也可能引起脊髓变性。相反地，维生素 A 过多症可能产生颅内压增高［脑假瘤（pseudotumor cerebri）］伴头痛、视力缺损和癫痫发作，而过度摄入维生素 B_6（吡多辛）是多发性神经病的一种病因。过度食用脂肪是卒中的一个危险因素。最后，食入含肉毒毒素的不适当储存的食物可能引起肉毒毒素中毒（botulism），一种在自主神经及神经肌肉突触乙酰胆碱释放障碍，它表现为下降性麻痹。

（七）吸烟、饮酒及其他毒品应用

吸烟与肺癌有关，肺癌可能转移至中枢神经系统或产生副肿瘤性神经综合征。酒精滥用可产生戒断性癫痫发作、多发性神经病及神经系统营养障碍性疾病。静脉内应用毒品可能提示 HIV 疾病或药物相关的感染或血管炎的神经系统并发症。

五、家族史

家族史应指出在配偶和一级（双亲、同胞、子女）与二级亲属（祖父母、孙子）中任何的过去的或目前的疾病。某些神经系统疾病是以孟德尔或更复杂的模式遗传的，诸如亨廷顿病（Huntington disease）（常染色体显性）、威尔逊病（Wilson disease）（常染色体隐性）及 Duchenne 肌营养不良（X - 连锁隐性）（图 1 - 2）。

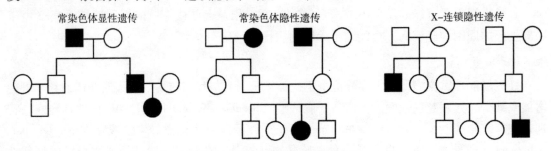

图 1 - 2 单纯的孟德尔遗传模式
方块代表男性，圆圈代表女性，实心标志患病的个体

六、社会史

关于患者的教育和职业信息有助于解释他们的认知表现是否与其背景符合。性历史可能指示累及神经系统的性传播疾病的风险，诸如梅毒或 HIV 疾病。旅行史可能证明接触到流行于特定的地理区域的感染。

七、系统回顾

在系统回顾中引出的非神经系统主诉可能意味着神经系统疾病的一种系统性病因。

1. 一般情况　体重减轻或发热可能指示神经系统症状的肿瘤性或感染性病因。

2. 免疫系统　获得性免疫缺陷综合征（AIDS）可能导致痴呆、脊髓病、神经病、肌病，或者影响神经系统的感染（如弓形体病）或肿瘤（如淋巴瘤）。

3. 血液系统　红细胞增多症（polycythemia）和血小板增多症（thrombocytosis）可能易于罹患缺血性卒中，而血小板减少症（thrombocytopenia）和凝血病（coagulopathy）与颅内出血有关。

4. 内分泌系统　糖尿病增加卒中的风险和可能并发多发性神经病。甲状腺功能低下可能导致昏迷、痴呆或共济失调。

5. 皮肤　特征性皮肤病变见于某些也累及神经系统的疾病，诸如神经纤维瘤病和疱疹后神经痛。

6. 眼、耳、鼻和喉　颈强是脑膜炎和蛛网膜下隙出血的一种常见的特征。

7. 心血管系统　缺血性或瓣膜性心脏病和高血压病是卒中的主要危险因素。

8. 呼吸系统　咳嗽、咯血或盗汗可能是结核病和肺肿瘤的表现，其可能播散累及神经系统。

9. 胃肠道系统　呕血、黄疸和腹泻可对肝性脑病针对意识模糊状态检查。

10. 生殖泌尿系统　尿潴留或尿失禁，或阳痿可能是周围神经病或脊髓病的表现。

11. 肌肉骨骼系统　肌肉痛和触痛可能伴发肌病如多发性肌炎。

12. 精神　精神病、抑郁和躁狂可能是神经系统疾病的表现。

八、小结

在完成病史收集之后，检查者应该对主诉有清晰的理解，包括病变部位与时间进程，并熟悉可能与主诉有关的既往病史、家族史及社会史，以及系统回顾。这一信息应该帮助指导全身的体格检查和神经系统检查，检查应集中于病史所提示的部分。例如，在一个表现突发的偏瘫和偏身感觉缺失的老年患者，病变可能由于卒中所致，全身的体格检查应强调心血管系统，因为各种心血管疾病易于罹患卒中。另一方面，如果患者主诉手的疼痛和麻木，许多检查应集中于检查受累上肢的感觉、肌力和反射。

（胡玉荣）

第二节　体格检查

在一例有神经系统主诉的患者，全身体格检查应集中于查找经常与神经系统疾病有关的异常。

一、生命体征

（一）血压

增高的血压可能指示长期的高血压（hypertension），高血压是卒中的一种危险因素，并也见于急性高血压脑病、缺血性卒中，或者脑出血或蛛网膜下隙出血等情况下。当一个患者从卧位变换为直立位时，血压下降≥20mmHg（收缩压）或≥10mmHg（舒张压）意味着体位性低血压（orthostatic hypotension）（图1-3）。如果血压下降伴发脉率代偿性增高，交感性自主神经反射是完好的，其可能的原因是低血容量。然而，代偿性反应缺乏符合中枢性（如帕金森病）或周围性（如多发性神经病）交感性功能障碍或交感神经阻滞药（如抗高血压药）的一种不良反应。

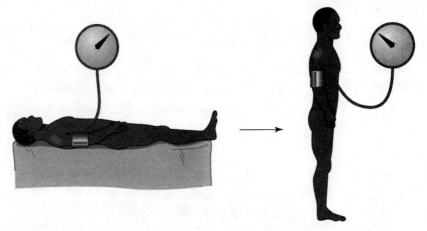

图1-3　体位性低血压试验

患者在卧位时（左侧）和随后在站立5分钟后（右侧）每分钟测量收缩期与舒张期血压以及心率。收缩压下降≥20mmHg或舒张压下降≥10mmHg指示为体位性低血压。当自主神经功能正常时，如在低血容量时，有心率的代偿性增加，而缺少这种增加提示自主神经功能衰竭。

（二）脉搏

快速的或不规则的脉率，特别是心房纤颤（atrial fibrillation）的不规律的不整脉可能意味着心律失常是作为卒中或晕厥的原因。

（三）呼吸频率

呼吸频率可能提供与昏迷或意识模糊状态有关的代谢障碍原因的一种线索。快速呼吸（呼吸急促）可见于肝性脑病、肺疾病、败血症或水杨酸中毒；呼吸抑制见于肺疾病和镇静药中毒。呼吸急促也可能是累及膈肌的神经肌肉疾病的一种表现。异常的呼吸模式也见于昏迷中：Cheyne – Stokes 呼吸（交替性深呼吸，或呼吸深快和呼吸暂停）可能发生在代谢性疾病或在半球病变时，而长吸气的（apneustic）、丛集性或共济失调性呼吸意味着脑干病变。

（四）体温

发热（过高热）出现在脑膜（脑膜炎）、脑部（脑炎）或脊髓（脊髓炎）感染时。低体温可见于乙醇或镇静药中毒、低血糖、肝性脑病、韦尼克脑病及甲状腺功能减低时。

二、皮肤

黄疸（黄疸病）提示肝病是意识模糊状态或运动障碍的病因。粗糙的干性皮肤、干燥的脆性毛发及皮下水肿是甲状腺功能减低的特征。瘀点（petechiae）见于脑膜炎球菌性脑膜炎，而瘀点或瘀斑（ecchymoses）可能提示凝血病是硬膜下出血、颅内出血或脊柱旁出血的原因。卒中的一种病因，细菌性心内膜炎可能产生各种皮肤病变，包括碎片样（指甲下）出血，奥斯勒结（Osler nodes）（手指远端痛性肿胀）和詹韦病变（Janeway lesions）（手掌和足跖的无痛性出血）。热的干性皮肤伴发于抗胆碱能药物中毒。

三、头、眼、耳和颈

（一）头

头部检查可能发现创伤的体征，诸如头皮撕裂伤或挫伤。颅底骨折可能产生耳后血肿［Battle 征（Battle sign）］、眶周血肿［浣熊眼（raccoon eyes）］、鼓室积血，或者脑脊液耳漏或鼻漏。叩诊在硬膜下血肿上方的颅骨可能引起疼痛。在颅骨听诊时听血管杂音与动静脉畸形有关。

（二）眼

巩膜黄染（icteric sclerae）见于肝病。色素性（Kayser – Fleischer，K – F）角膜环是Wilson 病时因铜沉积所致，通过裂隙灯检查看得最清楚。视网膜出血［罗特点（Roth spots）］可能出现于细菌性心内膜炎，后者也与可能引起卒中的脓毒血症性栓塞有关。突眼见于甲状腺功能亢进、眶部或眶后的占位，以及海绵窦血栓形成。

（三）耳

耳镜检查显示中耳炎时鼓膜膨胀、不透明和红斑，中耳炎可能扩展产生细菌性脑膜炎。

（四）颈

脑膜刺激征（meningeal signs）（图 1 – 4），诸如在被动屈曲时的颈强或颈部屈曲时出现股部屈曲即布鲁斯基（Brudzinski sign），可见于脑膜炎和蛛网膜下隙出血。颈部侧向运动受限（侧屈或旋转）可能伴颈椎病（cervical spondylosis）。颈部听诊可能发现与易患卒中一致的颈动脉杂音。

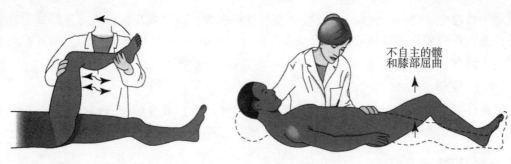

A 克氏征(Kernig sign)　　　　　　　　B 布氏征(Brudzinski sign)

图 1-4　脑膜刺激征

Kernig 征（A）是在髋部屈曲时对膝部被动屈曲的抵抗。Brudzinski 征（B）是在髋与膝部的屈曲时对被动屈曲颈部的反应。

四、胸部和心血管

呼吸肌无力的体征，诸如肋间肌收缩和动用辅助肌可能出现于神经肌肉疾病。心脏杂音可能伴发易患卒中的瓣膜性心脏病和感染性心内膜炎及其神经后遗症。

五、腹部

腹部检查可能发现全身性感染的来源或提示肝病，在新发病的背痛患者总是值得重视，因为各种病理性腹内病变（胰腺癌或主动脉瘤）可能产生放射到背部的疼痛。

六、肢体和背部

在髋部屈曲时对膝部被动屈曲的抵抗 [Kernig 征（Kernig sign）] 见于脑膜炎。抬举仰卧位患者伸展的下肢 [直腿抬高试验（straight leg raising test）或 Lasbgue 征（Laseguesign）] 牵引 $L_4 \sim S_2$ 神经根和坐骨神经，而抬举俯卧位患者伸展的下肢 [反直腿抬高试验（reverse straight leg raising）] 牵引 $L_2 \sim L_4$ 神经根和股神经，在病变累及这些结构的患者可能再现放射性疼痛（图 1-5）。叩击脊椎时局限性疼痛可能是脊柱或硬膜外感染的体征。脊柱听诊可能发现脊椎血管畸形产生的杂音。

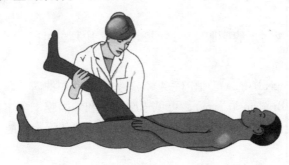

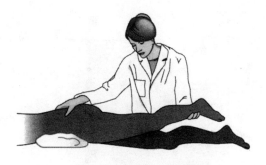

图 1-5 腰骶神经根刺激征

直腿抬高或 Lasegue 征（上图）是对抬举仰卧位患者伸展的下肢在 $L_4 \sim S_2$ 神经根或坐骨神经分布区的疼痛反应。反直腿抬高征（下图）是对抬举俯卧位患者伸展的下肢在 $L_2 \sim L_4$ 或股神经分布区的疼痛反应。

七、直肠和骨盆

直肠检查可能提供胃肠道出血的证据，胃肠道出血是肝性脑病的一种常见的突发症状。直肠或骨盆检查可能发现导致背部疼痛的占位病变。

（胡玉荣）

第三节 神经系统检查

神经系统检查应针对患者特殊的主诉因人而异。检查的每一方面，如精神状态、脑神经、运动功能、感觉功能、协调性、反射，以及姿势与步态等都始终应该被覆盖，但其中有相对的重点和在各方面有所不同。患者的病史应该已经提出目前可能要检查的问题。例如，如果患者主诉无力，检查者就要寻求确定其分布和严重性以及其是否伴随其他方面的功能缺失，诸如感觉和反射。目的是在完成检查时获得作出一个解剖学诊断必需的信息。

一、精神状态检查

（一）意识水平

意识是对内部与外部世界的感知，而意识水平是用患者的清醒和对刺激反应的外观状态的术语描述的。一例意识水平正常的患者是清醒的（awake）（或可被唤醒）、警醒的（alert）（对视觉或语言提示适当地反应），以及有定向力的（oriented）（知道他们是谁和大约的日期或时间）。

异常的（降低的）意识代表一种从轻度嗜睡到不能唤醒的无反应的连续范围。未达到昏迷的降低的意识有时被涉及意识模糊状态、谵妄或木僵，但是应该用观察到的刺激-反应模式的较精确的术语描述特征。较严重的进行性意识损害需要增加刺激强度引出愈加原始的（非目的性或反射性的）反应（图 1-6）。

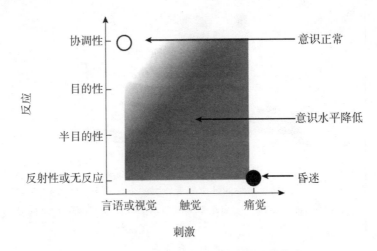

图 1 - 6　评定与患者对刺激反应有关的意识水平

意识正常的患者对视觉的或语言的刺激协调地反应，而意识受损的患者需要不断地增加刺激强度，并出现更加原始的反应。

（二）认知功能

认知功能涉及许多方面的活动，某些活动是局灶性的，而另一些散布到整个的大脑半球。检查认知功能的策略是评价一系列特殊的功能，而如果发现异常时，要评估这些异常是否可被归咎于一个特定的脑区或需要脑部较广泛的受累。例如，语言［失语（aphasia）］和记忆的分散性病变［遗忘症（amnesia）］可能经常被确定在一个局限的脑区，而认知功能较全面的恶化，如在痴呆时所见的，意味着弥漫性或多灶性疾病。

1. 双额叶或弥漫性功能　注意力（attention）是集中于一个特定的感觉刺激而排除其他刺激的能力，专注力（concentration）是持续的注意。注意力可通过要求患者立即复述一系列的数字进行测试（一个正常人可正确地重复 5 至 7 位数），而专注力可通过让患者倒数从100 减 7 进行测试。抽象思维过程如洞察力（insight）和判断（judgment）可通过让患者列出物品之间的相似性与差别（如一个苹果与一个橘子），解释谚语（过度地具体的解释提示抽象能力受损）或描述他在一个需要判断的假设的情境下会做什么（如在街道上捡到一封写有地址的信）等进行判定。知识的储备（fund of knowledge）可通过询问患者的年龄及文化背景的正常人应具有的公众人物信息进行测试（如总统、运动明星或其他名流的名字，或新闻重大事件）。这并非是要作一个智力测试，而是确定患者是否在最近的时期正常增加新的信息。情感（affect）是与患者（内在的）情绪相关的外在的行为，并可能表现为健谈或言语缺乏、面部表情及姿势。与患者谈话也可能发现思维内容的异常，诸如错觉（delusions）或幻觉（hallucinations），这些通常伴发于精神疾病，但也可能存在于意识模糊状态（如酒精戒断）或者复杂部分性发作。

2. 记忆（memory）　记忆是记录、储存和提取信息的能力，但可能或被弥漫性皮质病变或被双侧颞叶疾病损伤。记忆在临床上通过测试即时回忆、近记忆及远记忆进行评价，这些粗略地分别相当于记录、储存和提取。即时回忆（immediate recall）的测试是与注意力测试相似（见前面的讨论），也包括让患者立即复述一组数字或物品。要测试近记忆（recent memory）可嘱患者在 3 至 5 分钟后复述相同的一组数字或物品。远记忆（remote memor）是通过询问患者在过去几年里预期他们曾知晓的重要事项加以测试，诸如个人的或家族的资料或者重大的历史事件。意识模糊状态典型地损害即时回忆，而记忆障碍［遗忘症（amnesia）］是主要以近记忆受累为特征，虽然远记忆保留至晚期。个人的和带有强烈情感的记忆趋于优先被保留，而心因性遗忘（psychogenic amnesia）却恰好相反。如一个清醒的和警觉的患者不能记忆他自己的名字，强烈地提示为一种心因性障碍。

3. 语言（language）　语言的关键元素是理解、复述、流畅、命名、阅读和书写，当怀疑语言障碍［失语症（aphasia）］时应测试所有的这些功能。有各种失语综合征，每一种都以一种特定的语言受损模式为特征（表1-1），并经常与一个特定部位的病变有关（图1-7）。表达性（expressive）、非流利性（nonfluent）、运动性（motor）或Broca失语（Broca aphasia）是以自发性言语缺乏及产生的极少量语法缺失和电报性质的言语为特征。语言的表达是通过倾听患者在自发地讲话和回答问题时的这些异常进行测试。这一综合征的患者也不能正常地书写或复述（用内容贫乏的短语诸如"noifs，ands，or buts"测试），但他们的语言理解是完整的。因此，如果嘱患者做不涉及语言表达的一些事情（如"闭上你的眼睛"），他们都能够做。患者通常意识到病变并为此而沮丧。在感受性（receptive）、流利性（fluent），感觉性（sensor）或Wernicke失语（Wernickeaphasia），语言表达是正常的，但理解和复述受损。患者说了大量的语言，但是缺乏意图并可能包含错语性错误（paraphasic errors）（用词类似于正确的词）和新语（neologisms）（新造的词）。书面语言同样是不连贯的，而复述也有缺陷。患者不能追随口语或书写指令，但是当用一个手势提示时却可以模仿检查者的动作。这些患者通常没有意识到他们的失语，因此也不被它所困扰。全面性失语症（globalaphasia）结合了表达性与感受性失语的特征，患者既不能表达、理解，也不能复述口语或书面语言。其他类型的失语包括传导性失语症（conduction aphasia），它表现为复述受损，而表达和理解是完好的；经皮质性失语（transcortical aphasia），出现表达性、感受性或全面性失语伴复述完好；以及命名性失语（anomic aphasia），是一种选择性命名障碍，语言与言语（speech）是不同的，言语是语言的口头表达的最后的运动程序。言语障碍（speech disorder）［构音障碍（dysarthria）］可能与失语症难以鉴别，但其总是保留口头和书面语言的理解以及书写的表达。

4. 感觉整合（sensor integration）　感觉整合障碍是顶叶病变所致，并表现为病变对侧的躯体感觉刺激的知觉错误或对感觉刺激的忽视，即使该侧初级的感觉模式（如触觉）是完整的。顶叶病变的患者可能表现许多体征的任何一种体征。实体觉缺失（astereognosis）是不能通过触觉识别放在手中的一个物体。当他们闭上眼睛时，让患者识别物体诸如硬币、钥匙和安全别针等。书写觉缺失（agraphesthesia）是不能通过触觉识别写在手上的一个数字。两点辨别觉（two-point discrimination）缺失是不能区别正常人（或在正常侧）可以被辨别的两点间的两个单独的刺激和同时施加的两个邻近的但分开的刺激。例如，把两个笔尖同时放在一个指尖上，而后逐渐地分开直到他们能感受到两个分离的物体，然后将此可以分辨的距离记录下来。异处感觉（allesthesia）是一个触觉刺激的异位的定位（通常在较近端）。消退（extinction）是在双侧给予刺激时不能感受到视觉的或触觉的刺激，即使在施加于一侧时却可能感受到。忽视（neglect）是不能注意到空间或运用身体一侧的肢体。病觉缺失（anosognosia）是不能意识到神经功能缺失。结构性失用症（constructional apraxia）是不能画出外界空间准确的象征，诸如在一个钟面上填上数字或者模仿几何图形（图1-8）。

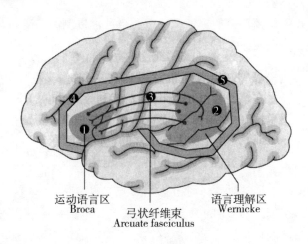

运动语言区
Broca

弓状纤维束
Arcuate fasciculus

语言理解区
Wernicke

图1-7　涉及语言功能的脑区

包括语言理解（Wer-nicke）区、运动语言（Broca）区，以及弓状纤维

在许多部位的病变产生的失语有不同的表现：（1）表达性失语；（2）感受性失语；（3）传导性失语，尽管弓状纤维是作用仍有争议；（4）经皮质表达性失语；以及（5）经皮质感受性失语（见表1-1）。

表1-1　失语综合征

类型	流利性	理解	复述
表达性（Broca）	-	+	-
感觉性（Wernicke）	+	-	-
全面性	-	-	-
传导性	+	+	-
经皮质表达性	-	+	+
经皮质感受	+	-	+
经皮质全面性	-	-	+
命名性	+	+	+

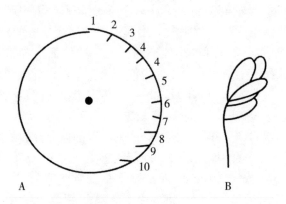

图1-8　在一例右侧顶叶病变患者单侧（左侧）的忽视

嘱患者填上钟面的数字（A）和画一朵花（B）。

5. 运动整合（motor integration） 运用（praxis）是学习的应用，而失用症（apraxia）是不能执行以前习得的作业，尽管其运动和感觉功能正常。失用症的典型试验是要患者演示如何使用钥匙、梳子或刀叉，而不用小道具。一侧的失用症常常由对侧的运动前区额叶皮质病变引起。双侧的失用症，诸如步态失用可能见于双侧额叶或大脑的弥漫性病变。

二、脑神经

（一）嗅（Ⅰ）神经

嗅神经（olfactory nerve）传递嗅觉（嗅觉作用），通过让患者辨别常见的气味，诸如咖啡、香草、薄荷油或丁香等。如果患者测试嗅觉时，即使他们不能正确地辨别，也能推测该神经的正常功能。每个鼻孔分别地测试。不要用刺激性物质诸如酒精，因其可被作为伤害性刺激物，不通过嗅觉感受器被检测。

（二）视（Ⅱ）神经

视神经（optic nerve）从视网膜传递视觉信息，经过视交叉（此处纤维来自两侧视网膜的鼻侧或内侧，传递来自两侧视野颞侧或外侧半的信息，交叉），而后经由视束至丘脑的外侧膝状核。视神经功能要每只眼分别地评估，也包括用直接检眼镜观察眼球的背面（眼底），测定视力，以及标测视野。

1. 检眼镜检查 这应在暗室中散瞳进行检查，可能易于看到眼底。有时用散瞳药（拟交感神经或抗胆碱能）滴眼剂增强散瞳，但在检查视力及瞳孔反射之前不应散瞳，在未治疗的闭角性青光眼或可能引起经天幕疝的颅内占位性病变患者也不应散瞳。正常的视盘（optic disk）是在眼球的后极位于鼻侧的微黄色卵圆形结构。视盘的边缘和穿过视盘的血管应边界清楚，而静脉应显示自主性搏动。黄斑（macula），一个比视网膜的其余部分较苍白的区域，位于距视盘颞侧边缘的颞侧约 2 倍的视盘直径，如果让患者看检眼镜的光即可看到。神经系统疾病患者在检眼镜下要识别的最重要的异常是由颅内压增高（increased intracranial pressure）所致的视盘肿胀［视盘水肿（papilledema）］。在早期的视盘水肿，视网膜静脉表现充血和自发性静脉搏动消失。视盘可能充血伴其边缘的线状出血。视盘边缘最初在鼻侧缘变得模糊。在完全进展的视盘水肿，视盘抬高于视网膜的平面之上，而穿过视盘边缘的血管变得看不清楚。视盘水肿几乎总是双侧的，通常并不损害视力，除非盲点扩大，而且是无痛性。另一个异常，视盘苍白（opticdisk pallor）是由于视神经萎缩所产生。它可能见于多发性硬化（multiple sclerosis）或其他疾病的患者，并可伴有视力、视野或瞳孔反应等功能缺失。

2. 视力（visual acuity） 这应该在排除屈光不正的条件下进行测试，因此佩戴眼镜的患者应当戴眼镜进行检查。视力在每只眼分别测试，用一种斯内伦视力表（Snellen eye chart）在离开约 6m（20 英尺）处测试远视力，或者用 Rosenbaum 袖珍视力表在约 36cm（14 英寸）处测试近视力。可以读到图表最小的一行，视力就表示为分数：20/20，指示视力正常，当视力下降时分母增加。较严重的损害可根据患者能够读到指数、分辨手动或光感的距离加以分级。在视神经病变时红 – 绿色视经常是不成比例地受损，可以用彩色笔或帽针或用色觉检查图（color vision plate）进行测试。

3. 视野（visual fields）　视野要每只眼分别地测试，最经常采用对诊法（confrontation）（图1-9）。检查者站在距离患者大约一臂远的地方，患者不被测试的眼和检查者与之相对的眼要闭上或被遮盖，并指示患者盯住检查者睁开的眼，使患者与检查者的单眼视野叠加。用任何一个示指在患者视野外周的边界，然后检查者在所有的方向上缓慢地向内移动示指，直至患者发现它。患者的位于视野颞侧半的中心暗点［盲点（blind spot）］的大小也可与检查者的联系加以测量。对诊法测试的目的是要确定患者的视野是否与检查者的延及相同的空间或者比检查者的较局限。对诊法测试的另一方法是用一个帽针的头作视觉目标。让患者比较呈现在视野不同部位的彩色物体的光亮，或者通过用一个有红色头的大头针作为靶点测量视野可能检出细微的视野缺损。肉眼可能看到的视野异常在不完全警觉的患者中可能被检出，可以通过当检查者的手指从不同的方向向患者的眼前晃过时他们是否眨眼来判断。在某些情况下（如进行性或分辨性缺损的患者随后的病程中），较精确地标测视野是有价值的，这可以应用视野检查法（perimetry）技术进行，诸如正面视野计屏（tangent screen）或自动视野检查测试（automated perimetry testing）。常见的视野异常及其解剖学关联列于图1-10。

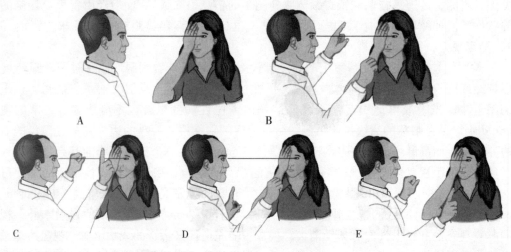

图1-9　视野的对诊法测试

A. 患者的左眼与检查者的右眼是对齐的。B. 鼻侧上象限检测。C. 颞侧上象限检测。D. 鼻侧下象限检测。E. 颞侧下象限检测。随后的步骤是重复检测患者的另一只眼。

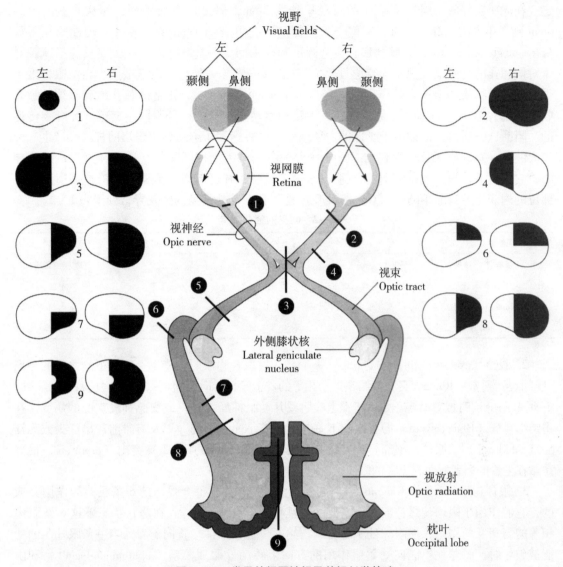

图 1-10 常见的视野缺损及其解剖学基础

1. 中心暗点（central scotoma）由视盘（视神经炎）或视神经（球后视神经炎）的炎症引起。2. 右眼全盲由于右侧视神经完全性病变。3. 双颞侧偏盲因垂体肿瘤压迫在视交叉上引起。4. 右鼻侧偏盲由视交叉周围病变所致（如颈内动脉钙化）。5. 右侧同向性偏盲由于左侧视束的病变所致。6. 右侧同向性上象限盲由于左侧颞叶（Mever 襻）的病变使视辐射部分受累所致。7. 右侧同向性下象限盲由于左侧顶叶的病变使视辐射部分受累所致。8. 右侧同向性偏盲由于左侧视辐射的完全性病变所致（相似的视野缺损也由病变 9 所致）。9. 右侧同向性偏盲（伴黄斑回避）由于大脑后动脉闭塞所致。

（三）动眼（Ⅲ）神经、滑车（Ⅳ）神经及展（Ⅵ）神经

动眼（oculomotor）、滑车（trochlear）及展神经（abducens nerves）这三对神经控制眼内肌（瞳孔括约肌）和眼外肌的活动。

1. **瞳孔（pupils）** 瞳孔的直径与形状，及其光反射和调节反射均应在环境光条件下确

定。在光照良好的房间正常瞳孔的直径平均为 3mm，但可以有所不同，如从儿童的大约 6mm 到老年人的 <2mm，而且一侧与另一侧的瞳孔可有约 1mm 的差异［生理性瞳孔不等（physiologic anisocoria）］。瞳孔形状应为圆形和规则的。正常瞳孔对直接光照反应活跃，对于对侧瞳孔的光照反应稍差（交感性反应），在移去光源时瞳孔又迅速散大。当两眼会聚于一个较近的物体如他本人的鼻尖时［调节（accommodation）］，正常的瞳孔出现收缩。瞳孔收缩［瞳孔缩小（miosis）］是经由起自中脑和经动眼神经走行到眼的副交感神经纤维传递的。阻断这一通路，诸如由于半球的占位病变产生昏迷和压迫从脑干走出的神经，产生一种扩大的（≈7mm）无反应性瞳孔。瞳孔散大是由一组 3 个神经元的交感神经分程传递传导的，它起自下丘脑，经过脑干到脊髓 T_1 水平，至颈上神经节以及到眼球。沿这一通路任何部位的病变均导致缩小的（≤1mm）无反应性瞳孔。其他常见的瞳孔异常列于表 1 - 2。

表 1 - 2　常见的瞳孔异常

名称	外观	（光）反应	（调节）反应	病变部位
Adie（强直性）瞳孔	一侧大瞳孔	缓慢迟钝的	正常	睫状神经节
Argyll - Robertson 瞳孔	双侧小瞳孔，不规则瞳孔	无	正常	中脑
霍纳（Horner）综合征	一侧小瞳孔和眼睑下垂	正常	正常	眼的交感神经支配
Marcus - Gunn 瞳孔	正常	间接 > 直接	正常	视神经

2. 眼睑（eyelids）和眼眶（orbits）　眼睑应在患者睁眼时检查。上睑与下睑之间的距离（睑间裂）通常 ≈10mm，且在双眼是近于相等的。上睑正常时覆盖 1~2mm 的虹膜，但是当睑下垂（ptosis）时覆盖增多，是由于提上睑肌或其动眼神经（Ⅲ）或交感神经支配的病变。在霍纳综合征（Homer syndrome），眼睑下垂与瞳孔缩小同时出现［以及有时前额出汗少或无汗症（anhidrosis）］。眼球从眶部异常突出，突眼（exophthalmos）或眼球突出（proptosis）最好是站在坐着的患者后面，患者的眼向下看时检查。

3. 眼球运动（eye movements）　眼球运动是由牵引在每个眼球的 6 条肌肉的作用完成的，它们作用于眼球使之移向六个主要的凝视位置（图 1 - 11）。在静止状态下这 6 条肌肉相等的与相反的作用，使眼球处于中位或初始的位置，亦即一直向前看。当一条眼外肌的功能被破坏时，眼球就不能向受累肌作用的方向上转动［眼肌麻痹（ophthalmoplegia）］和由于其他眼外肌失去对抗作用而可能偏向相反的方向。当两眼因此而不重合时，感受到的物体的视觉影像落在每个视网膜的不同区域，产生双影或复视（diplopia）的错觉。眼外肌是受动眼神经（Ⅲ）、滑车神经（Ⅳ）和展神经（Ⅵ）的支配，而眼球运动功能缺失可能由任何的肌肉或神经病变所致。动眼神经（Ⅲ）支配除了上斜肌和外直肌以外所有的眼外肌，上斜肌是由滑车神经（Ⅳ）支配，而外直肌是由展神经（Ⅵ）支配。由于眼外肌不同的神经支配，在病变的情况下眼肌受累的类型可以帮助区别眼肌本身的病变与影响脑神经的病变。

眼球运动是通过让患者看向举在每个主要的凝视位置的一个手电筒进行测试的，并观察两眼是否充分地移动和在每个方向上处在一种偏转的［共轭（conjugate）］方式。在正常的同向性凝视时，来自手电筒的光恰落在两侧角膜的同一点上。眼球运动受限和任何的共轭障碍均应被发现。如果患者主诉复视，通过让患者凝视影像分离最大的方向应能够识别责任性无力的眼肌。然后依次覆盖每只眼睛，并嘱患者报告两个影像中的哪一个（近的或远的）

消失。在凝视的方向上移位较远的影像总是与无力的眼有关。另一方法是，用透明的红色玻璃、塑料板或玻璃纸覆盖一只眼，这使得与每个影像有关的眼可以被识别。例如，左侧外直肌无力时，在向左侧凝视时复视最明显，而当左眼被覆盖时，可见这两个影像中最左边的影像消失。

4. 眼振荡（ocular oscillations） 眼球震颤（nystagmus）或眼球的节律性振荡可能发生在正常人自主性凝视的最终时。然而，在其他的情况下，它也可能由抗惊厥药或镇静药引起，或反映累及眼外肌或其神经支配的疾病，或者累及前庭或小脑通路。最常见的类型，反射性眼震（jerk nystagmus）是由慢相的运动随之以在相反方向上的快相组成（图1－12）。要检测眼球震颤，应在初始位置和在凝视的每个主要位置观察两眼。如果观察到眼震，应该用在哪一个凝视部位出现眼震，眼震的方向及幅度（精细的或粗大的），促发因素诸如头位改变，以及伴发症状诸如眩晕等术语来描述。按照惯例反射性眼震的方向是快相的方向（如向左跳动性眼震）。反射性眼震通常随着向快相的方向凝视而增强［亚历山大（Alexander）定律］，一种不太常见的眼震类型是摆动性眼震（pendular nystagmus），它通常是在婴儿期开始，且在两个方向的速率是相等的。

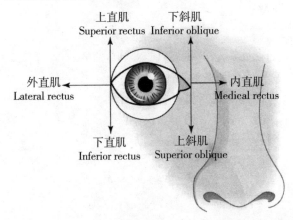

图1－11 测试眼球运动的六个主要的凝视位置

眼球靠内直肌内收和靠外直肌外展。内收的眼因下斜肌而提高和因上斜肌而压低；外展的眼因上直肌而提高和因下直肌而压低。除了上斜肌和外直肌以外的所有的眼外肌都是由动眼神经（Ⅲ）支配的，上斜肌是由滑车神经（Ⅳ）支配，而外直肌是由展神经（Ⅵ）支配。

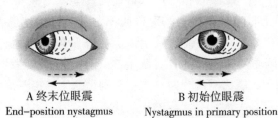

| A 终末位眼震 | B 初始位眼震 |
| End－position nystagmus | Nystagmus in primary position |

图1－12 眼球震颤

两眼缓慢漂移远离注视的位置（用虚线箭头指示）被一个快速的反向运动所纠正（实线箭头）。眼震的方向是根据快相决定的。从初始位置的眼震比从终点位置的眼震更可能是病理性的。

（四）三叉（V）神经

三叉神经（trigeminal nerve）从面部传输感觉纤维和传输运动纤维到咀嚼肌。面部的触觉和温度觉通过碰触和将音叉发凉的表面同时放在面部两侧的三叉神经每一支，即眼支（ophthalmic）（V_1，前额）、上颌支（maxillary）（V_2，颊部）和下颌支（mandibular）（V_3，下颏）分布区进行测试（图1-13）。询问患者在两侧的感觉是否相同，若不相同，哪一侧的刺激感觉较差或者不太凉。测试角膜反射（corneal reflex）时，用一缕棉絮（在受试者的视野之外）轻轻地扫过眼球的外侧面。通过反射弧传递的正常反应是双侧眨眼，这依赖于三叉（V_1）神经感觉支与面（VII）神经的运动功能。在三叉神经功能受损时，任何一只眼都不能眨眼，而一侧眨眼意味着在不能眨眼的一侧的面神经病变。三叉神经的运动功能是通过观察张嘴与闭嘴的对称性测试的，闭嘴时在无力侧的下颌会下落较快和较远，引起面部看上去有些歪斜。较轻微的无力可通过让患者紧咬牙关和尽量用力张开下颌进行测试。下颌正常的肌力不能被检查者克服。

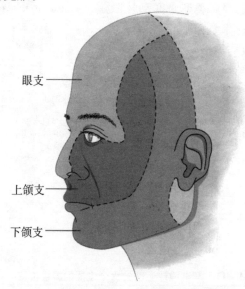

眼支

上颌支

下颌支

图1-13 三叉（V）神经感觉分支

（五）面（VII）神经

面神经（facial nerve）支配面肌和传递来自舌前约2/3的味觉（图1-14）。要测试面部的肌力，应观察在静止时睑裂和鼻唇沟对称或不对称。然后让患者蹙额、用力紧闭双眼（观察睫毛露出程度对称性），以及微笑或示齿，检查者再观察对称或不对称。在周围性（面神经）病变时，一侧面部完全无力，且眼不能充分闭严。在中枢性（如半球的）病变时，皱额能力保留，而闭眼能力有些受限。这一差别被认为是由于面上部双重的皮质的运动输入所产生。传统的观点是上面部有双侧的皮质代表区，但它也提示双重的输入起自同一半球，一个在大脑中动脉供血区，而另一个在大脑前动脉供血区。双侧的面肌无力不能通过对两侧比较进行检查，它的测试是让患者用力紧闭双眼，紧闭双唇，然后鼓腮。如果肌力正常，检查者就不能使之睁开眼睑，迫使嘴唇分开，或者在压迫颊部时迫使口中漏气。面部无力可能伴有构音障碍，在发m音时特别明显。如果患者正常能吹口哨，当面肌无力时这一能力可能丧失。测试味觉，用蘸有甜、酸、咸或苦的溶液的棉签放在伸出的舌上，并让患者识别味道。

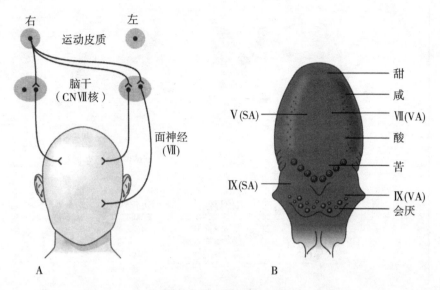

图 1 - 14　面（Ⅶ）神经

A. 面部的中枢性及周围性运动神经支配。前额接受来自两侧半球的运动投射，而下面部（眼及以下）只接受来自对侧半球的投射。B. 舌的体感传入（somatic afferent，SA，触觉）和内脏传入（visceral afferent，VA，味觉）的神经支配。

（六）位听（Ⅷ）神经

位听神经（acoustic nerve）有两个分支——听神经和前庭神经，其分别涉及听力和平衡。检查应包括在每个耳的外耳道和鼓膜的耳镜视诊，评估每个耳的听力，以及用512Hz的音叉作 Weber 和 Rinne 试验。听力可以通过在距每只耳约50.8mm（2英寸）处捻搓拇指与示指粗略地测试。

如果患者主诉听力丧失或不能听到手指捻搓声，应探究听力缺失的性质。作林内试验（Rinne test）（图 1 - 15），是把一个轻微振动的高音调的音叉柄置于颞骨乳突上，直至听不到声音，然后将仍振动的音叉移近外耳道的开口。在听力正常的或神经感音性听力丧失的患者，在外听道气导要大于骨导。在传导性听力丧失时，患者在乳突上听到的音叉的声音要长于气导的声音。在韦伯试验（Weber test）（图1 - 15），将振动的音叉柄置于前额的中部。在传导性听力丧失时，在病变侧耳听到的声音较响；神经感音性听力丧失时，在正常耳听到的声音较响。

在主诉位置性眩晕的患者，Nylen - Barany 或 Dix - Hallpike 手法（图 1 - 16）可被用于试图复制诱发的状况。患者坐在检查台上，头和两眼朝前，而后迅速放低为仰卧位使头超出检查台边缘，低于水平线45°角。测试是反复使患者的头和眼向右侧呈45°角旋转，然后头和眼再向左侧呈45°角旋转。观察两个眼的眼球震颤，并要患者注意眩晕的开始、程度及终止。

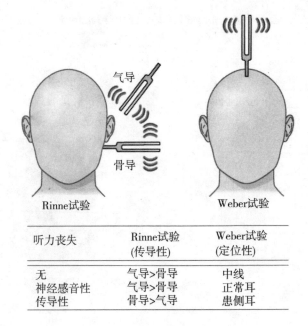

听力丧失	Rinne试验 (传导性)	Weber试验 (定位性)
无	气导>骨导	中线
神经感音性	气导>骨导	正常耳
传导性	骨导>气导	患侧耳

图 1 – 15　听力丧失的测试

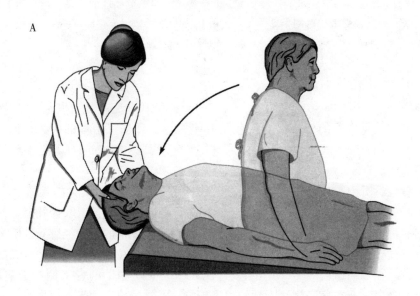

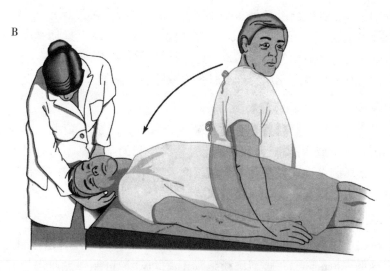

图 1 – 16　测试位置性眩晕和眼震

患者坐在检查台上头和两眼朝前（A），而后迅速放低为仰卧位使头超出检查台边缘，低于水平线 45°角。然后观察患者的两眼的眼震，并嘱患者报告有任何的眩晕。测试是反复使患者的头和眼向右侧旋转 45°角（B），而后头和眼再向左侧旋转 45°角。

（七）舌咽神经（Ⅸ）及迷走神经（Ⅹ）

舌咽（glossopharyngeal）和迷走神经（vagus nerves）的运动功能是通过要患者说"啊……"，让其张嘴并观察软腭抬举的完全与对称性进行测试的。一侧无力时，受累侧的软腭不能抬举；两侧无力时，任何一侧都不能上抬。软腭无力的患者也可表现构音障碍，它特别地影响发 k 的音。感觉功能可以通过咽反射（gag reflex）测试。用一个压舌板或棉签依次刺激舌背部的每一侧，注意用这一手法引出的作呕反应的程度。

（八）脊髓（Ⅺ）副神经

脊髓副神经（spinal accessor nerve）支配胸锁乳突肌和斜方肌。胸锁乳突肌通过让患者对抗检查者置于患者下颌的手施加的阻力旋转其头部进行测试。胸锁乳突肌无力导致向无力肌对侧转头能力降低。斜方肌通过让患者对抗阻力耸肩和注意任何的不对称性进行测试。

（九）舌下（Ⅺ）神经

舌下神经（hypoglossal nerve）支配舌肌。可以通过当检查者在颊部外侧加压抵抗时，让患者用其舌头顶住颊部内侧进行测试其功能。在部分病例，也可能有伸出的舌偏向无力侧，但面肌无力可能导致试验假阳性。舌肌无力也产生构音障碍，伴有显著的含糊的唇音（l）音。最后，舌的失神经支配可能伴有废用［萎缩（atrophy）］和颤搐［肌束震颤（fasciculation）］。

三、运动功能

运动功能是受上运动神经元与下运动神经元支配。上运动神经元（upper motor neurons）起自大脑皮质和脑干，并投射到在脑干和脊髓前角细胞的下运动神经元。它们包括从皮质至脊髓的投射［皮质脊髓束（corticospinal tract）］和在延髓交叉的皮质脊髓束的部分［锥体束

（pyramidal tract）]。运动检查包括评价肌容积、张力和肌力。下运动神经元（lower motor neurons）从脑干和脊髓经由运动神经投射，支配骨骼肌。无论上运动神经元或下运动神经元的病变均产生无力。如后面所讨论的，上运动神经元病变还引起肌张力增高、腱反射亢进及 Babinski 征，而下运动神经元病变产生肌张力减低、腱反射减弱、肌萎缩及肌束震颤。

（一）肌容积

肌肉应予以视诊以确定其肌容积正常或减少。肌容积减少（萎缩）通常是由于下运动神经元（脊髓前角细胞或周围神经）病变的失神经支配的结果。不对称性肌萎缩可通过视诊或通过用一个软尺测量，比较两侧的个别肌肉的容积加以检测。肌萎缩可能伴肌束震颤，或者类似在皮下的蠕虫样蠕动的快速的肌颤搐。

（二）肌张力

肌张力是在关节被动运动时肌肉的阻力。张力正常时，几乎没有这样的阻力。异常减低的张力［张力减低（hypotonia）或肌肉松弛（flaccidity）］可能伴发肌肉、下运动神经元或小脑疾病。张力增高采取强直（rigidity）的形式，表现在一个关节整个的运动范围内张力增高是持续的，或表现为痉挛状态（spasticity），其张力增高是速度－依赖性和在整个运动范围内张力是可变的。强直经典地是与基底节疾病有关，而痉挛状态与累及皮质脊髓束的疾病有关。测试肘部的张力可用一只手在其肘部托起患者的手臂，然后检查者用另一只手屈、伸、旋前与旋后前臂。手臂应在所有的方向上平缓地移动。腕部的张力通过用一只手握住前臂，并用另一只手来回活动腕部进行测试。张力正常时，手应该在与腕部成 90°角时静止。患者在仰卧位和放松时测试双下肢张力。检查者将一只手放于膝盖下，然后突然用力地向上抽出。在肌张力正常或降低时，患者的足跟仅瞬间地抬离床面或足跟向上滑时仍然与床面接触；在肌张力增高时，下肢完全地抬离床面。轴性肌张力可以通过被动地旋转患者的头部进行测试，并观察肩部是否也活动，可指示肌张力增高；或者通过轻轻地但稳定地屈曲与伸展颈部注意是否遇到阻力。

（三）肌力

肌力（muscle strength）或力（power）是依据肌肉可以克服的力量加以分级的：5，正常肌力；4，肌力减弱但仍可对抗重力加上附加的阻力运动；3，可对抗重力但不能对抗附加的阻力运动；2，只能在消除重力的情况下运动（如水平移动）；1，运动颤动；0，无可见的肌肉收缩。年轻人正常的肌力不能像一个虚弱的老人应在意料之中，这在肌力的分级中必须考虑到。肌力通过让患者作一个涉及一块肌肉或一个肌群的动作进行测试，然后施以逐渐增加的对抗力，确定患者的运动是否可以被克服。在可能的部位，应该用相似大小的肌肉施加对抗力（如对于肢体近端肌用手臂，而对于肢体远端肌用手指）。应强调识别一侧与另一侧、近端肌与远端肌之间，以及由不同的神经或神经根支配的肌群之间的差异。在锥体束性无力（pyramidal weakness）（由于累及皮质脊髓束的病变），主要表现上肢伸肌与下肢屈肌的无力。精细的手指动作（fine finger movement），诸如快速地弹响拇指与示指变得缓慢。当手臂伸展、手掌向上和闭眼时，受累侧手臂缓慢地下落，并且手旋前［旋前肌漂移（pronator drift）]。双侧对称性远端无力（distal weakness）是以多发性神经病为特征，而双侧对称性近端无力（proximal weakness）是见于肌病。

四、感觉功能

躯体感觉是通过起自外周在脊髓后索与脑干的内侧丘系向丘脑传输的大的感觉纤维，以及在脊髓丘脑束中上行至丘脑的小的感觉纤维介导的。轻触觉是通过这两个通路，振动觉与位置觉是通过大纤维通路，而痛觉及温度觉是通过小纤维通路传递的。由于大多数感觉障碍累及远端重于近端部位，筛查应自远端（即下肢的足趾和上肢的手指）开始，再继续检查近端，直至达到任何的感觉缺失的边界。如果患者主诉在一个特定的区域感觉缺失，感觉测试应自该区域的中心开始并向外侧进行，直至报告感觉正常。比较在躯体两侧的感觉强度或感觉阈对检测感觉缺失的定位是有用的。当感觉缺失比较局限时，诸如当其影响单一的肢体或躯干的节段时，应将其分布与脊神经根和周围神经的分布进行比较，以确定是否有一个特殊的神经根或神经受累可以解释所观察到的感觉缺失。躯体感觉功能的某些测试在图1-17中说明。

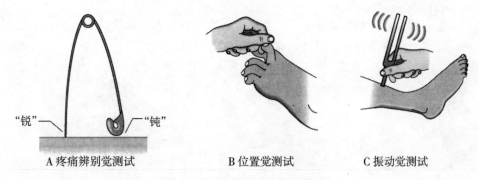

"锐"　　　"钝"

A 疼痛辨别觉测试　　　B 位置觉测试　　　C 振动觉测试

图1-17　躯体感觉功能的测试

A. 触觉（用手指或大头针的钝头）和痛觉（用大头针的尖头）。B. 关节位置觉。C. 振动觉（用128Hz的音叉）。

（一）轻触觉

触觉的感受是通过用一个轻柔的刺激物放在患者的皮肤上，如一缕棉絮、撕开的棉签头进行测试，或者轻刷指尖的动作，嘱患者闭目并要他指出感受到刺激物的部位。如果怀疑是一侧的感觉缺失，可要求患者比较当触觉刺激物加于身体两侧的某一部位时所感受的强度。

（二）振动觉

振动觉的测试是通过敲击低音调（128Hz）的音叉，并将音叉柄稳固地置于一个骨性隆起诸如关节处，检查者握音叉的手指用作正常振动觉的对照。嘱患者指出是否感觉到振动，若感觉到的话，振动觉多长时间消失。测试从远端，足趾和手指开始，向近端从关节到关节进行，直至感觉正常。

（三）位置觉

测试关节位置觉时，检查者握住手指或足趾的远端指节的两侧，并轻轻上下移动关节。患者闭上眼睛，令其报告任何感受到的位置变化。正常的关节位置觉是极为敏感的，患者应检测最微小的动作。如果远端关节位置觉减弱，要检查较近端的肢体关节，直至出现正常的位置觉。位置觉的另一试验是要患者闭眼，伸展双侧手臂，而后将两手的示指尖碰到一起。

（四）痛觉

可用一次性的大头针以足够的力刺痛（但不刺破）皮肤，使之产生轻度的不适感。询问患者感觉刺痛是否尖锐。如果用一个安全别针，其圆头可用于证明患者对锐性与钝性刺激物之间预期的区别。根据情况（如主诉与一个特定的部位有关或者在无感觉症状的情况下筛查），检查者应比较一侧与另一侧、远端与近端或皮节与皮节的痛觉，并从感觉缺失区向正常的区域检查。

（五）温度觉

温度觉可通过用一个凉的音叉或其他凉的物体平面的一侧进行测试。检查者应首先确定患者在可能推测的正常区域检出冷感的能力。然后比较两侧的冷感，越过皮节自远端向近端移动，并从异常区域到正常区域。

五、协调性

协调性受损［共济失调（ataxia）］，通常是由累及小脑或其连接的病变所致，可能影响眼球运动、言语、肢体或躯干。某些协调试验在图 1-18 中说明。

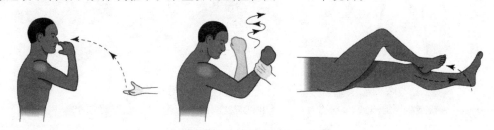

图 1-18 小脑功能的测试

指鼻试验（finger - to - nose）（左侧）。反跳试验（中）。跟 - 膝 - 胫试验（heel - keen - shin）（右侧）。

（一）肢体共济失调

肢体远端的共济失调可通过让患者完成快速的交替动作（如在患者的另一只手上交替地拍打手心与手背，或者在检查者的手上拍打足掌）进行检测，并注意连续性运动的速率、节律、幅度或力度的不规则性。在指鼻试验（finger - to - nose test）中，患者在他的鼻子与检查者的手指之间来回移动示指；共济失调可能伴有意向性震颤（intention tremor），它在每次动作的开始和终止时最明显。也经常可以证明核对肌收缩力的能力受损。当嘱患者迅速抬起手臂达到一个特定的高度，或者当手臂在患者的前方伸展或伸开时，被一个突然的力移位，可能有过击［反跳现象（rebound）］。这可以通过让患者抵抗阻力在肘部用力地屈曲手臂，然后突然地移除这一阻力来证明。如果肢体是共济失调的，持续收缩不伴阻力可能引起手击到患者。下肢的共济失调可以通过跟 - 膝 - 胫试验（heel - knee - shin test）证明，让仰卧的患者将足跟放在对侧的胫骨上，从踝部到膝部平稳地上下移动。共济失调产生抽动性和不准确的运动，使得患者不能保持足跟与胫骨接触。

（二）躯干共济失调

检查躯干的共济失调时，嘱患者坐在床边或坐在没有扶手的椅子上，并注意向一侧倾斜的任何趋势。

六、反射

（一）腱反射

腱反射（tendon reflex）是通过叩击一个肌腱使肌肉受到被动牵张的反应，并取决于传入的与传出的周围神经及其下行性中枢通路的抑制的完整性。在累及反射弧任何部位的疾病中腱反射减低或缺失的，在多发性神经病最常见；而在皮质脊髓束病变时腱反射亢进。腱反射根据收缩力或引出反应所需要的最小力进行分级：4，非常活跃，经常伴有节律性反射收缩［阵挛（clonus）］；3，活跃但正常；2，正常；1，减低；0，消失。在某些病例中，腱反射很难被引出，但是通过让患者紧握未被检测的一侧的拳头或扣紧两手的手指并试图将它们拉开却可能引出。反射测试的主要目的是检测对称性。然而，腱反射对称性缺如提示多发性神经病，而对称性腱反射亢进可能指示双侧大脑的或脊髓疾病。常常检测的腱反射与神经根包括如下：肱二头肌及肱桡肌反射（$C_5 \sim C_6$），肱三头肌反射（$C_7 \sim C_8$），股四头肌反射（$L_3 \sim L_4$），以及跟腱反射（$S_1 \sim S_2$）。

（二）浅反射

浅反射（superficial reflex）是通过刺激皮肤而不是肌腱引出的，且在累及皮质脊髓束的疾病中是发生改变或缺如的。浅反射包括跖反射（plantar reflex），表现为自足跟附近向大趾方向从足底外侧缘划足底导致足趾跖屈。在皮质脊髓束病变时踇趾背屈［巴宾斯基征（Babinski sign）］，它可能伴其余足趾扇形分开、踝部背屈，以及股部屈曲。某些在婴儿期正常存在而随后消失的浅反射可能在老年期和额叶功能障碍时重新出现。掌握反射（palmar grasp reflex）通过用检查者的手指划患者手掌的皮肤，引起患者的手指紧握住检查者的手指。足底抓握反射（plantar grasp reflex）是对刺激足底的反应，包括足趾屈曲与内收。掌颏反射（palmomental reflex）是通过搔抓手掌被引出，并导致同侧下颏（颏肌）与口周肌（口轮匝肌）的收缩。吸吮反射（suck reflex）包括在刺激嘴唇后出现不自主吸吮动作。噘嘴反射（snout reflex）是通过轻轻地叩击嘴唇引出，并导致噘嘴。在觅食反射（rooting reflex）中，刺激嘴唇引起嘴唇向刺激物靠近。眉间反射（glabellar reflex）是通过重复叩击前额被引出，正常人眨眼仅在对最初的几次叩击起反应，而持续的瞬目是一种异常反应［迈尔逊征（Myerson sign）］。

七、姿势和步态

应嘱患者双足并拢和睁眼站立，以检测由于小脑性共济失调的不稳定性。下一步，让患者闭眼，在闭眼时而非睁眼时出现的站立不稳［龙伯征（Romberg sign）］是感觉性共济失调的体征。然后，应观察患者正常地、用足跟、用足尖以及接踵（tandem）（一只脚直接放在另一只脚的前面）行走，以识别任何如下的经典的步态异常。

1. 轻偏瘫步态（hemiplegic gait） 受累的下肢维持伸展与内旋，足内翻和跖屈，腿在髋部作划圈运动（环形运动）。

2. 截瘫步态（paraplegic gait） 步态是缓慢的和僵硬的，双腿相互在前方交叉（剪刀步态）。

3. 小脑性共济失调步态（cerebellar ataxic gait） 步态为宽基底和可能伴有蹒跚或摇晃，仿佛是醉酒者。

4. 感觉性共济失调步态（sensory ataxic gait） 步态为宽基底，脚步是突然拍击到地面上，而且患者可能盯着他的脚。

5. 跨阈步态（steppage gait） 不能足背屈，经常由于腓神经病变，导致髋部与膝部过度抬高，以使在行走时脚离开地面。

6. 肌营养不良步态（dystrophic gait） 骨盆肌无力产生一种脊柱前凸的、摇摆的步态。

7. 帕金森病步态（parkinsonian gait） 姿势是屈曲的，起步缓慢，步伐细小和缓慢移动，手臂摆动减少，可出现不自主的加速（慌张步态）。

8. 舞蹈样步态（choreic gait） 步态是抽动的和蹒跚的，但是跌倒却令人吃惊地罕见。

9. 失用步态（apraxic gait） 额叶疾病可能导致执行一种以前习得动作能力的丧失（失用症），在此情况下是行走能力丧失。患者难以启动行走，并可能似乎是被粘在地面上。一旦开始行走，步态是缓慢的和拖曳的。然而，当患者躺下时和两腿不负重时完成同样的腿部动作却没有困难。

10. 防痛步态（antalgic gait） 一条腿支持另一条腿，尽量避免把重量加于受伤的腿上和引起疼痛。

（胡玉荣）

第四节 在特殊情况的神经系统检查

尽管神经系统检查总是依据患者特定的情况而定的，在两种特殊的情况下非常有特征性值得提及：昏迷患者的检查和不伴神经系统主诉患者的筛查。

一、昏迷

昏迷的患者不能配合作充分的神经系统检查。然而，幸运的是，大量的信息可以从昏迷患者极其有限的检查中获得，集中于三个要素：瞳孔对光反应（pupillary reaction to light），由头眼（转头）或头前庭（冷热水）刺激引发的眼球运动（eye movements），以及对疼痛的运动反应（motor response to pain）。

二、筛查性神经系统检查

1. 精神状态（mental status） 观察患者是否是清醒和警觉的、意识模糊或不能唤醒的。测试对人物、地点和时间的定向。通过让患者重复"no ifs, ands, or buts"筛查失语症。

2. 脑神经（cranial nerves） 检查视盘的视盘水肿。通过对诊法（confrontation）测试视野。确认患者在6个主要的凝视方向上协同地活动眼球的能力。让患者紧紧地闭眼和示齿以评价面部肌力。

3. 运动功能（motor function） 比较两侧手指精细运动的速度、上肢伸肌的肌力和下肢屈肌的肌力，以检测皮质脊髓束病变。

4. 感觉功能（sensory function） 要患者概略指出任何感受的感觉缺失的区域。测试足部的轻触觉和振动觉，而若损伤的话，应确定上肢，是否为双下肢与上肢的损害。

5. 反射（reflexes） 比较两侧的肱二头肌、肱三头肌、股四头肌和跟腱反射的活跃性，以及跖反射。

6. 协调性、站姿和步态（coordination, stance and gait） 观察患者站立和行走，并注意站姿或步态的任何不对称性或不稳定性。

（胡玉荣）

第五节 诊断公式

一、诊断原则

一旦完成了病史和检查，神经系统疾病的评价要继续提出一个初步的诊断意见。如同以下讨论的，这分为两个阶段：解剖学诊断与病因学诊断。诊断的过程应始终遵循简约原则（law of parsimony）或奥卡姆剃刀（Occam's razor）（即奥卡姆原则）：最简单的解释是最可能正确的。这意味着应找到一个单一的统一的诊断要胜过多元的诊断，用每个诊断解释患者疾病的不同表现。

二、解剖学诊断

解剖学诊断利用神经解剖学原则定位空间的病变。定位可能达到的精确度不同，但应该始终至少可能阐明神经系统最高和最低水平的病变可能产生的临床表现都在考虑之中。

（一）中枢性与周围性神经系统

作出这一区分通常是在解剖学诊断的第一步。许多症状和体征可能由中枢性和周围性神经病变引起，但是某些症状和体征是较为决定性的。例如，认知功能异常、视野缺损、反射亢进或伸性跖反射（巴宾斯基征）提示中枢神经系统病变，而肌萎缩、肌束震颤或反射消失通常是由周围神经系统疾病所致。

（二）瓦尔萨瓦准则（Valsalva doctrine）

一侧的脑病变典型地产生躯体对侧（对侧性）症状和体征。这一准则帮助定位最局限的大脑病变。然而，也有例外。例如，引起经天幕疝的半球的占位性病变可能压迫对侧中脑的大脑脚，产生占位病变同侧的轻偏瘫。脑干病变可能产生交叉性功能缺失，伴有在同侧面部与对侧肢体的无力及感觉缺失。因此一侧的脑桥病变由于面神经（Ⅶ）核受累可能引起同侧的面部无力，伴对侧的上下肢无力，是由于累及在延髓交叉（锥体交叉）以上的下行性运动通路。通常由于延髓外侧的卒中引起的 Wallenberg 综合征，伴有同侧面部与对侧肢体的痛温觉受损，由于三叉神经（Ⅴ）下行纤维及核受累以及脊髓丘脑侧束的阻断。小脑半球的病变产生同侧的症状和体征（如肢体共济失调），由于部分地与对侧的大脑皮质联系。最后，脊髓副神经（Ⅺ）接受来自运动皮质双侧的传入，以同侧的传入为主，因此皮质的病变可能产生同侧的胸锁乳突肌无力。

（三）受累的解剖学模式

通过识别在不同部位的疾病特征性受累模式可能利于神经系统病变的解剖学诊断（图1-19）。半球性病变（hemispheric lesions）可被影响对侧面部、上肢及下肢的运动和感觉功能缺失，以及认知和视野异常所提示。脑干病变（brainstem lesions）在交叉性功能缺失（在躯体的一侧面部与对侧的上下肢运动或感觉受累）或者脑神经（如眼的神经）麻痹时应被怀疑。脊髓病变（spinal cord lesions）产生病变水平以下的功能缺失，除了高颈髓病变累及三叉神经（Ⅴ）脊髓束与核，会累及面部。上运动神经元、下运动神经元及各种感觉通路的相对受累取决于病变在水平面的部位与程度。多发性神经病（polyneuropathies）产生远端的对称性感觉缺失及无力，通常影响下肢重于上肢，并伴有反射消失。肌病（myopathies）（肌肉的疾病）产生近端无力，它可能累及面部和躯干以及肢体，不伴有感觉缺失。

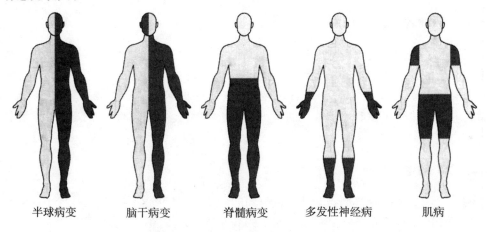

| 半球病变 | 脑干病变 | 脊髓病变 | 多发性神经病 | 肌病 |

图1-19　由累及神经系统不同部位的疾病所致的解剖学受累模式
实线区是受累的

三、病因学诊断

（一）重访病史

一旦解剖学诊断已经完成，下一个步骤就是辨别病因。患者以前的病史经常包含这方面的线索。已罹患的疾病诸如高血压病、糖尿病、心脏病、癌症和艾滋病等，每一种都与神经系统疾病主诉的一个疾病谱有关。许多的药物治疗和滥用的药物（如酒精和烟草）都有神经系统不良反应。家族史可能提示遗传性疾病。

（二）考虑疾病的一般分类

神经系统疾病可能被在其他器官系统引起疾病的相同的病理过程产生（表1-3）。一旦一种神经系统疾病已经被定位，它可能对通过这些分类的每一种形成可能病因的清单是有帮助的。

表1-3 神经系统疾病的病原学分类

病原学分类	实例
变性性	阿尔茨海默病、亨廷顿病、帕金森病、肌萎缩侧索硬化
发育异常或遗传性	肌营养不良、Arnold – Chiari 畸形、脊髓空洞症
免疫性	多发性硬化、Guillain – Barré 综合征、重症肌无力
感染性	细菌性脑膜炎、脑脓肿、病毒性脑炎、HIV – 相关性痴呆、神经梅毒
代谢性	低/高血糖性昏迷、糖尿病性神经病、肝性脑病
肿瘤性	胶质瘤、转移癌、淋巴瘤、副肿瘤综合征
营养性	Wernicke 脑病（维生素 B_1）、并发性系统性脊髓病（维生素 B_{12}）
中毒性	酒精相关性综合征、娱乐药物中毒、处方药不良反应
创伤性	硬膜下/硬膜外血肿、嵌压性神经病
血管性	缺血性卒中、脑出血、蛛网膜下隙出血

（三）时间病程是病原学的线索

一个疾病的时间病程对于它的病原学是一个重要的线索。例如，只有少数的疾病产生的神经系统症状是在数分钟内演变的，典型地是缺血、癫痫发作或晕厥。另一方面，肿瘤性和变性性疾病引起进展性、非缓解的症状和体征，而炎症性和代谢性疾病可能消长变化。

（四）常见的疾病

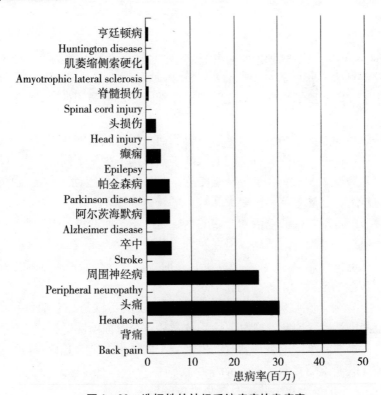

图1-20 选择性的神经系统疾病的患病率

解剖学综合征有时是十分有特色的，因其病因明显。然而，比较常见的是，一种解剖学综合征可能有多种病因。如果是这种情况，重要的是要记住，常见的疾病是常见的，而且，即使常见疾病的不常见的表现要比罕见的疾病的经典表现较常出现。图 1-20 具体说明某些神经系统疾病的相对患病率。对于常见的不同的疾病是如何地影响，以及这些疾病是否易于不成比例地影响特定的人群（即年龄、性别或种族人群）有一种普遍的了解对诊断是有帮助的。例如，多发性硬化通常在年龄 20~40 岁之间发病，累及女性经常多于男性，以及北欧人家系的个体更易于罹患等。

（斯钦其木格）

第六节　肌电生理检查

神经肌肉电诊断是应用先进的探测和记录肌肉、神经生物电活动的一种技术。它以定量的电流刺激来观察神经和肌肉的兴奋性或观察肌肉在松弛和收缩时生物电活动变化以及用特定的外界刺激（包括体感、视觉、听觉）来了解中枢神经系统应答过程中产生的生物电活动。它遵循神经系统的生理特性和解剖学原则，临床上利用它诊断中枢神经系统和周围神经系统的运动及感觉的功能障碍，进行定性、定位、定量的分析。是康复医学中重要的客观的功能检查和疗效评定的方法之一，在制定康复治疗措施时也是一重要客观依据。

一、肌电图

（一）概述

1. 定义　肌电图（electromyography，EMG）是一种探测和记录肌肉的生物电活动检查技术，通过这种检查技术取得的资料，有助于分析肌肉松弛和收缩时各种正常和异常的表现。临床上利用它诊断和鉴别诊断中枢性和周围性神经系统疾病和损害，包括运动终板疾病和肌肉疾病。

运动单位是肌肉功能的生物学单位，它由脊髓前角细胞及轴突、终板以及受其支配的肌纤维所组成。运动单位的大小因其所支配的肌纤维数目的多少和不同的肌肉而各异，其支配的肌纤维数目由几条至 2 000 条不等，范围直径 5~10mm，各运动单位支配的范围有重叠。一般来说，肌肉越大，运动单位也比较大和数目比较多（图 1-21）。

肌电图主要反映运动单位的电活动，它的基础是一条条肌纤维的电活动。正常肌纤维在静止松弛状态下肌纤维外没有电活动，但在肌纤维内（膜内）与肌纤维（膜外）存在着一个电位差，称静息电位（膜电位）。当肌纤维兴奋时，由于极化膜的崩溃和电位的消失（即去极化）产生可传播的电活动，称为动作电位。

2. 肌电图检测内容　在临床肌电图检测中，所记录的不仅是一条肌纤维的电活动，而是数十条肌纤维的电活动。因此，肌电图检测技术从 4 个方面检测进行：①插入电活动：是针电极插入肌肉时，肌纤维被电极移动时的机械刺激的结果。②静息期：当肌肉完全松弛时无异常自发电位。③肌肉随意收缩时运动单位动作电位的特征性表现（如波幅、时限、波形、电位数等）。④肌肉最大用力收缩时募集电位的情况。

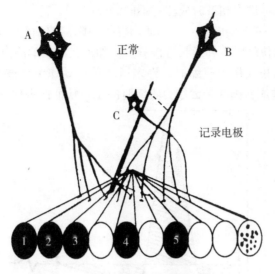

图 1 - 21　运动单位

（二）正常肌电图

1. 肌肉松弛时肌电图的表现　肌肉在完全放松状态下所采集到的肌电信号。

（1）插入电活动（insertion activity）：插入电活动的产生是由于针电极插入肌肉时，正常会引起短暂的电位发放，每次移动针电极都会产生，持续一般在 1 000ms 内。但在失神经支配的肌肉及某些疾病（如肌强直、多发性肌炎等）容易激惹起插入电活动活跃和延长，其起始波常为负波。

（2）电静息（electrical silence）：当健康的肌肉完全松弛时，肌纤维没有收缩，因此肌肉电极记录不到电活动，这种征象叫作电静息。电静息是一种正常表现，荧光屏上表现为一条近似平直的基线。

（3）自发电活动（spontaneous activity）：在正常情况下，肌肉完全松弛时，如果针电极在终板区可录取出终板电位（end plate potentials），它是小的单相或双相电位，开始均为负相。

2. 随意收缩时肌电图的表现　肌肉在主动收缩时所采集到的肌电仪号。

（1）正常运动单位动作电位（normal motor unit actionpotential）：当正常肌肉随意收缩时，出现正常运动单位动作电位，它是由一个前角细胞所支配的一组肌纤维组成，几乎但非完全同步收缩所形成的综合电位。其解剖和生理特性基于其神经支配比例，肌纤维密度、传导速度以及神经接头传递功能的不同亦有差异。但在正常情况下，综合电位有其特征性表现。其基本参数如下（图 1 - 22）。

1）波幅：指电位的峰值，又称振幅。正常运动单位动作电位的波幅为 300 ~ 2 000μV。

2）时限：指电位的变化从离开基线至回到基线的持续时间，是一个非常重要的数据，针电极的移动对它的影响较波幅小得多，其正常范围一般在 5 ~ 12ms。

3）相位：是指一个运动单位动作电位的综合电位，从离开基线再回到基线的次数再加 1 而得。它可以是单相、双相或三相、四相。如果多于四相，称为多相电位。这是同步化不好或有肌纤维脱失的表现。正常肌肉的综合电位一般为双相或三相，多相电位小于 15%，

>30%肯定存在异常。考虑多相波时应注意不同的肌肉。

（2）干扰相（interference pattern）：当肌肉轻用力随意收缩时，运动单位动作电位互相之间可清晰地分开，电位的时限和形状可被分辨。如果肌肉收缩的力量增加，更多的运动单位被动员参与，当肌肉最大用力收缩时，许多运动单位动作电位彼此相互重叠波形，叫作"干扰相"。干扰相是健康肌肉在最大用力收缩时的正常特征性表现。

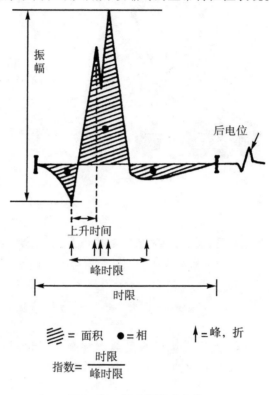

图1-22　肌电图基本参数

（三）异常肌电图

肌电图学所研究的是细胞外的肌电活动。在肌源性和神经源性病损中会出现异常自发电位和运动单位动作电位的变化，它是临床检查的延伸，必须结合病史以及其他临床检查共同分析，才能更好地解决临床上的问题。

1. 肌肉松弛时肌电图的表现　常见异常表现主要有以下几种。

（1）纤颤电位（fibrillation potential）：纤颤电位是短时限低波幅的自发小电位，其时限范围是$0.5 \sim 2ms$，波幅为$30 \sim 150\mu V$，频率每秒$2 \sim 10$次。它的波形为双相，即开始为正相，后随一个负向（图1-23B）。纤颤电位是由单个肌纤维自发收缩所引起。典型的纤颤电位是频率规则的发放，而频率不规则的纤颤电位，是多个肌纤维发放的结果。

对下运动神经元疾病，纤颤电位是肌纤维失神经支配的有价值的指征，一般失神经支配$2 \sim 3$周后才出现。在肌肉疾病如肌营养不良、皮肌炎和多发性肌炎，也很常见。这可能是继发性神经纤维炎或退行性变和神经末梢逆行变性产生。

（2）正相尖波（positive sharp wave）：正相尖波是肌肉失神经支配时出现的另一种自发性电活动。正相尖波的时限比纤颤电位长，但波幅差不多。它的波形包括一个开始的正相尖峰，跟着一个缓慢低平的负相，总的持续时间可大于10ms（图1-23C）。正相尖波的起因是单个肌纤维的放电。

（3）束颤（fasciculation）：束颤是一群肌纤维的自发性收缩，典型的束颤可在前角细胞病变时出现。但在神经根病、嵌压神经病以及肌肉-痛性束颤综合征中也可出现，可分为良性束颤和病理性束颤或称为复合性束颤（图1-24）。

（4）肌纤维颤搐（myokymic discharges）：与束颤单个运动单元发放不同，肌纤维颤搐是一个复合的重复发放，呈规律性爆发发放（图1-23D）。多见于面部肌肉病损、脑干胶质瘤和多发性硬化及周围性脱髓鞘病损。

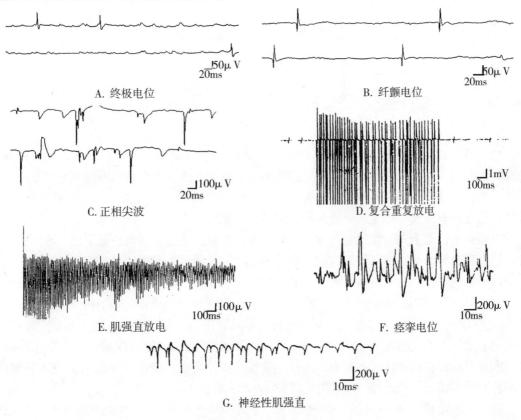

A. 终极电位

B. 纤颤电位

C. 正相尖波

D. 复合重复放电

E. 肌强直放电

F. 痉挛电位

G. 神经性肌强直

图1-23　部分异常肌电图波形

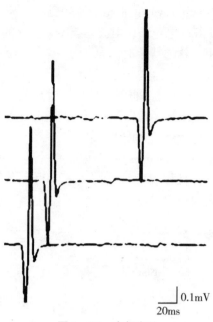

$\begin{array}{c}\rule{0.3em}{0ex}\end{array}$0.1mV
20ms

图1-24　束颤电位

(5) 强直放电：肌强直与肌强直样电位，是插入电活动延长的一种特殊形式，代表一组肌纤维的同步放电，整个电位以一定的频率重复发放。肌强直电位其波幅和频率呈逐渐增大然后又逐渐减少，持续数秒或数分钟（图1-23E）。肌强直样电位又称怪异形高频放电，其特点是突发突止或突然变形，波幅和频率无渐增渐减变化。

肌强直电位见于先天性肌强直或紧张性肌营养不良。肌强直样电位见于肌营养不良、多发性肌炎和多种慢性失神经状态，如运动神经元病、神经根病和慢性多发性神经病。

(6) 群放电位：是一种时现时消的群放电位，若是规则性的多见于帕金森病、舞蹈病、痉挛性斜颈。不规则的群放电位见于姿势性震颤、脑血管意外痉挛性瘫痪的肌肉（图1-25）。

2. 随意收缩时肌电图表现　常见异常表现有以下几种。

(1) 运动单位动作电位的变化：运动单位动作电位的相位超过四相以上，叫作多相电位。多相电位常在病理情况下出现，如神经变性、神经再生以及肌肉疾病时出现多相电位，分别称为群多相电位和短棘波多相电位（图1-26）。

神经再生电位（regeneration potential）：在周围神经病损后常发生神经病变，并随后神经再生，神经纤维的传导功能、传导冲动的速度均较健康神经纤维慢，受损神经所支配的肌纤维一部分获得再生的神经轴突分支支配。而另一部分肌纤维尚未获得神经再支配，因此运动单位动作电位变为时限延长的多相电位，叫作"神经再生电位"。它是高波幅长时限的多相电位，又称作群多相电位（图1-26A）。

巨大运动单位电位（giant motor unit potential）：多见脊髓前角细胞病变，其变化是一部分前角细胞完整无损，而一部分前角细胞受损变性。这时尚存在的前角细胞的轴突发出分支去支配失去神经的肌纤维。这样肌肉内运动单位的总数减少，但剩下的运动单位的范围却扩大了。这些扩大了的运动单位动作电位，其时限延长超过12ms，波幅升高超过3 000μV以上，甚至高达1 000μV（10mV），但相位单纯，由于同步性加强，一般二相或三相，而且是同一相似的电位。这种电位称作"巨大运动单位电位"。

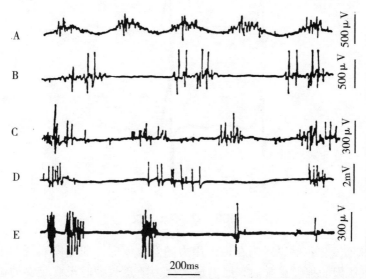

A. 局限性癫痫；B、C. 帕金森综合征；D. 神经官能症；E. 半侧面肌抽搐症

图 1 – 25　群放电位

肌病电位（myopathy potential）：肌病时肌纤维受损，运动神经元是不减少的，只是组成运动单位的很多纤维却遭受变性，因此运动单位内包含的肌纤维数目减少，致使动作电位的平均时限缩短，电位的波幅也降低，收缩时由于变性程度不一，所以很不同步，而呈现多相电位。这种多相电位是低波幅短时限的多相电位，即肌病电位，又称棘状波多相电位（图 1 –26B）。

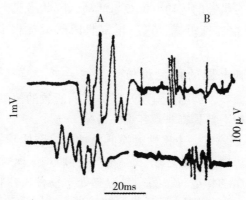

A. 群多相电位；B. 短棘波多相电位

图 1 – 26　多相电位

同步电位：在同一肌肉上，用两根针电极在间距大于 20mm 沿肌纤维走行直角垂直插入同时引出动作电位时，如两者同时出现称为同步电位。如同步达 80% 以上称为完全同步电位（图 1 –27）。同步电位是脊髓前角细胞病变的特征性电位，也是肌源性和周围神经疾病的鉴别指标。脊髓的其他疾病，神经根和神经丛的疾病，如果累及脊髓前角均可出现同步电位。

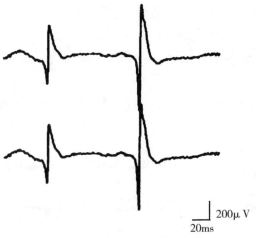

图 1 – 27　同步电位

（2）干扰相的变化：健康肌肉在最大用力随意收缩时，肌电图表现为干扰相。当由于各种病损影响到肌肉的神经支配时，肌肉最大用力随意收缩时没有足够的运动单位参与活动，因此运动单位动作电位减少，在肌电图上不出现干扰相，而表现干扰相减少称为干扰波减少。如周围神经病损时，其干扰波减少的程度取决于肌肉的失去神经支配的程度。完全失神经支配的肌肉，当试图用力收缩时，完全没有动作电位出现，这种现象叫作"病理性电静息"。如前角细胞病变时，某一肌肉所支配的前角细胞完全变性时，则该肌肉呈软瘫状态，少许前角细胞变性时，在用力收缩时呈现稀疏的巨大电位，则可称为单纯相。

通过对最大用力收缩时运动单位动作电位的数目来划分肌肉的肌力等级，这比徒手肌力测定更具客观性和准确性以及可比性。在肌肉疾病中，虽有程度不同的肌纤维变性缺失，但神经元没有变性，一般尚有足够的运动单位参与活动，因此当肌肉最大用力时仍呈干扰相，但这种干扰相由棘状波多相电位组成，它与正常肌肉的干扰相不同，叫作"病理性干扰相"。

（四）肌肉瘫痪时肌电图的评定价值

肌电图不论在中枢性瘫痪、周围性瘫痪及肌肉疾病所致的躯干与肢体功能障碍的诊断、评定上，还是在预后的分析上都具有非常客观的指标。

1. 中枢性瘫痪的肌电图评定　中枢性瘫痪的急性期，肢体功能障碍的早期多数呈软瘫状态。这时肌电图表现为患侧肢体的近端、远端的屈伸肌均呈现病理电静息，此时肌纤维不能有效地收缩，故不会产生动作电位。实则是脊髓处于一种失控状态，称为脊髓休克（但非本身病损所致），此期一个月左右。随后患侧肢体进入共同运动期，此时肌痉挛的肌电图表现为动作电位持续，意识支配痉挛肌松弛或在医护人员指导帮助下可以达到电静息状态。此时是康复治疗、功能训练的最佳时期。如果肌电图显示患侧肢体痉挛肌呈强烈持续状态，并且多个同一功能的肌肉均同样表现，任何指导和帮助均不能做到肌肉松弛。肌电不能显示电静息，则为进入强化共同运动期。这是康复治疗和训练最难度过的一期。如果患侧肢体的伸肌、屈肌也即痉挛肌和它的拮抗肌同时进行功能活动，肌电图同时显示动作电位，这时已达到分离运动期。通过肌电图检测客观地评定中枢性瘫痪处于哪一阶段，可作为初期、中期、后期的康复效果评定的指标。

2. 周围性瘫痪的肌电图表现　周围性神经损害，表现为迟缓性瘫痪，严重时表现为病理性电静息，通过运动单位动作电位的数量，肌电图可进行肌力的量化分级。这比徒手肌力测定更客观、更准确。也可依据异常自发电位、运动单位动作电位的表现，进行定性（是神经源性或是肌源性）、定位（神经受损水平是哪一节段的神经或是哪一水平的脊髓损害）、定量（严重程度）的评定。同时根据上述损害程度、范围可估计预后情况和指导制订康复治疗计划。

二、神经传导速度测定

（一）概述

神经传导速度（nerve conduction velocity）测定是测定周围神经功能的一种检查方法。它是利用电流刺激引起激发电位，从中计算兴奋冲动沿神经传导的速度。所以神经传导速度测定是电流刺激检查方法与肌电图记录检查方法的联合应用。神经传导速度测定，分为运动神经传导速度测定和感觉神经传导速度测定。

国内外常测定的神经，上肢是正中神经、尺神经、桡神经、肌皮神经和腋神经，下肢是股神经、腓神经、胫神经和坐骨神经，也可以测定的神经有副神经、隐神经及股外侧皮神经以及面神经和三叉神经等，也可通过 F 波测定 F 波传导速度、H 反射以及诱发电位来测定神经近端的损害。

（二）运动神经传导速度测定

1. 测定和计算方法　在一条神经的经路上，选定两个刺激点，一个远端一个近端。负极置于神经的远端，其刺激引起神经去极化，先经刺激找出最佳反应刺激点，然后加大刺激强度以至超强，引出最大肌肉动作电位，即 M 波。以 M 波始点不随刺激量增加为完全，记录电极均置于神经支配的远端肌肉，计算传导速度需要测定神经通道上的两个点。在远端点刺激所得的潜伏时，称末梢潜伏时。近端点刺激的传导时间为近端潜伏时，其减去末梢潜伏时，称为传导时间（即远端和近端刺激点之间的传导时间），两刺激点之间距离传导时间除以即为该神经的运动神经传导速度（图 1－28）。

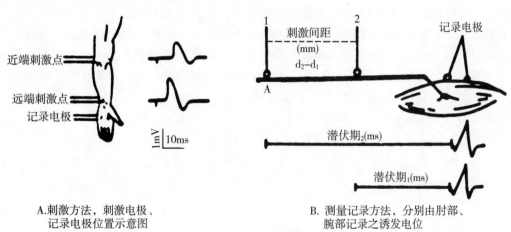

A.刺激方法，刺激电极、　　　　　　B.测量记录方法，分别由肘部、
　　记录电极位置示意图　　　　　　　　腕部记录之诱发电位

图 1－28　运动神经传导速度测定

测定时避免引起误差，首先刺激反应肌肉动作电位应相似，刺激强度和放大倍数一致。

2. 异常情况　可见于以下两种情况。

（1）神经失用：跨病灶的肌肉动作较病灶远端的肌肉动作波幅低平。若是轴索断伤，则在病灶近端只能引出波幅明显低平的肌肉动作电位。

（2）髓鞘脱失：在病变部位近端刺激时，传导减慢而波幅相对正常，则提示节段性髓鞘脱失。若是轴索变性，潜伏期延长或传导速度减慢，但波幅明显低平。

（三）感觉神经传导速度测定

1. 测定和计算方法　测定感觉神经传导速度时，刺激和记录电极的位置与运动神经传导速度不同。即以电流刺激神经的远端，多数是手指或足趾的末梢神经，顺向地在近端两个点记录激发电位，再除两记录点之间的距离便得出感觉神经传导速度。

2. 异常所见　由于感觉动作电位微小，潜伏期是从伪差到动作电位正峰起始时间。其异常与运动神经传导相似。①明显的神经传导速度减慢有利于髓鞘脱失的诊断。②轴索断伤时波幅明显低平。

（四）F波传导速度测定

F波既可以作为运动神经传导速度的一个部分，也可以作为一个单独的测量项目。它弥补了近端神经传导功能检测的不足。F波是经过运动纤维近端的传导又由前角细胞兴奋后返回的电位，这样便可以组成一份完整的报告，使周围神经病的定位诊断更为准确和全面。目前已在周围神经病损中被广泛应用，也被认为是有价值的测定方法。

1. F波的生理基础　以超强刺激作用于某一神经，可以在其远端记录到一个晚期肌肉电位，这个兴奋首先逆向传导至脊髓前角细胞，前角细胞被刺激，兴奋再顺向引起相应肌肉的动作电位，其潜伏期和波形多变而且易缺失。其原因是回返放电只发生在一小部分的运动神经元，而非全部。另外也可因远端轴索在有髓鞘脱失的节段上被阻滞，而F波不能引出。

2. F波的潜伏时和波幅　F波由于组织电生理的原因，其出现很不规则、潜伏时有长短之差，其差值约为几个毫秒。波幅的变异也很明显，从相位、峰值和面积、形态都是多样的。它们是否存在一定的规律及临床意义，将有待进一步研讨。

3. F波传导速度测定　F波传导速度的测定也可分为远端和近端。上肢和下肢的测量稍有不同（图1-29），但原则都一样。即远段F波传导时间F腕（踝）减去运动神经传导速度测定时的M腕（踝）潜伏时，再减去在前角细胞转换时耽搁的1.0ms，由于F波潜伏时是一个来回的传导时间，所以应除以2，得出的结果才代表远段的F波潜伏时。距离的测量是上肢腕至肘，肘至颈，棘突的和。下肢是踝至腘，腘至大转子、大转子至腰$_1$棘突的和。因此F传导速度（FWCV）计算公式如下：

$$FWCV = \frac{距离相加的和（mm）}{肘 - C_7（L_1）（F肘 -，M肘 - 1）/2（ms）} = \cdots（m/s）$$

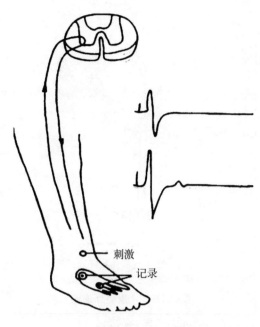

刺激

记录

图 1-29 F 波及其检查

4. 临床应用　吉兰 – 巴雷综合征是较常见的多发性周围神经病，它的损害可以在根、神经近端和远端。如果急性期在根和近端有病灶，F 波就可以消失，而恢复期又复现。F 波的延长提示近端有脱髓鞘改变。其他如糖尿病性神经病、尿毒症性神经病、臂丛和根性神经病损、脊肌萎缩症等，F 波均有较明显的延长。

（五）H 反射

电刺激胫神经，在 M 波位置之后出现的激发电位称之为 H 反射。它在 1 岁以前的新生儿中可在许多神经中引出，但到了成人期，则只在胫神经出现。在进行胫神经运动神经传导速度检测时，当刺激量轻微或 M 波刚出现时，H 波即明显出现，随着刺激强度的加强，H 波减少，M 波逐渐加大，M 波最大时 H 波消失。H 反射原理如（图 1-30）。1. H 波正常值　潜伏时 30~35ms，两侧之间差小于 1.4ms，波幅 H/M 比值小于 64%。

2. H 波临床意义　由于正常反射也由网状结构下行纤维所抑制，当上运动神经元病损害了这些纤维时，抑制减弱，出现了 H 反射亢进，表现为潜伏时短，波幅增高，波形多相，H/M 比值大于 64%。所以 H 反射的变化反映了上运动神经元病变。H 反射可因腰骶根的损害而有改变，如 S_1 根受损其表现多为 H 反射消失或者潜伏期延长。

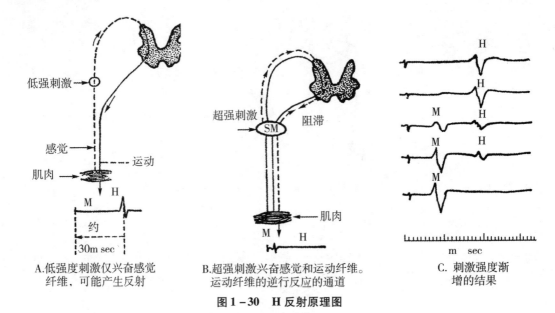

A.低强度刺激仅兴奋感觉
纤维、可能产生反射

B.超强刺激兴奋感觉和运动纤维。
运动纤维的逆行反应的通道

C. 刺激强度渐
增的结果

图1-30 H反射原理图

三、肌电图及神经电图的临床意义

从脊髓前角细胞至肌纤维，即沿运动单位通道的4个解剖位置上（前角细胞、轴突、运动终板及肌纤维）任何一个部位发生病理改变，都可能引起肌电图及神经电图上的异常变化。

（一）脊髓前角细胞病变

脊髓前角细胞病变包括脊髓灰质炎、进行性变性的运动神经元疾病（包括进行性脊髓性萎缩症、进行性延髓麻痹、原发性侧索硬化、肌萎缩性侧索硬化、进行性脊肌萎缩症）、婴儿型脊髓性肌萎缩、脊髓压迫（指腰痛、椎间盘移位或脊椎骨质增生等压迫前角）、脊髓空洞（指病变侵犯至前角），另外还可以包括神经型肌萎缩。还有如帕金森病也可表现为失神经的肌电图异常，可检出典型的前角细胞损害的巨大电位。若病变累及周围神经，F波传导速度、运动神经传导速度均会减慢。脊髓灰质炎后遗症的肌电图也将为手术评定及手术后功能训练提供指标。

（二）前根病变

任何引起神经根受压的原因，均可引起神经根压迫综合征。在临床此类病损不少见，它可以单独影响到运动或感觉纤维，也可同时累及，如肿瘤、血管异常、囊肿、脊椎骨折、脊髓周围脓肿、骨关节增生、椎间盘脱出等均可引起本病，可表现为肌无力、肌萎缩、腱反射低下或消失、痛性痉挛和肌肉束颤。肌电图检测运动单位动作电位在急性期减少，而更主要的是2~3周后将出现大量的纤颤电位和正相尖波。传导速度检测也很有意义。

肌电图可作为神经根受压的诊断及定位诊断的检查方法，按照不同肌肉的神经节段支配去判断受压的部位，肌电图对神经受压的诊断准确性可高达90%。

（三）周围神经病

多发性周围神经病的发生不拘年龄和性别，一般呈慢性发展过程，如吉兰－巴雷综合征、糖尿病性周围神经病、砷中毒、尿毒症并发周围神经炎、非神经炎等。在肌电图上均表现为传导速度的减慢，F波传导速度更敏感和全面。下运动神经元的病和肌肉疾病往往必须依赖肌电图和神经电图来进行鉴别诊断。

（四）周围神经损伤

神经损伤分3类，即神经失用、轴突断伤、神经离断。根据出现纤颤电位、正相电位的多少、随意收缩时干扰相的变化，可间接判断伤情，为临床是否行手术探查提供参数。

（五）运动终板疾病

临床上遇到肌无力的患者均应想到原发性的重症肌无力、肌无力综合征、肉毒中毒等，还应想到继发于运动神经元病以及某些神经病的神经肌肉接头障碍。典型的肌电图特征是当病变肌肉重复一系列同样动作时，运动单位电位出现"衰减现象"，即电位的振幅迅速地递减和电位刺激更简便易行，即低频刺激时呈现递减现象，递减最大不超过15%，频率提高后开始可递减但继而递增。同时还可做腾喜龙试验，注射后，再进行重复电刺激或一系列动作，振幅可见升高及推迟了肌肉的疲劳出现。

（六）肌肉疾病

肌病是指原发于骨骼肌细胞的疾病，常见的是进行性肌营养不良、先天性肌营养不良和获得性肌病（多发性肌炎、甲亢性肌病、激素性肌病等）。

肌肉疾病其运动单位一般不减少，但由于肌纤维变性缺失，使运动单位的结构改变，其特征是低波幅、短时限的棘状波多相电位。

（七）肌肉兴奋性异常的神经肌肉疾病

这种疾病组造成肌肉兴奋性异常的病理生理可以是在肌膜，也可以在神经轴索末梢、周围神经干或中枢神经系统，它包括萎缩性肌强直、先天性肌强直和先天性副肌强直。肌电图呈高频重复放电并渐见减弱至平静。

四、诱发电位及其临床应用

诱发电位（evoked potential，EP）是神经电生理研究中的新发现。神经系统接受多次感觉刺激时生物电活动发生改变，通过平均叠加记录下来称为诱发电位。

（一）概述

1. 诱发电位的产生　诱发电位的结构基础是神经元，神经元是神经系统的基本组成核心，它能产生、扩布神经冲动并将神经冲动传递给其他神经元或效应细胞。但神经元种类繁多，形状各异，而其结构包含胞体、树突和轴突3个细胞区。树突在胞体附近反复分支，为神经元提供接受传入信号的网络。轴突从胞体向远处延伸，引导兴奋朝远处延伸，为神经冲动传导提供通路。

诱发电位的产生与神经瞬时电信号沿神经纤维的传导有关。无髓鞘轴突传导通过已兴奋区（活动区）和未兴奋区（静息区）之间的电紧张性扩散和局部电流实现。一旦未兴奋区的去极化达到阈值，该区即可产生自发再生，由被动去极化转为主动去极化，依次向邻近的区域发展产生兴奋冲动的传导。有髓鞘轴突的传导方式也是如此，不同的是传导的方式是从一个郎飞结跳到另一个郎飞结，故其传导兴奋的速度较无髓鞘快速。

2. 诱发电位的分类 诱发电位可分为周围神经系统诱发电位和中枢神经系统诱发电位，后者又可分为脊髓、脑干和皮层 3 种，以刺激性质的不同分听觉诱发电位、视觉诱发电位和体感诱发电位等，以神经传导的方向分为感觉性诱发电位和运动性诱发电位，也可按潜伏期长短等来分类。

3. 诱发电位命名法 按诱发电位出现的先后顺序与极性来命名。以 P 表示正向波，N 表示负向波，如 P_1N_1、P_2N_2 等表示，第一个出现的正相波即称 P_1 波，视觉诱发电位常以此命名（图 1-31）。

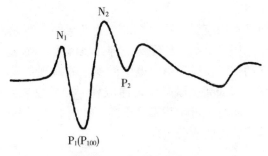

图 1-31 视觉诱发电位

按诱发电位的极性和平均潜伏时来命名。如 $N_9N_{20}P_{15}P_{40}$ 等，N_9 即是在平均潜伏时 9ms 出现的负向波，躯体感觉诱发电位常以此命名（图 1-32）。

按记录的部位命名如马尾电位、腰髓电位、颈髓电位等。按各诱发电位出现的先后以罗马字顺序命名即：Ⅰ、Ⅱ、Ⅲ、Ⅳ、Ⅴ等，脑干听觉诱发电位常以此命名（1-33）。

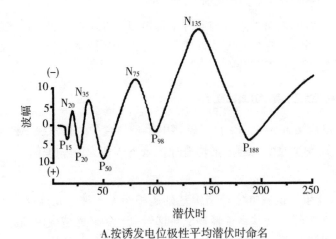

A.按诱发电位极性平均潜伏时命名

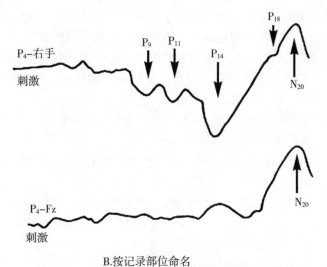

B.按记录部位命名

图1-32　躯体感觉诱发电位

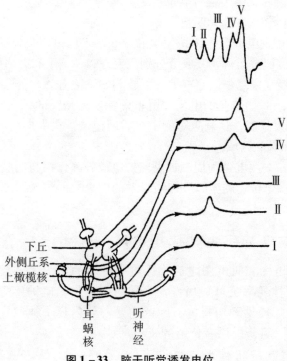

图1-33　脑干听觉诱发电位

（二）诱发电位的神经发生源

人类诱发电位的神经发生源，更多的来自手术直接记录和临床病理或影像学相关研究。到目前为止，多数诱发电位的解剖学的发生源都尚未能肯定，只是短潜伏时诱发电位有些成分的主要解剖发生源相对明确。但需要记住，每一个成分可能由几个相邻解剖学结构所产生，而一个结构也可与几个波成分产生关系，尤其是头部记录的远场电位，决非单一的神经发生源。

1. 模式翻转诱发的视觉电位（PRVEP）　从后枕头皮记录到的模式翻转诱发的视觉电位（PRVEP）多数成分为枕叶皮层起源。它含有两种来源不同的成分。

（1）原始成分：即起自视觉感受器的视觉冲动，经外侧膝状体换元后直接达枕叶。

（2）辅助成分：亦称非特殊成分，起自视觉感受器的冲动，经网状结构和丘脑弥散性投射系统而达枕叶。

电极放置于枕叶外粗隆越远，所记录到的诱发电位含这种辅助成分就越多，所以准确安放电极可使这种辅助成分大为减少。

2. 脑干听觉诱发电位（BAEP）　各波的发生源主要在脑干同侧听系，由罗马数字标定 I～Ⅶ波。

（1）I波：与听神经颅外段的电活动有关，是动作电位或突触后电位。

（2）Ⅱ波：有两个发生源，一个是听神经颅内段，另一为耳蜗核的突触后电位。

（3）Ⅲ波：与上橄榄核或耳蜗核的电活动有关。

（4）Ⅳ波：与外侧丘脑系神经核团的电活动有关。

（5）Ⅴ波：除与外侧丘脑系有关，尚涉及下丘核的中央核团。

（6）Ⅵ波：为内侧膝状体突触后电位。

（7）Ⅶ波：涉及听放射和原始听皮层。

3. 短潜伏期体感诱发电位　体感诱发电位（SLSEP）是因反复刺激皮肤，多由中枢神经系统的体表投射部位记录而得，其成分分别代表脊髓、脑干和大脑皮质等部位，故可作为中枢神经系统主要诊断手段之一。它有上、下肢 SLSEP 之分。

（1）上肢 SLSEP：N_9 为臂丛，电位，用非头参考颈$_7$记录时，N_{11} 为颈髓后索远场电位，N_{20} 为体感皮层一级原发反应，是刺激对侧中央后回记录，在中央前回记录的 P_{22} 和 N_{30} 可能起源于 4 区域、6 区域及 9 区域。

（2）下肢 SLSEP：马尾电位为周围神经监护电位，其作用与上肢 N_9 类同，腰髓电位则起源于腰髓后角突触后电位，刺激胫后神经时对侧中央后回记录为 P_{40}，是一级体感皮层的原发反应。

五、诱发电位在临床上的应用价值

诱发电位是继脑电图和肌电图之后临床电生理学的第三大进展。临床上，诱发电位可用来协助确定中枢神经系统可疑病变，帮助病损定位，监护感觉、运动系统的功能状态，为预后和康复治疗提供确切指标，因此它是神经内科、神经外科、康复科等的有力工具，能为临床医疗、科研提供有价值的资料。

（一）视觉诱发电位的临床应用

1. 视神经炎和球后视神经炎　PRVEP 对视神经的脱髓鞘疾病很敏感，约 90% 以上的患者都有 PRVEP 异常。

2. 多发性硬化　是中枢神经系统的脱髓鞘疾病，临床表现为四肢无力甚至瘫痪，智力意识均有不同程度下降迟钝，有学者提示 95% 以上的患者 PRVEP 异常，而且异常变化显著，P_{100} 延长达 30ms 以上。

3. 弥散性神经系统病变　包括：①脊髓小脑变性；②肾上腺白质营养不良；③进行性神经性腓骨肌萎缩症；④帕金森病；⑤慢性遗传性舞蹈病；⑥恶性贫血；⑦慢性肾病；⑧脊

髓病，尤其是慢性病变患者；⑨脑肿瘤和脑梗死等。以往对这些疾病不了解其有视觉系统的损害，但经检测都发现有 PRVEP 异常，无疑给这些疾病提供了又一个临床客观指标，同时给治疗方案也提出了新的要求。

（二）听觉诱发电位的临床应用

脑干听觉诱发电位 BAEP 可以提供听力学和神经学两方面的资料，常用于下列神经系统疾病的检测。

1. 听神经痛　是 BAEP 最敏感的检测的病变。

2. 小脑脑桥脚肿瘤　如果已出现脑干和颅神经症状，这时不难诊断，如果肿瘤较小时，则 BAEP 便会帮助早期发现。

3. 脑干髓内肿瘤　BAEP 的阳性率很高。

4. 脑干血管病　脑干出血，脑干梗死，BAEP 异常率更高。另外，过性脑缺血发作或可逆性卒中发作，阳性表现文献报告不一致，但可提供异常变化指标。

5. 脑死亡　BAEP 各波均不能引出或 I 波可见，此时可判定脑死亡。

6. 其他　多发性硬化、脑桥中央髓鞘溶解症、白质营养不良。

（三）体感诱发电位的临床应用

体感诱发电位在临床上应用很广泛，亦即从皮层到末梢的神经功能均可通过调整记录电极，精确地检测不同节段部位的情况，给临床一个明确的指标和解释。

当周围神经、神经丛、神经根、脊髓前角和后索、脑干以及皮层受损时，从不同部位记录相应的改变。尤其是大脑皮质和皮层下神经元受损时，SEP 晚成分会有异常改变，它比脑电图更敏感，更易于比较和分析。因此，临床上对如下疾病均可进行 SEP 检测：①各种周围感觉、运动神经病损；②各种原因所致神经根和脊髓受损疾患；③各系统的脱髓鞘疾病；④颅脑疾病和损伤（包括脑血管意外疾病）；⑤各种中毒和中枢神经系统损害、癫痫、精神疾病及心理研究等；⑥昏迷及死亡等。

（斯钦其木格）

第七节　脑发育障碍和脑瘫的脑电图

一、先天性脑畸形

先天性脑畸形指在胚胎发育过程中，由于感染、中毒、缺氧缺血、染色体异常、药物、中毒等有害因素导致脑结构发育异常，包括脑结构的分化异常和神经元移行障碍等。由于胚胎神经系统发育主要在妊娠的最初五个月内，特别是前三个月，因此胚胎早期更容易受到有害因素的影响。

先天性脑畸形临床常并发颅面部多发畸形、发育迟缓、智力低下、运动障碍或癫痫发作等多种神经问题。前脑即大脑半球为主的发育畸形脑电图常有异常发现，主要反映了神经元的异常分布或异常活动。动物试验证实，畸形的皮层结构形成异常突触连接和网络重新组构，可引起局部或广泛性皮层兴奋性增高，形成癫痫病灶并改变脑的发育。

（一）胼胝体发育不良（corpus callosum dysplasia）

单纯胼胝体发育不良临床可无症状，50%的患者脑电图正常。但胼胝体发育不良可合并其他严重脑畸形，脑电图可表现为不同程度的不对称和不同步，表明两侧半球间活动的一致性降低。合并其他畸形如 Acardi 综合征时可出现高度失律和婴儿痉挛发作。癫痫样放电也可出现明显的左右半球分离现象。

（二）前脑无裂畸形（holoprosencephaly）

指胚胎期前脑不能分裂成两个半球和形成各个脑叶。可见严重的脑电图异常，包括无脑电活动（等电位）、电压抑制伴很少并很慢的脑波活动等。可有棘波活动，常出现在畸形最明显的部位，波形常有不同程度的畸变。

（三）神经元移行障碍（neuronal migration disorders）

大脑神经元移行障碍发生于胚胎 12 ~ 16 周，神经元不能从室管膜下生发基质移行到大脑皮质，导致各种脑发育异常，包括光滑脑回（lissencephaly）或非光滑脑（nonlissence-phalic）的皮层发育异常，如无脑回 – 巨脑回（agyria – pachygyrin complex）、厚脑回（pachygyria）和多微小脑回（polymicrogyria）等多种形式。临床常表现有癫痫发作，智力低下等症状。

脑电图异常主要有：①背景多表现为广泛性中 – 高波幅的 α 和 β 频带的异常快波节律，分布广泛，与年龄不相适应，混合散在的 δ 波和少量棘波（图 1 – 34）。②局灶性慢波活动，见于有局部皮层发育不良患者，有些表现为局灶性多形性 δ 活动。③多数有癫痫样异常放电，如局灶性、多灶性、一侧性或广泛性棘波、尖波，大量或持续放电。少数病例表现为阵发性的类似高度失律的图形，随后出现额区为主的节律性棘波和尖波。临床可有痉挛发作、部分性发作、不典型失神、肌阵挛、强直 – 阵挛等发作形式（图 1 – 35）。

（四）先天性双侧外侧裂周围综合征（congenital bilateral perisylvian ndrome）

为两侧对称的外侧裂周围皮层增厚，外侧裂轻度扩大。临床表现有假性延髓性麻痹、轻微智力运动发育落后及癫痫发作。常有难治性癫痫。脑电图可见一侧或双侧颞区棘波、棘慢复合波发放，以中颞区为主，左右可不同步。临床多伴有 Rolandic 区发作。也可表现为广泛性或一侧性阵发性癫痫样异常伴各种形式的全身性发作。

外侧裂发育不良常伴有潜在的皮层岛盖部发育不良，患儿可有面部畸形和婴儿期喂养困难，语言发育落后，流涎，口咽部失用等症状体征。脑电图可见一侧或双侧 Rolandic 放电，睡眠期增多，类似儿童良性 Rolandic 癫痫的脑电图特征，伴或不伴 Rolandic 发作，并可在儿童期发展为清醒期及睡眠期的持续棘慢波发放（电持续状态），伴有精神运动倒退。

（五）灰质异位（heterotopias）

包括室管膜下、局灶性皮层下或弥漫性灰质异位。异位的灰质核团常产生异常电活动，导致各种类型的癫痫样放电和癫痫发作。脑电图可见局灶性、一侧性或广泛性癫痫样放电，取决于灰质异位的部位。背景活动可正常，或表现为限局性或广泛性慢波异常，也可为非药物性的 β 频段快波活动增多。

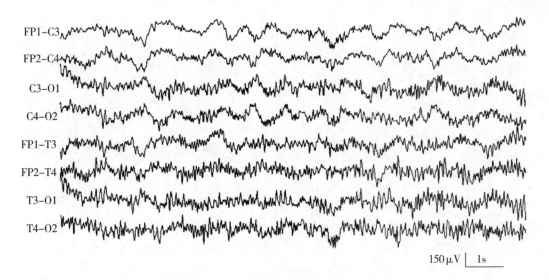

图 1－34　先天性脑畸形

女，2 岁 10 个月，自幼精神运动发育落后，4 天前有 1 次惊厥发作，未用抗癫痫药及其他药物。MRI 示双侧无脑回－巨脑回畸形。图示清醒 EEG 为大量广泛性 20Hz 左右中－高波幅快波活动，颞区著（原图 16 导记录，此处 8 导显示；定标 1s，150μV）

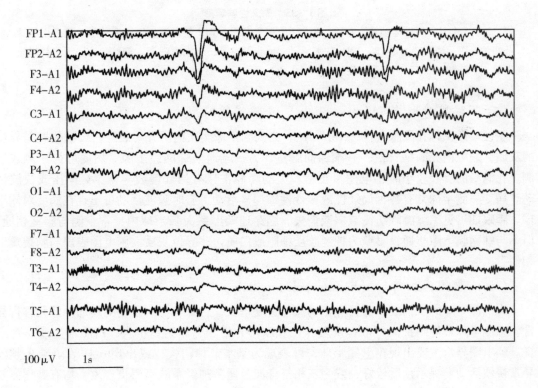

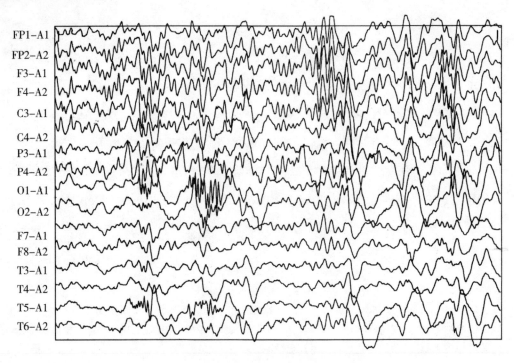

图 1 - 35　先天性脑畸形

男，2 岁 5 个月，精神运动发育落后，2 岁开始痉挛发作，MRI 显示双侧巨脑回畸形，现未用特殊药物。上图示清醒期大量 18～20Hz 快波活动，前头部显著；下图睡眠期左侧枕、后颞区多棘慢波发放，棘波频率在 15Hz 左右（定标 1s，100μV）。

（六）脑裂畸形（schizencephaly）及脑穿通畸形

脑裂畸形又称孔洞脑（porencephaly），为大脑半球实质内的异常裂隙，裂隙侧壁是异位的灰质，裂隙内充满脑脊液，一端通向脑室，另一端通向蛛网膜下隙。病变可为一侧或双侧。孔洞脑的囊腔较小时脑电图可正常。大的囊腔常伴有局部慢波异常、低电压或快波活动。病变一侧半球常有各种局灶性或多灶性癫痫样活动，有时棘波活动可出现在病变对侧半球。睡眠期可见患侧睡眠纺锤减弱或消失。脑穿通畸形系大脑半球内异常空洞与脑室相通，但不与蛛网膜下隙相通，囊壁为神经胶质细胞或白质而非异位灰质。脑电图表现与脑裂畸形相似。

（七）单侧巨脑畸形（hemimegalencephaly）

为一侧半球的全部或一部分呈错构瘤样过度增长，合并有不同程度的局部神经元移行异常。患侧半球较健侧扩大，常有灰质异位和脑沟异常。患侧脑室扩大，白质增生或发育不良。脑电图异常主要出现在患侧半球，可表现为基本节律消失，或出现 α 样活动或 β 频段异常快波活动，提示预后较好；或为三相复合波，通常神经系统障碍更严重。均有癫痫样放电，常为多灶性，在额、颞、中央区更突出，可见周期性一侧性癫痫样放电（PLED），临床可见各种形式的癫痫发作，包括婴儿痉挛和癫痫持续状态。

（八）脑积水（hydrocephalus）

婴儿脑积水表现为脑室增大、脑萎缩和头围增大。80%有脑电图异常，反映了脑实质损伤的程度。清醒期可见局灶性或弥漫性的大慢波和棘波发放，特别是在急性脑膜炎后的脑积水。1/3的患者有多灶性棘波和（或）高度失律。睡眠期图形常有不同步。有观察在脑室分流手术后脑电图仍可有持续不正常，多位于手术一侧半球，可能与引流导管引起的轻度损伤有关。

（九）智力低下合并多发性畸形

智力低下儿童如合并有各种先天性畸形，特别是颅面部畸形，常提示有脑发育的异常，多与染色体异常、宫内感染等病因有关。常见畸形包括眼距宽、小眼球、耳位低、高腭弓、人中长、小下颌、鼻梁低、发际低、通关掌等。合并或不合并癫痫发作。脑电图背景活动常与年龄不相适应，如背景节律偏慢，α活动过度节律性且缺乏调幅，非药物性的广泛性β活动，间断慢波活动等。睡眠期可见极度睡眠纺锤。并可见各种形式的局灶性、多灶性或广泛性癫痫样放电，棘、尖波的波形可有明显畸变（图1-36）。

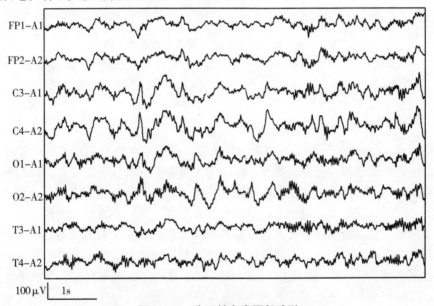

图1-36　先天性多发面部畸形

女，2岁，先天性小下颌，眼距宽，鼻梁低，双侧下颌瘘管（颈部B超为双侧下颌囊肿），口齿不清，智力轻度落后，无惊厥发作，未用特殊药物。VEEG监测显示浅睡期持续大量低-中波幅20～25Hz快波节律，复合于睡眠慢波之上，后头部明显，双侧中央区可见顶尖波（原图16导记录，此处8导显示：定标1s，100μV）

（十）Kabuki综合征（日本歌舞伎综合征）

因特殊面容如同日本歌舞伎样而得名。病因不明。临床表现为小头，睑裂长，睑外翻，小眼球，高眉弓，扁平鼻尖，大耳，额裂等；并有骨骼异常，关节过伸，脊柱侧弯，短指趾等畸形。患者智力低下，语言运动发育落后。早期脑电图正常或中度非特异性异常。8岁左右出现癫痫样放电，临床常伴有癫痫发作。发作类型可为部分性发作或失神样发作。脑电图特征为枕、颞区局灶性棘波，左右可不同步，数量不等，从少量到持续发放均可见到，常在睡眠期增多，因而需反复进行睡眠脑电图检查（图1-37）。神经影像学 2/3 有一侧海马萎缩，枕叶可见多微小脑回，并有眼眶发育不良。对于有上述特殊发育畸形和智力低下的患者，特征性的脑电图改变具有诊断价值。

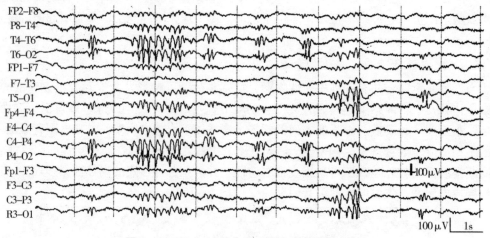

图1-37　Kabuki 综合征（日本歌舞伎综合征）

男，16 岁。发作间期 EEG 显示双侧颞-枕区大量棘波。背景为广泛性慢波复合多量低波幅快波，缺乏正常睡眠图形。

二、脑性瘫痪

脑性瘫痪（cerebral palsy）是由出生前到出生后一个月内各种原因所致的非进展性的脑损伤，导致中枢性运动障碍及姿势异常。脑瘫小儿可合并智力低下、癫痫、行为异常、感知觉障碍等神经问题。根据损伤部位和运动障碍的特点，脑瘫又分为痉挛型、手足徐动型、强直型、共济失调型、震颤型、肌张力低下型和混合型等，其中痉挛型脑瘫最常见。

痉挛型脑瘫患儿脑电图可正常，也可见各种异常表现。异常脑电图可见弥漫性、局限性或不对称的慢波活动。清醒脑电图常有过多的慢波和快波活动。部分患者生理性睡眠图形如顶尖波、睡眠纺锤及 K-综合波消失，有时睡眠中可有广泛性电压抑制。少数患儿可见极度睡眠纺锤。31% 的双下肢瘫患儿有棘波、尖波等癫痫样活动。痉挛性四肢瘫患者癫痫样放电更常见（59%）。偏瘫常伴有一侧半球的病变，多有严重的脑电图异常，当存在孔洞脑时可有局部电压抑制，癫痫发生率为 62.5%，常为难治性癫痫，脑电图可见各种癫痫样异常放电，有时病变一侧半球表现为高波幅的混合慢波和棘波活动，或表现为一侧性高度失律。有些脑瘫儿童的癫痫样放电类似儿童良性部分性癫痫，具有年龄依赖性的部位特征，5 岁以前主要位于枕区（图1-38），5 岁以后 Rolandic 区更多见，可左右不同步发放，睡眠期增多，部分患者伴有 Rolandic 区发作（图1-39）。有些患儿虽然棘、尖波活动频繁，但临床并无癫痫发作（图1-40）。

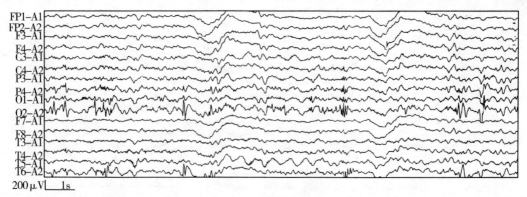

图 1 - 38　脑性瘫痪

男，1 岁 7 个月，痉挛型双下肢瘫，无癫痫发作。睡眠 EEG 示右侧枕区散发多量棘波、多棘波、棘慢波，可波及右侧后颞区（定标 1s，200μV）。

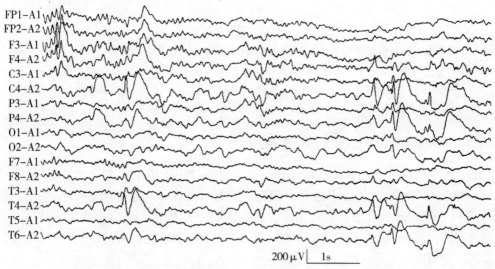

图 1 - 39　脑性瘫痪

男，6 岁，围产期脑损伤，痉挛型双下肢瘫，伴智力低下及癫痫发作。发作间期睡眠 EEG 示右侧 Rolandic 区散发高波幅尖慢波和不规则慢波，与儿童良性 Rolandic 癫痫的放电部位相似（定标 1s，200μV）。

　　手足徐动型的病变主要损伤基底节。50% ~ 70% 有脑电图异常，包括局灶性棘波、局部或广泛性慢波异常及不对称等。睡眠中可有轻 - 中度的睡眠纺锤、顶尖波和 K - 综合波异常，但不如痉挛型脑瘫多见。有时可见极度睡眠纺锤。

　　肌张力低下型脑瘫的癫痫发生率和脑电图异常率分别为 85.7% 和 70%。其他类型脑瘫的脑电图可正常，或轻度非特异性异常。

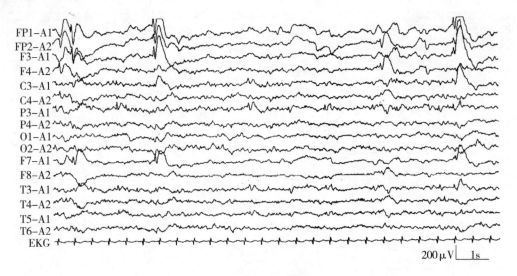

图 1 - 40　脑性瘫痪

女，5 岁，重度脑瘫伴智力低下，现不能独坐，不会说话，大量流涎，无癫痫发作，未用抗癫痫药物。发作间期清醒 EEG 显示多灶性放电，前头部（额极、额、前颞区）高波幅棘慢波散发，左右同步或不同步；左侧顶、中、后颞区低波幅尖慢波。睡眠期上述放电明显增多泛化（此处未显示）（定标 1s，200μV）。

三、孤独症及广泛性发育障碍

广泛性发育障碍（pervasive developmental disorder，PDD）又称孤独样谱系障碍（autistic spectrum disorder，ASD），可由多种病因引起，发病机制尚不完全清楚。临床包括孤独症、Rett 综合征、Asperger 综合征等多种情况，其共同特点是社会人际交往和交流应答模式异常，兴趣与活动局限、刻板和重复。多数病例在婴儿期起病，症状可持续到成年，常合并不同程度的认知损伤。

（一）孤独症

孤独症（autism）多在婴幼儿期起病，男孩多见。主要表现为交流障碍，语言障碍和刻板行为。70% 伴有不同程度的智力低下。孤独症儿童因非常不合作，接受脑电图检查比较困难，常常难以完成清醒闭目、过度换气、闪光刺激、睡眠等状态的记录。因而孤独症人群脑电图的异常率与记录的技术和方法有很大关系。表 1 - 4 引用了多个学者的有关研究资料，显示孤独症儿童脑电图的异常率明显高于正常儿童，但均没有注明脑电图异常的形式（背景异常或阵发性异常）及程度。

表 1 - 4　孤独症与其他儿童的脑电图对比研究

作者	孤独症儿童		其他精神障碍		正常儿童		脑电图检查技术			
	n	脑电图异常率%	n	脑电图异常率%	n	脑电图异常率%	闪光刺激	睡眠	重复记录	单盲分析
White，et al	102	53	47	47	13	0	-	多数	做	做
Fish and Shapiro	29	30	-	-	-	-	-	-	-	做

作者	孤独症儿童		其他精神障碍		正常儿童		脑电图检查技术			
	n	脑电图异常率%	n	脑电图异常率%	n	脑电图异常率%	闪光刺激	睡眠	重复记录	单盲分析
Hutt，et al	10	10	–	–	60	0	–	70%	做	–
Small	33	79	67	72	25	0	做	100%	做	做
Creak and Pampiglione	35	83	–	–	–	–	多数	少数	–	–
Stevens and Milstein	100	39	97	47	87	10	做	50%	–	–
Ritvo，et al	86	34	98	37	–	–	–	多数	做	做
Gubbay，et al	22	77	–	–	23	13	–	尽可能	–	做
Treffert	29	14	211	36	–	–	–	–	–	–
Kolvin	44	32	28	32	–	–	–	–	–	–
Small	147	65	87	46	34	6	做	做	做	做
Neltey，et al	15	67	–	–	–	–	–	–	–	–
Waldo，et al	48	50	55	43	–	–	做	–	–	做
Tsai，et al	100	47	–	–	–	–	做	做	–	–
总计	800	50	690	44	242	6				

　　单纯孤独症儿童脑电图可在正常范围，或有背景活动弥漫性非特异性异常，包括背景节律轻度-中度失调，或有异常的非药物性快波活动。孤独症患者癫痫发生率为4%～42%不等，多数报道在23%～38%之间，明显高于一般人群的癫痫发病率（6.6‰）。还有6.7%～18.9%的孤独症患者仅有脑电图阵发性放电而无癫痫发作。癫痫发作类型65%为部分性发作，此外可有全身强直-阵挛发作、肌阵挛发作、婴儿痉挛或热性惊厥。癫痫发作的两个高峰年龄段分别在幼儿期和青少年期，其中68%在12岁以后起病。有些患者早期孤独症不明显，常因癫痫发作就诊，癫痫发作控制后孤独症表现更典型。和孤独症表现相比，癫痫的预后相对良好，发作多不频繁，对抗癫痫药物反应好。45%的患者在癫痫起病后6～36个月（平均18个月）发作消失。孤独症儿童多数没有导致癫痫发作的脑器质性病变，但个人史、家族史、临床和神经影像学资料提示癫痫和孤独症都可能与早期脑功能发育不全有关，有些病例可能和遗传因素有关。

　　伴有癫痫发作和（或）脑电图癫痫样放电的倒退性孤独症称为孤独症性癫痫样倒退（autistic epileptiform regression）。Tuchman等报道585例广泛发育障碍儿童，30%有倒退史，11%有癫痫史。睡眠脑电图显示伴有癫痫的孤独症儿童59%有癫痫样放电，而没有癫痫发作的孤独症儿童癫痫样放电率为8%。还有些研究发现伴有倒退的孤独症儿童脑电图异常率比不伴倒退者高2倍，因而认为脑电图对孤独症有预后价值，并推荐对孤独症儿童进行常规的睡眠脑电图检查。

　　孤独症儿童的癫痫样放电80%以上为限局性棘波、尖波发放，半数出现在中央、中颞区（Rolandic区），亦可见于额区、枕区或多灶性棘波发放（图1-41）。在有局灶性棘波的孤独症儿童中，45%的临床和脑电图特征与儿童良性Rolandic癫痫非常相似，包括学龄期前后起病，睡眠期为主的部分性发作，脑电图为一侧或双侧Rolandic区放电，睡眠期增多，临床发作和脑电图异常可在青春期前后消失等（图 1 - 42）。这些提示孤独症儿童的 Rolandic 癫痫也具有年龄相关性起病和良性预后特征。孤独症患者的局灶性棘波也常见于额叶，一些研究认为额叶功能不全可能与孤独症的发病机制有关。对伴有癫痫发作和（或）脑电图异常的孤独症儿童，抗癫痫药物治疗在控制癫痫发作，改善脑电图的同时，患儿的行为、情感和交流能力也可获得不同程度的改善，提示癫痫发作或频繁异常放电可能是导致孤独症患儿倒退的原因之一。但也有人认为边缘系统功能异常可能是孤独症儿童精神行为异常和癫痫发作的共同病理生理学基础。

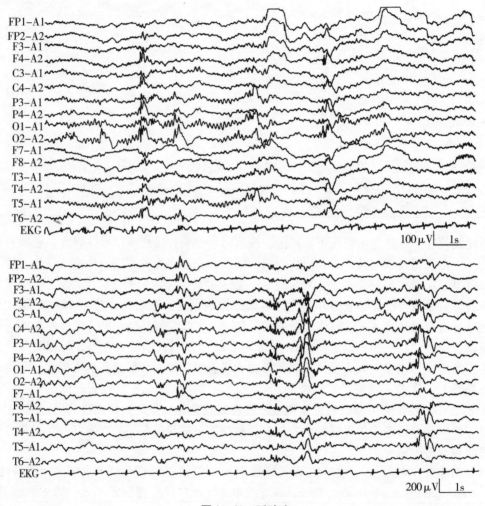

图 1 - 41　孤独症

男，6 岁，围产期无异常，自幼精神运动发育轻度落后，3 岁后语言倒退，现主动语言少，反应慢，多动，和他人无交流，IQ = 86，1 岁时有一次热性惊厥，以后无癫痫发作。VEEG 监测，上图：清醒期，右侧额、中央、顶、枕、颞区散发棘慢波、多棘慢波；下图：睡眠期散发多棘慢复合波多数位于 Rolandic 区，少数位于前头部（定标 1s，200μV）。

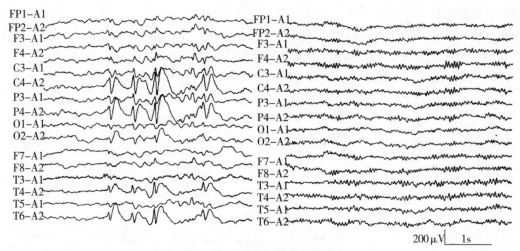

图 1-42　孤独症性癫痫样倒退

男，4 岁半，智力运动全面倒退伴孤独行为 2 年，无惊厥发作，MRI 正常。VEEG 监测，左图，睡眠期右侧 Rolandic 区频发尖慢复合波；右图，静脉注射氯硝基安定后 5 分钟，癫痫样放电完全抑制，表现为广泛性低波幅快活动（定标 1s，200μV）。

少数孤独症患者脑电图显示广泛性放电或高度失律，后者多见于结节性硬化合并婴儿痉挛发作者。很多临床观察已发现一部分结节性硬化小儿以后出现孤独症表现。结节性硬化日后发生孤独症的高危因素有：结节位于颞叶、合并颞叶癫痫样放电、有婴儿痉挛病史、持续痉挛发作或 3 岁内起病的癫痫发作。这些可能与在基本社交技能发育成熟的关键时期发生的颞叶损伤有关。

多导图研究发现近半数孤独症儿童有睡眠障碍，包括睡眠中断，夜间觉醒和 REM 睡眠期行为障碍。

（二）Rett 综合征

Rett 综合征（Rett syndrome）是一种先天遗传性疾病，可能与 X 染色体的非随机失活有关，男性胚胎致死，女孩存活，因此临床病例多数为女孩。病变主要影响中枢神经系统，病理改变为脑萎缩，神经元变小，树突数目减少，突触形成不良等。临床 6～18 个月起病，呈进行性智力运动倒退，孤独症样行为，手的刻板动作和失用及共济失调、癫痫发作。

Rett 综合征患者在病程的某些阶段均有脑电图异常且呈进行性恶化，异常特点与临床分期相关。虽然没有特异性的脑电图改变，但具有一些与发育相关的异常图形。

1. Ⅰ期（倒退前）　清醒期脑电图多正常或轻度异常，睡眠脑电图基本正常。早期没有癫痫样放电。进展至Ⅱ期时，清醒期枕区节律变慢，背景慢波增多。睡眠期癫痫样放电多数为局灶性棘、尖波，位于中央区和（或）颞区，少数为全导棘慢复合波或多棘慢复合波发放。

2. Ⅱ期（倒退期）　清醒期背景活动进一步减慢，丧失枕区优势节律。NREM 期缺少睡眠特征如纺锤波或顶尖波。发放间期局灶性棘、尖波最初见于 NREM 睡眠期，主要见于中央区或中央颞区，类似儿童良性 Rolandic 癫痫，临床伴或不伴癫痫发作（图 1-43），而后清醒期亦有。双侧半球可独立或同步出现。某些患者的中央区棘波可被对侧躯体的触觉刺激诱发，或被对侧手指运动抑制。某些患者在每次手的刻板运动之后出现重复的中央区棘波，自发或被动中止手的运动后棘波可减少；但被动进行手的相似刻板运动则不能引起棘波。其他癫痫样图形包括广泛性慢棘慢复合波或 NREM 睡眠期多灶性棘波。

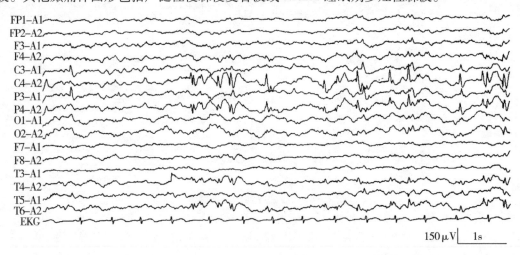

图 1 - 43　Rett 综合征

女，4 岁，自幼发育落后，1 岁后倒退，无自主语言，孤独行为，手的刻板动作，无惊厥发作。睡眠 EEG 示双侧 Rolandic 区散发棘波、棘慢波，右侧多见（定标 1s，150μV）。

3. Ⅲ期（倒退后期）　背景活动中 - 重度减慢，睡眠期缺少顶尖波及睡眠纺锤。有些患者清醒和睡眠期呈广泛性或额中央区为主的 3 ~ 6Hz 单一节律发放，这种节律是 Rett 综合征Ⅲ ~ Ⅳ期最突出的脑电图特征，其可被对侧肢体运动抑制，因而一些研究认为这种节律属于一种慢的 μ 节律，反映了运动或感觉运动皮层带的兴奋性异常增高，是原发性额叶功能不全导致运动皮层去抑制的结果。清醒期有多灶性棘慢复合波，NREM 睡眠期出现广泛性慢棘慢复合波。在Ⅲ期末，清醒期亦出现广泛性慢棘慢复合波。有时类似 Lennox - Gastaut 综合征的脑电图表现。此期脑电图异常程度从 NREM 期高度异常到清醒期正常或仅轻度异常图形均可见到。少数睡眠期可出现高度失律或周期样图形，后者表现为非常慢的 δ 或 θ 波间断不规则爆发 1 ~ 1.5 秒，可持续整个睡眠期。偶有广泛性周期性棘波活动，多导图显示一侧皮层的棘波发放可引起对侧肢体的肌阵挛抽动，二者有锁时关系，表明为皮层反射性肌阵挛。

4. Ⅳ期（运动倒退晚期）　背景活动进一步恶化。此期清醒期可见多灶性棘慢复合波或全导慢棘慢复合波。睡眠期接近持续的广泛性放电。此期尽管脑电图严重异常，但癫痫发作并不突出。有个例报道静脉内注射巴比妥和安定未能改善脑电图和临床状况。随着年龄增长和病程进展，癫痫样放电趋于消失。至运动功能完全丧失阶段，脑电图主要为弥漫性慢波。睡眠期可见间断高波幅放电之后有电压降低。常有睡眠周期紊乱，睡眠纺锤和 K - 综合征减少或消失。REM 睡眠百分比随年龄增长而增加。

50% ~ 90% 的 Rett 综合征患者临床有癫痫发作，常出现在Ⅱ ~ Ⅲ期，可表现为部分性发作、强直发作、强直阵挛发作或肌阵挛发作等，80% 有一种以上发作类型。青春期后发作逐渐减少。脑电图可见各种相应的发作期改变。但 Rett 综合征的很多非癫痫性行为，如屏气、过度通气、手的刻板动作、凝视无动、不适当的哭或笑及各种异常运动（包括肌张力不全、震颤、跌倒等），常被怀疑为癫痫发作。有报道在父母识别的发作中，42%经脑电图证实为非癫痫事件。患者在清醒期常有周期性过度通气、低通气或呼吸暂停，偶有严重低氧血症。睡眠中异常呼吸形式消失。脑电图监测显示在异常呼吸时脑电活动没有固定形式的变化。因此在决定是否使用抗癫痫药物时应首先进行视频脑电监测，以确定真正的发作形式和发作频率。

四、儿童发育性语言障碍

语言障碍分为发育性语言障碍和获得性语言障碍。语言障碍的性质可为语言理解障碍（听觉失认）、语言表达障碍或构音障碍（运动性失语），或混合性失语。

获得性语言障碍指在已经获得与年龄相适应的语言能力后，因各种病理因素导致的语言倒退或丧失。各种累及语言中枢的病变均可导致语言功能的倒退，病因可以是脑结构性病变如脑梗死，也可以是功能性病变如获得性癫痫性失语。获得性语言障碍的脑电图表现主要取决于病因。脑血管病变、中枢神经系统变性病等合并语言障碍的脑电图改变参见有关章节。获得性癫痫性失语（Landau-Kleffner 综合征）。

发育性语言障碍（developmental dysphasia）指在儿童发育时期，语言能力的获得相应于其年龄明显迟滞但没有倒退。主要由先天性脑发育障碍、围产期脑损伤及在语言发育的关键期发生的各种非进展性的中枢神经系统病变所致。病变可以是全脑弥漫性损伤，也可以是累及语言中枢的局灶性病变。语言障碍可表现为表达障碍、理解障碍、对词句语义序列处理障碍或混合型语言障碍。这一组儿童在学龄期常表现为不同程度的学习困难。

发育性语言障碍的脑电图背景活动多数正常或轻度非特异性异常，主要为基本脑波频率较其相应年龄减慢。这类脑电图异常与儿童的智力水平没有明确的相关性，因而对诊断和治疗帮助不大。阵发性异常在儿童发育性语言障碍的出现率为 15% 左右，有报道 24 小时脑电图监测 50% 有阵发性异常。阵发性异常多数为局灶性的棘、尖波放电，常见于一侧或双侧中央、顶、枕、中颞和后颞区，左右同步或不同步放电，多数报道左侧或右侧的出现率接近，似与优势半球无明显关系。少数患者癫痫样放电出现在前额区，或前额区与 Rolandic 区放电各自独立出现，或在连续数月至数年的系列脑电图记录中放电从 Rolandic 区 "移行" 到前额区。各部位的异常放电均主要出现在 NREM 睡眠期，数量不等，从少量散发、频繁发放到接近持续性放电。Rolandic 区放电多为年龄依赖性外显，不论是否伴有临床发作，大多数在青春期以后消失。前额区放电的预后不确定，可能持续的时间更长（图 1-44，图 1-45）。

多数伴有脑电图癫痫样放电的发育性语言障碍儿童临床没有癫痫发作。癫痫样放电与语言发育障碍是同一病理基础导致的不同方面的表现，还是二者相互之间有因果关系，目前尚无一致的结论。但多数报道认为频繁持续的癫痫样放电可影响语言功能和认知能力的正常发育。目前临床应用的抗癫痫药物对多数患者的癫痫样放电无明显改善作用，有些儿童对糖皮质激素治疗（甲基泼尼松龙、泼尼松等）反应良好。

另一方面，从癫痫的角度来看，很多儿童和青少年期的部分性癫痫伴有言语和语言方面的障碍，如语言发育落后，发作间期的语言理解、表达和（或）构音障碍等。这些情况常见于 Landau-Kleffner 综合征、伴有慢波睡眠期持续棘慢波的癫痫、不典型儿童良性癫痫、

Lennox – Gastaut 综合征等，主要是由于癫痫发作和（或）发作间期的癫痫样放电损伤发育中的语言中枢所致。如能有效控制癫痫发作，抑制脑电图的异常放电，语言功能可获得明显改善。

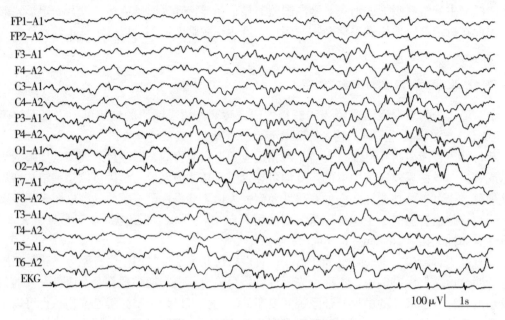

图 1 – 44　儿童发育性语言障碍

女，3 岁，围产期正常，自幼语言发育落后，无惊厥发作。睡眠 EEG 显示枕区及额、中央区多灶性散发棘波（定标 1s，100μV）。

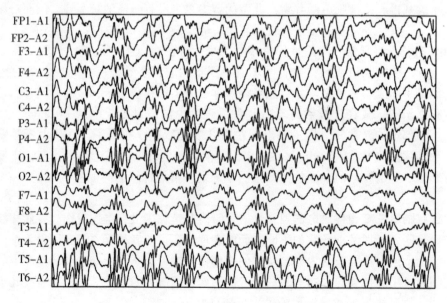

A

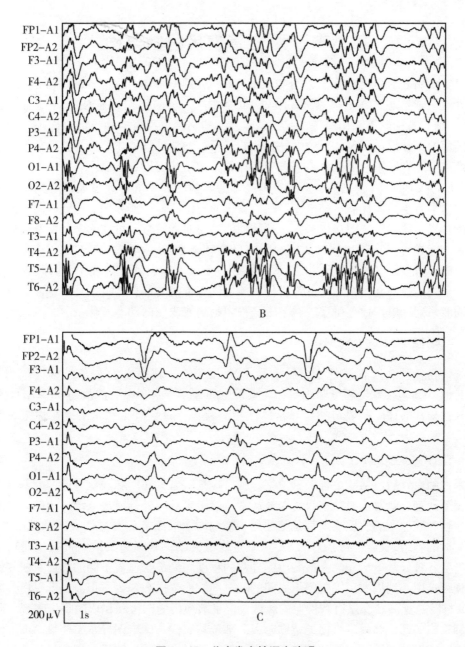

图1-45 儿童发育性语言障碍

女，8岁，发育性语言障碍，表现为语言表达能力差，词汇少，说话不流畅，无语言理解障碍，常诉头痛，睡眠中抽搐1次，头颅MRI正常。VEEG监测：A. 浅睡期双侧后头部为主持续棘波、多棘波、多棘慢复合波发放；B. 睡眠期间断放电，棘慢复合波指数约为50%；C. 清醒期后头部散发尖波，多出现在眨眼后40～60ms（定标1s，200μV）。

（斯　琴）

第八节　脑血管疾病的脑电图

脑血管疾病分为急性脑血管意外（acute cerebrovascular accident，CVA）和慢性脑血管病。急性脑血管意外又称中风（apoplexy）或卒中（stroke），包括脑梗死（脑血栓、脑栓塞）、脑出血和蛛网膜下隙出血等，起病急骤，不同病理过程可单独或混合出现。慢性脑血管病系脑部的慢性供血不足，导致慢性脑功能障碍，如脑动脉硬化、血管性痴呆等，起病隐匿并逐渐进展。有些慢性脑血管病变可突然加重，如动脉瘤破裂出血。

随着头颅 CT、MRI 及脑血管造影等神经影像学检测技术的快速发展，对脑血管病的诊断和定位水平有了很大提高。脑电图对脑血管病的定位明显不如影像学检查，同时缺乏病因学方面的特异性。但脑电图对皮层缺血和脑功能障碍非常敏感，可在起病早期发现局灶性或广泛性脑功能异常。临床和试验研究显示在脑血流被阻断后 30s，脑电图即可出现异常改变，而目测分析 MRI 需要 2~6 小时，CT 需要 1~5 天才能发现异常改变。因此脑电图对脑血管病变引起的急性和慢性脑功能障碍仍然能提供有价值的信息，特别是在急性脑卒中的超早期。同时系列脑电图检查可反映脑卒中病程中脑功能改变的动态变化。

一、急性脑血管意外

据统计在各种脑血管意外中，脑动脉血栓占 50%，脑出血为 25%，脑栓塞为 5%~15%，其他 20% 包括蛛网膜下隙出血和硬膜下血肿等。在脑卒中后的最初 48~72 小时，脑电图局灶性异常的程度一般与临床异常体征相一致。有时脑电图恶化出现在临床病情恶化之前。

（一）闭塞性脑血管病

闭塞性脑血管病包括脑血栓和脑栓塞。脑血栓是脑血管在动脉硬化等原因的基础上发生血栓性闭塞；脑栓塞时脑血管本身无明显病变，栓子来自脑外的循环系统，比脑血栓起病更急。脑血栓和脑栓塞的病理改变都是脑梗死。脑电图一般不能区分这两类闭塞性脑血管病。由于梗死区的脑组织已经坏死，所以不产生生物电活动；其周边的缺血带神经元功能不正常，可产生各种异常电活动。一般脑电图异常的程度与局部脑血流下降的程度有较好的相关性。从梗死灶中心到周围正常脑组织之间的脑电图波形依次表现为平坦波、低平慢波、大慢波、θ 波与慢的 α 波。受累血管供血的区域决定了脑损伤的部位和相应的临床表现。脑电图可反映脑损伤的部位和程度，梗死范围越大，部位越表浅，脑电图异常越明显。但大面积脑梗死可引起继发性广泛脑水肿和颅内压增高，导致弥漫性的脑电图异常掩盖局灶性异常。深部血管损伤距离皮层较远，头皮脑电图可能发现不了异常改变。而对脑干和小脑的血管病变，脑电图仅能发现大脑半球继发性症状引起的改变。

在急性脑卒中时，除局灶性或广泛性慢波活动外，并可见各种生理性脑电活动不同程度的减弱，如后头部 α 节律减少或消失、一侧睡眠纺锤、顶尖波的衰减等。背景存在局部的电抑制对病变有定位意义。背景快波活动的保留表明在梗死区内有相当数量的神经元存活，因而提示预后较好。

以往曾报道对脑血管病患者采用不同的方法激活潜在的脑电图异常，包括颈部扭转或过度伸展、颈动脉压迫、颈动脉窦按摩、吸入低氧成分的混合气体、斜板试验等。但这些试验多数在实际应用中的诊断作用有限，或存在一定的危险性，目前多数已不再使用。

1. 颈内动脉闭塞 病理解剖研究发现血栓性动脉闭塞常发生在动脉主干。如发生在脑动脉，则常在颈部。颈内动脉血栓（internal carotid artery thrombosis）的临床先兆常为颈动脉搏动减弱，视网膜动脉压降低，有时有前额头痛。临床症状主要取决于梗死的范围，常有偏瘫，伴或不伴失语。严重时整个颈内动脉供血区脑水肿继而脑软化，可导致脑疝和死亡。最轻的病例因侧支循环的代偿，可无明显临床表现。在这两个极端之间可有各种程度的临床表现。诊断主要依靠动脉造影、CT 和 MRI。

在有偏瘫等明显神经体征的患者，脑电图显示在受累半球有明显的非常慢的 δ 活动，常为多形性 δ 波，复合数量不等的 θ 和 α 频率的波。慢波活动在颞区最突出，也可累及额、中央区。一周后患侧半球的 δ 和 θ 混合慢波变得更局限，界线更清楚，在颞区最慢。急性期之后逐渐出现局部电压抑制，可持续数月并可累及整个半球。一侧半球出现低波幅极慢频率（0.5 ~ 1.5Hz）的慢波和低电压图形表明有非常广泛的梗死（图 1 - 46）。双侧额区可出现节律性间断性 δ 波（FIRDA）。临床无症状的沉寂性颈内动脉闭塞对脑电图没有明显影响。

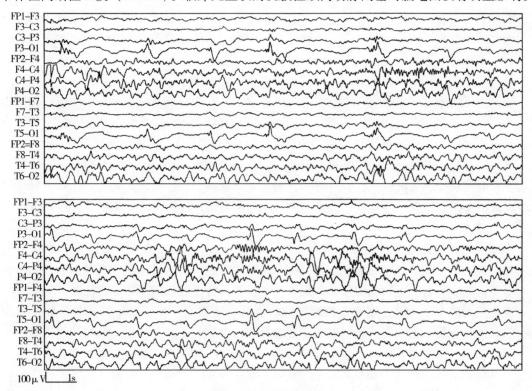

图 1 - 46 颈内动脉闭塞

2. 大脑中动脉闭塞 大脑中动脉血栓（middle cerebralautery thrombosis）与急性颈内动脉血栓形成引起的临床神经症状相似，如偏瘫或伴失语。急性期意识模糊或半昏迷状态。对侧面部或肢体可出现局灶性惊厥发作。

脑电图特征为患侧半球背景活动明显抑制，出现高波幅非常慢的不规则 δ 活动持续发放，额、颞区最显著。在受累区域可出现一过性尖波活动。在严重卒中时，可见一过性广泛性脑电活动抑制。除局灶性或广泛性不规则多形性慢波外，可见 FIRDA，但一般没有限局在额区的多形性 δ 波。慢波可波及相对正常的半球，甚至产生远距离效应。数字化脑电图和 PET 研究发现大脑中动脉供血区梗死时可使对侧相应区域甚至小脑的血流和代谢减低。少数病例在病变急性期可见 PLED，一般在2～3周内消失。

除病变早期外，脑电图所见与脑血流和代谢率有非常好的相关性。脑电图可反映卒中的范围、程度及并发症的严重性。除局灶性或一侧性慢波异常外，清醒期可见 Rolandic 区的 μ 节律波幅增高，范围扩大，频率可减慢到5～7Hz。患侧半球的顶尖波及睡眠纺锤减低或消失。通常背景异常比局灶性慢波更有预后价值。背景活动的存在提示预后较好。

在恢复期，慢波活动的程度逐渐下降，与临床神经体征的恢复平行，除非有其他并发症，脑电图一般可在6个月内基本恢复正常。睡眠期同侧睡眠纺锤的抑制持续时间可更长。

大脑中动脉深穿支血栓可造成内囊缺血，引起明显的对侧偏瘫，但由于病变部位较深，脑电图没有或很少有慢波活动，偶尔因大脑中动脉表面分支的相对缺血而引起同侧慢波活动。

3. 大脑前动脉闭塞　大脑前动脉血栓（thrombosis of anterior cerebral artery）较少见。典型的临床表现是对侧偏瘫，下肢突出，常有意识迷乱或昏迷。症状和体征的严重程度取决于梗死的范围和侧支循环的情况。源自大脑前动脉的穿支动脉血栓常发生在老年人和急性血压下降时，临床可有痴呆，握持反射和括约肌失禁。患者意识迷乱，定向力丧失。典型的脑电图表现为同侧额区间断节律性 δ 活动。背景快波活动常减少。

4. 大脑后动脉闭塞　大脑后动脉血栓（thrombosis of the posterior cerebral artery）临床表现为一侧视野缺损，双眼同侧上斜视，在更广泛缺血时伴有对侧感觉丧失或丘脑性疼痛综合征。脑电图表现为同侧 α 节律解体或完全消失，顶枕区明显的 δ 活动增强（图1－47）。

大脑后动脉外侧膝状体分支血栓引起典型的丘脑损伤（Dejerine－Roussy syndrome），特征为对侧麻痹伴深感觉障碍，丘脑性疼痛，轻度下肢共济失调，对侧舞蹈手足徐动和轻度暂时性偏瘫。头皮脑电图无明显特殊改变，或显示不同程度的慢波。慢波活动在丘脑深部导联可非常明显。

5. 分水岭区缺血　急性分水岭区缺血（watershed ischemia）多见于有脑动脉硬化和慢性心血管疾病的老年人，可由各种因素触发，如急性感染，脱水，未控制的糖尿病，心血管代偿不全，严重贫血，近期颅脑外伤，脑外栓子栓塞，肝性脑病或严重高血压等。临床有不同程度的意识障碍。对侧偏瘫常不如原发性内囊缺血或出血严重。脑电图背景活动严重失调，呈弥漫性异常，为中等波幅的 θ 和 δ 混合慢波，在病侧半球更明显。可有持续重复出现的尖波和棘波，常呈多位相，多位于病侧半球的后颞－枕－顶区，棘波可呈节律性或半节律性的周期性放电（周期性一侧性癫痫样放电，PLED），以大约1c/s 的频率反复出现，可累及一侧半球，甚至波及另一侧半球。偶见周期性放电在额区最明显。在 PLED 的同时可伴有对侧手指、手、面部、腹部、下肢、足或脚趾局灶性运动性抽搐，可持续数小时至数天后自行消失。PLED 提示在损伤区有异常兴奋性增高，其出现常表明预后不好。部分患者以后可演变为局灶性或多灶性癫痫样放电伴部分性发作。

6. 椎－基底动脉闭塞　基底动脉血栓（basilar artery thrombosis）常有前驱症状如眩晕、发音困难或颅神经麻痹。多见于高血压或糖尿病患者，多数患者年龄超过50岁。临床表现取决于损伤范围和病变是否进展。患者可出现昏迷或意识障碍，呼吸障碍，瞳孔缩小（脑桥损伤）或扩大（中脑水平损伤），颅神经广泛受累，四肢瘫或偏瘫等。中脑受累时脑电图

为双侧慢波性异常。低位脑干（脑桥－延髓）受损时脑电图改变不明显，或伴有弥漫性低
电压。

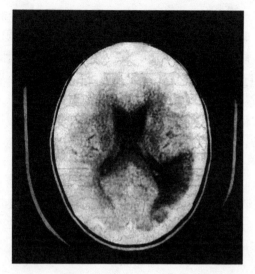

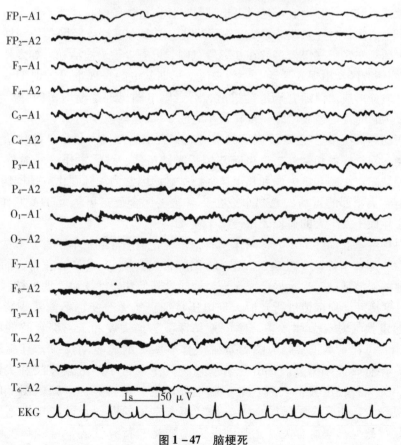

FP₁–A1

FP₂–A2

F₃–A1

F₄–A2

C₃–A1

C₄–A2

P₃–A1

P₄–A2

O₁–A1

O₂–A2

F₇–A1

F₈–A2

T₃–A1

T₄–A2

T₅–A1

T₆–A2

1s   50 μV

EKG

图1－47　脑梗死

　　闭锁综合征（locked－in syndrome）常因基底动脉血栓所致，损伤部位多位脑干桥腹
侧，但网状结构未被累及。患者意识清楚，但四肢瘫痪且所有颅神经麻痹，仅能控制眼球垂

直运动。脑电图在多数情况下是正常或轻度非特异性异常，也可有后头部 α 节律消失或对刺激无反应性。

椎动脉血栓（thrombosis of the vertebral artervy）是引起一侧脊髓梗死的常见原因，可导致典型或不典型的 Wallenberg 综合征。常伴有正常脑电图或仅为低电压活动。当脑桥、中脑网状结构或丘脑受累时，患者出现昏迷，脑电图可见各种弥漫性背景异常，包括节律性或无节律性的广泛阵发性 θ 和 δ 活动，对各种刺激的反应异常或消失。在少见的情况下，脑干损伤可表现为弥漫性单一节律的仅频带活动，即 α 昏迷。

椎-基底动脉分支血栓，包括小脑后下动脉、小脑前下动脉、小脑上动脉等分支的血栓性闭塞均不引起脑电图的特殊改变，但低电压活动很常见。

7. 一过性脑缺血发作　一过性脑缺血发作（transient ischemic attacks，TIA），又称慢性复发性微小卒中（chronically recurrent minor strokes）或脑血管供血不足（cerebro vascular insufficiency）。可由血管狭窄合并全身血压降低、微血栓、脑内盗血综合征（intracerebral steal syndromes）等原因引起。TIA 常为脑血栓的先兆，脑动脉栓塞者 50% 以前有 TIA。发作时可出现突然的神经症状或体征，一般在数分钟至数小时内缓解。TIA 发作可涉及颈内动脉-大脑中动脉系统或椎-基底动脉系统。

颈内动脉或大脑中动脉供血不足时可出现复发性一过性偏瘫，伴或不伴语言困难，眼动脉受累时可产生同侧暂时性黑蒙。TIA 发作间期脑电图多为正常或轻度非特异性异常。发作时可有同侧半球频率轻微减慢，多数在 θ 频段范围。可有少量尖波活动。如发作持续时间超过 24 小时，同侧颞区常出现 δ 活动。一般来说，早期脑电图表现难以区别 TIA 状态和更严重的颈内动脉血栓形成。但随着病情的进展，后者脑电图出现逐渐增多的弥漫性 δ 和 θ 活动。而前者仅为暂时性的慢波增多，常在数小时或 1~2 天内恢复。

椎-基底动脉供血不足在 45 岁以后的中-老年人相当常见。最常见的症状和体征是眩晕、枕部头痛、视觉模糊和晕厥。也可有双侧暂时性黑蒙、跌倒发作（晕厥伴突然跌倒）、V-Ⅻ颅神经缺陷、小脑共济失调和长束体征。基础病因常为动脉硬化或颈椎病、脊柱炎引起椎动脉压迫。头颈部的运动如急刹车或扭头（鞭击综合征）可触发 TIA 发作。反复 TIA 发作可持续多年而不发生大的血栓闭塞性脑干梗死。

脑电图对椎-基底动脉 TIA 的诊断作用有限，可完全正常或基本正常，但常有持续弥漫性低电压，后头部 α 节律减少或缺如。在 TIA 时如常规头颅 CT 或 MRI 正常，而脑电图显示一侧半球明显的慢波活动，提示局部血流灌注边缘性降低和慢性缺血。偶见枕区持续低波幅 α 节律。在过度换气（应谨慎进行）时，低电压特征仍然无改变，不像某些情绪紧张的低电压患者在过度换气时 α 节律改善。睡眠期纺锤波、顶尖波和 K-综合波的电压也比平均水平低。患者可在基本正常脑电图的基础上伴有明显的光驱动反应，且驱动的频率范围非常宽，常伴有 α 波幅增高。部分患者有前颞-中颞区小的散发慢波和尖波活动，多数位于左侧，为一种轻度异常表现。上述脑电图改变并无特异性。脑电图低电压去同步化的特征可见于少数正常人；颞区小尖波是老年人常见的图形，可能与椎基底-大脑后动脉供血不足导致海马缺血有关。光驱动反应增强是非特异性的，可能与枕叶皮层轻度缺血引起的兴奋性增强有关。

椎-基底动脉和大脑后动脉供血不足可引起一种罕见的脑电图表现，为枕区快棘波活动持续发放，可从左侧或右侧枕区开始，扩散到同侧和对侧后头部。发作持续 30~90s 并反复出现，类似癫痫持续状态，可持续数小时甚至数周。患者在发作期常有轻度头昏、视觉模糊、同向性偏盲或视幻觉。这种情况多见于 50 岁以上患者。尽管发作频繁，但患者状态良好，没有任何明显的后遗症，也没有任何其他癫痫表现。

8. 腔隙性梗死　又称腔隙状态（lacunar states or status lacunaris），是老年高血压动脉硬化的一种病理改变，为颅内动脉深穿支（管径 < 500μm）阻塞造成大脑半球及脑干深部的白质出现小于 2cm 的梗死灶。脑 MRI 可见多量 0.5 ~ 1.5mm 不规则腔隙，主要分布在基底节、脑桥、丘脑和白质，但不在大脑皮层。脑电图无异常所见，或仅表现为 α 节律和 μ 节律波幅不对称，较少见特殊的 δ 慢波灶。功率谱分析（显著性概率图）可见深部梗死灶的相应皮层慢波功率增高。腔隙状态常导致多发性梗死性痴呆（multi – infarct dementia），此时脑电图有明显异常，包括慢波活动增多及局灶性异常。

9. 皮层下动脉硬化性脑病　皮层下动脉硬化性脑病（subcortical arteriosclerotic encephalopathy）是一种少见的情况，表现为缓慢进行性智力倒退伴失语、偏瘫、感觉缺陷和视野缺损。白质和基底节小动脉严重硬化。脑电图为 α 节律减慢或弥漫性慢波异常，可有一侧性周期性癫痫样放电（PLED），以病变明显的一侧半球为主。

10. 颅内静脉血栓　颅内静脉血栓（intracranial venous thrombosis）的病因很多，包括全身衰竭、脱水、心脏病变、头面部感染性炎症等。皮层静脉血栓的脑电图改变可以非常严重，有广泛的 δ 活动，但患者不一定有意识损伤，而是表现为明显的高级皮层功能改变，如失语，缄默或失用。其他有关颅内静脉血栓脑电图改变的文献较少，可有局灶性慢波或发作期癫痫性电活动。

11. 小儿急性偏瘫　小儿急性偏瘫（acute hemiplegia in infancy and childhood）是由脑血管炎症、感染免疫病、代谢病、凝血异常、心脏病或外伤等引起的闭塞性脑血管病，约三分之一找不到病因。临床主要表现为急性偏瘫，或伴有失语、肌张力不全等锥体外系症状。国内报告急性期脑电图异常率在 90% 以上，明显高于成年人的急性偏瘫。脑电图异常包括广泛性异常，一侧半球异常或局灶性异常。广泛性异常多伴有意识障碍，在恢复期可转变为一侧性或局灶性异常（图 1 – 48，图 1 – 49）。基底节梗死引起的偏瘫脑电图可无明显改变。一般来说小儿急性偏瘫临床和脑电图的恢复均较成人好。

12. 烟雾病　烟雾病（moyamoya disease）是颅底动脉环的闭塞性疾病。因脑血管造影时显示脑底部呈现一片模糊的网状阴影类似烟雾而得名。本病的实质是脑底部动脉主干闭塞伴代偿性侧支血管增生。病因与小儿急性偏瘫类似，也有特发性病例。起病年龄多在 10 岁以下，平均约 4.5 岁。根据临床特征分为以下 4 型。①TIA 型：最多见，约见于全部特发性烟雾病的 70%。临床特点是反复发生一过性瘫痪，可为左右交替性偏瘫或双偏瘫。发作间期脑电图正常，偏瘫发作期可见双侧半球不对称，偏瘫对侧慢波活动增多或普遍性电压降低，额、颞区最明显。②梗死型：急性脑卒中，导致永久性瘫痪、失语、视觉障碍和智力障碍。脑电图改变与急性脑梗死相同。③癫痫型：频发的癫痫发作，部分性发作或癫痫持续状态，伴脑电图局灶性、多灶性或一侧性痫样放电。④出血型：蛛网膜下隙出血或脑实质出血，见于年长儿和成人病例。脑电图可见弥漫性异常，或合并局灶性异常（图 1 – 50）。

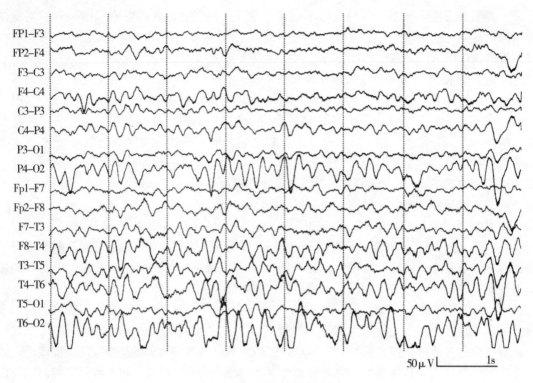

图 1 – 48 小儿急性偏瘫

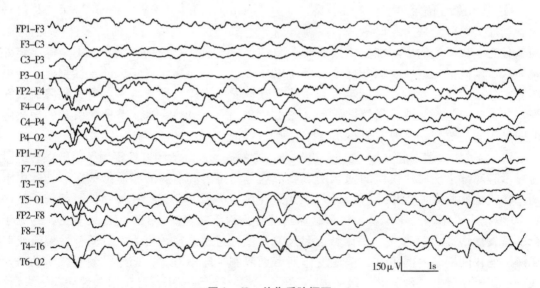

图 1 – 49 外伤后脑梗死

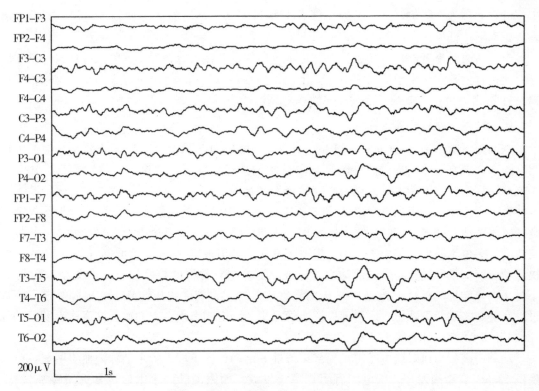

图 1－50 烟雾病（Movamova 病）

（二）脑出血

出血性卒中比血栓性脑血管意外更紧急，常没有明显前驱的症状。临床症状取决于出血部位和出血量。多数患者在急性期难以完成脑电图检查。

大脑中动脉供应区常见的出血部位是靠近内囊区的豆纹动脉，多见于高血压患者。此外也可因动脉瘤、动静脉畸形或脑肿瘤内部血管破裂引起出血。在内囊部位出血时由于皮层功能损伤相对较轻，脑电图改变并不能完全反映临床情况。受累半球可出现中等波幅的 δ 活动，混合较多的 θ 活动，最大位于额、颞区。有时慢波呈节律性甚至正弦样波间断发放。对侧半球轻度至中度受累。在意识基本清楚的患者，后头部基本节律可以保留，少数甚至增强。少数患者可出现尖波活动和额区间断节律性 δ 发放。患者陷入昏迷后，慢波变得更弥漫。当出血破入一侧脑室时，由于继发动脉血管痉挛、血压快速下降和脑水肿等并发症，脑电图异常成为双侧性并变得更严重。

基底节或半卵圆中心出血可引起同侧半球多形性 δ 活动，在血肿中心区域可见局灶性电压降低和快波活动衰减。大范围出血可引起中线移位并压迫中脑结构，产生双侧慢波和同侧 IRDA。

丘脑出血常引起意识丧失。脑电图异常取决于出血程度和部位。大的出血可引起同侧 δ 波。丘脑腹下部受累时可使纺锤波衰减；损伤影响前内侧丘脑时可使同侧 α 节律减少，并常产生额颞区 δ 活动；丘脑后部损伤时 α 活动增强。

中脑出血可扩展到脑桥，引起 Parinaud 综合征，脑电图常为弥漫性 7Hz 以上活动。低位脑干出血少见，多伴有昏迷和呼吸异常，可进展为急性呼吸衰竭，瞳孔极度缩小，常有四肢瘫，可有去脑强直姿势。脑电图后头部 α 节律可保留，但不能被各种刺激阻滞，部分患者表现为弥漫性低电压。

小脑出血时患者出现头晕、头痛、眩晕等症状，并在数分钟后迅速陷入昏迷。小脑水肿可引起枕骨大孔疝。由于病情凶险且变化快，多数难以进行脑电图研究。Rasheva 等报道的 22 例小脑出血可见高波幅 δ 活动，多数在对侧半球。

（三）蛛网膜下隙出血

蛛网膜下隙出血（subarachnoid hemorrhage）由颅内动脉瘤、动静脉畸形及其他原因所致。临床表现有剧烈头痛、急性脑膜刺激征和颅神经体征等，严重时有意识损伤，10% ~ 20% 有癫痫发作。诊断主要依靠脑脊液检查、脑血管造影和头颅 CT。脑电图对评价基本脑功能有一定作用。脑电图异常率达 80% 以上，多为中度 - 重度弥漫性异常，后头部仅节律解体，慢波活动增多，有时呈阵发性出现。或在广泛性异常的基础上合并局灶性或一侧性慢波活动，多位于原发受累半球。国内报道部分病例可出现 20Hz 左右低波幅（20 ~ 70μV）的快活动，前头部明显，与慢波活动交替出现。脑电图异常程度与病程有一定关系，起病 24 小时之内异常程度较轻，其后 1 ~ 7 天内异常程度加重，与颅内压增高、脑水肿等继发病理过程有关。蛛网膜下隙出血可引起广泛血管痉挛。脑电图表现在大的血管痉挛区有明显的局灶性 δ 活动，有时伴有尖波活动。

动脉瘤破裂出血时脑电图可见局部多形性 δ 活动，比急性大脑中动脉缺血更明显。存活病例 12.5% 有癫痫发作，脑电图有明显棘波发放。颅内动脉瘤手术后也常遗留癫痫发作。前交通动脉的动脉瘤出血存活者因严重的额叶和下丘脑损伤，有时发生严重的人格改变和痴呆，但没有明显的脑电图异常。

动静脉畸形引起的出血多不太严重并可自行缓解。出血多在 10 ~ 35 岁起病。位于大脑半球凸面的血管畸形在发生出血时，脑电图可见局灶性慢波异常。在没有出血的动静脉畸形，脑电图可完全正常，或有轻度局灶性或一侧性慢波或尖波异常。患者常有局灶性或全身性癫痫发作，脑电图显示局灶性或广泛性癫痫样放电。有时脑电图的慢波或尖波异常出现在血管畸形的对侧半球，有人认为这种情况可能与颅内盗血现象有关。

（四）硬膜下血肿

急性硬膜下血肿（subdural hematoma）常由外伤或婴幼儿头颈部剧烈摇晃所致，也有些和慢性脑血管病变有关。急性出血之后可发展为慢性硬膜下血肿或囊性水肿。诊断主要依靠 MRI 和 CT 检查诊断。偶尔脑电图首先发现有关的异常。出血可位于半球间、矢状区、额区或枕区，可伴蛛网膜下隙出血。90% 的患者有脑电图异常，常见血肿部位电压降低，快波活动衰减，局灶性无节律慢波或波幅变低，主要由血肿对脑电活动的衰减作用及对下方脑组织的压迫损伤所致。或表现为 α 节律不对称，病变侧 α 活动减慢，波幅减低。大范围的损伤常见双侧广泛性异常，病变一侧更突出，可见低电压、周期性放电及各种慢波活动，但仅 50% 能准确定位（图 1 - 51）。

慢性硬膜下积液可合并同侧脑萎缩，临床遗留偏瘫、癫痫发作或智力发育落后。脑电图可见双侧半球背景活动不对称，病侧常有低电压、异常慢波增多或癫痫样放电。如病侧损伤严重，癫痫样放电可出现在相对健侧半球（图 1 - 52）。

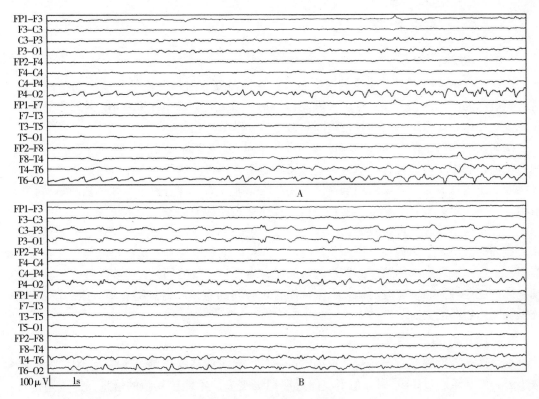

图 1-51 急性硬膜下出血

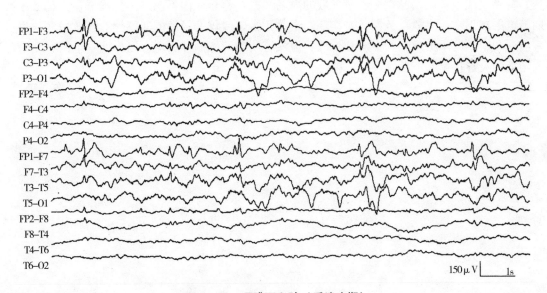

图 1-52 硬膜下血肿（后遗症期）

二、慢性脑血管病

(一) 动脉高血压

高血压（hypertension）患者的脑电图无特异性改变。血压升高的程度及动脉硬化的程度与脑电图无明确的相关性。曾有报道发作性血压升高超过 280/150mmHg 但无明显的脑电图改变。临床不能根据脑电图异常诊断高血压或脑动脉硬化。

高血压脑病（hypertensive encephalopathy）指严重动脉高血压引起脑水肿改变并导致颅内压增高，病因多为急性肾小球肾炎、嗜铬细胞瘤、库兴氏病等。临床有剧烈头痛，有时合并呕吐、一过性失明，并可出现全身性和局灶性癫痫发作。常有视盘水肿和视网膜动脉痉挛或出血。病情可进展到幻觉、谵妄、迟钝和昏迷状态。和上述各种严重临床表现相比，多数脑电图异常相对较轻，可表现为弥漫性 θ 频段为主的中等波幅慢波活动。在有癫痫发作的患者，癫痫样放电主要出现在发作期及其前后，发作间期很少见到。这种特点与急性妊娠子痫类似。少数高血压脑病的脑电图异常非常明显，表现为严重的顶-枕区阵发性 δ 频段慢波活动，或广泛性棘波、多棘波活动，临床常伴有长时间的意识障碍。随着高血压的逐步改善，阵发性图形逐渐消失。

(二) 一过性全面性遗忘

一过性全面性遗忘（transient global amnesia）起病的高峰年龄为 50~60 岁。发作持续数小时，通常不超过 24 小时。患者突然近期记忆丧失，不能接受新的信息，但远期记忆可保留，语言功能存在，可进行适当的活动，但常处于朦胧状态。病因部分是由于脑血管病变，特别是椎-基底动脉供血不足导致的海马缺血；部分原因不明。多数报道在失忆发作间期脑电图在正常或界线性范围。发作期约半数正常，或仅有轻微的非特异性慢波增多，也可有前颞和中颞区不太突出的尖波和棘波，但没有明确的癫痫样放电。发作期脑电图有助于和老年人的失神持续状态鉴别。

（斯　琴）

第二章

颅内监测技术

第一节　颅内压

一、概述

对于颅内压（颅内压）的监测被认为是颅内监测的金标准。特别是在最新的重度创伤性脑损伤治疗指南中，对于 CT 扫描有异常表现的创伤性脑损伤昏迷患者实施颅内压监测被认定为 2 级推荐指南（即中度临床确定性）。是否应在 CT 扫描正常的创伤性脑损伤或者其他疾病导致昏迷的患者中施行颅内压监测至今未有定论（3 级推荐；临床确定度未建立），尽管神经外科经常在蛛网膜下隙出血，脑膜炎，甚至肝衰竭等许多情况下都建议使用颅内压监测。然而，CT 扫描的表现并不能够一定反映出颅内压的变化。因此，不同的医疗中心使用颅内压监测的频率有相当大的差别。对于需要进入神经重症监护病房（NCCU）的神经急症患者是否需要基于颅内压的治疗，以及在颅内压升高和患者死亡率之间是否存在可精确描述的联系，都存在着极大的生理学争议。能够连续监测颅内压，便能够尽量避免"经验主义的"颅内压治疗以及盲目的预防性治疗。此种手段有极大重要性，因为许多针对颅内压的治疗，尽管能有效地降低颅内压，但可能具有其他有害的不良反应。

二、门罗 - 凯莱（Monro - Kellie）原理

门罗 - 凯莱原理解释了颅内压的基本概念。此原理是建立在颅内容积恒定的基础上，即颅内压是颅内生理性内容物——脑组织，血液，脑脊液（脑脊液），以及肿块性病变（如果存在）——所占"容积"的函数（图 2 - 1）。外伤之后，由于血管源性或者细胞毒性脑水肿（主要为后者），脑组织体积增大。颅内的血管组成中主要容纳静脉血，所以血液容积可随血液流出的梗阻而增大。这种梗阻的原因可以是颅外的（例如，升高的胸内压，或者颈静脉系统的流出受阻），也可以是颅内的，例如矢状窦的引流血管扭曲（Starling 阻力），压力相关的静脉压迫，或者血栓。动静脉系统的总容积可以随高代谢状态的血流募集而主动性增加，也可在压力自我调节功能受损时由于过度充血或高血压而被动升高。脑脊液的生成一般是恒定的，所以此部分组成的体积增大多是由于流出道梗阻或者再吸收异常而导致的。

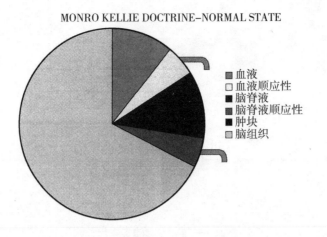

图 2-1　正常条件下的门罗-凯莱原理

颅内容物的容积固定，包括脑组织，血液，脑脊液，及肿块性病变（如果存在）。这些成分的总体积决定了颅内压的大小。血液和脑脊液可以通过一些固有途径改变其体积，因此允许了其他几种成分在一定程度上体积的增加。

颅腔内容物中一种成分的体积增大（或者出现一种新的成分，如出血）可由其他成分的体积代偿性地减小而得到缓冲。当体积增加足够缓慢时，代偿反应在达到临界值之前都可以维持一个稳定的颅内压（图 2-2）。在临界点处，颅内压即随着脑组织成分的进一步增大而迅速升高。如果在初期颅内诸内容物体积增大的速度就极快，其代偿机制就可能更早达到极限。

此代偿机制的一种可能的结果为当容积缓冲能力达到极限时脑组织顺应性随即发生改变。这意味着对于一个特定容积的改变，其最终的颅内压水平随顺应性的降低而进一步升高。因此即使容积缓冲机制能够保持颅内压相对稳定，脑组织的顺应性值也是描述缓冲系统状态的一个有意义的指标。

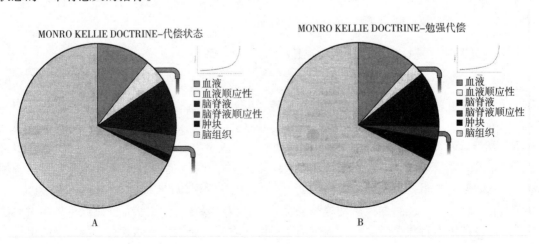

A　　　　　　　　　　　　　　　　　　　B

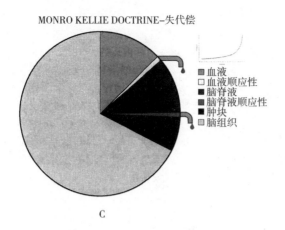

MONRO KELLIE DOCTRINE-失代偿

■ 血液
□ 血液顺应性
■ 脑脊液
■ 脑脊液顺应性
■ 肿块
□ 脑组织

C

图 2 - 2　容积代偿

一种或几种脑内容物成分的体积增加，或者占位性病变导致的体积增加，开始时是通过将脑脊液转移入脊髓蛛网膜下隙或者加快颅内静脉血液的流出来达成代偿的（A）。这时对颅内压的影响是很小的。当体积不断增加时，其代偿的能力逐渐下降，颅内压开始升高（B）。当超出代偿的极限时，体积更进一步的增加则造成颅内压大幅度地上升（C）。

三、门罗 – 凯莱（Monro – Kellie）原理及颅内压管理

门罗 – 凯莱原理可帮助解释颅内压，并且与目前治疗手段的支持框架一致，其治疗目的均为降低一种或及几种颅内容物成分的体积或者至少防止其进一步增加。

（一）占位性病变

最简单的针对成分体积的纠正即是对占位性病变的处理。移除该占位病变（如脑血肿）是控制颅内高压的最古老的手段，其能够直接促进颅内容积达到平衡。颅脑创伤以及其他几个能够根据病因去直接、明确的完美处理的神经急重症疾病就是典型例子，同时也肯定了CT在此方面的确切价值，手术干预可以避免对占位性病变因一味内科治疗而延误。

（二）脑脊液成分

固有的颅内脑脊液缓冲系统可将很大一部分体积的脑脊液分流入脊髓蛛网膜下隙（即此循环系统是受到流出道开放度调节的）。如果第四脑室的通路和出口受到堵塞（例如，后颅窝血肿），此系统则功能丧失。此种情况，或者临床需要进行脑脊液引流时，可通过建立脑室外引流来发挥作用。当脑脊液容量过多，并且脑室系统不会因为引流而塌陷时，这种手段是非常有效的。然而，开放的脑室引流术将导致颅内压的测量值不再可靠，所以在测定颅内压时，引流管必须处于关闭状态。

（三）脑血流量

针对脑血容量（cerebral blood volume，CBV）的管理可以分为静脉和动脉两个部分。促进颅内静脉血液回流的最优化方案如下：①抬高床头；②避免施加在颈部静脉处的压迫（例如绷紧的颈部矫治器，或者气管造口术约束带）；③通过细致的通气管理降低胸内压，防止静脉压力的升高，或者容积缓冲能力的受损。脑血容量可通过血管收缩而降低。而血管收缩通常通过过度通气而导致低碳酸血症来达成的。过度通气会影响动脉血管的阻力，造成

脑血流量的降低，从而可能导致脑缺血。因为这种潜在的不良反应，所以以预防性过度通气来进行颅内压的调节是具有局限性的。例如，在治疗过度如果处理因充血导致的颅内高压时，过度通气治疗要审慎规划，并且如果当过度换气强度较大时，应该考虑实施进一步的监测，以预防缺血的发生。过度通气导致的血管收缩反应相对来说较为短暂，一般认为不超过24小时，并且在终止时有造成回弹性血管扩张的风险。常压高供氧治疗和高压氧疗也可能引起血管收缩，从而导致颅内压改变，不过其对于脑代谢可能造成的不良反应比过度通气疗法要轻。然而，高压氧疗的临床效果还有待进一步研究。最后，甘露醇由于能够改变血液黏度，所以也可能引起暂时的血管收缩，不过其对脑血流量、脑血液容积和颅内压的影响程度还取决于自我调节功能。

（四）脑组织

脑组织固有的容积缓冲能力是有限的，且在较长时间内保持恒定。通常在脑损伤后脑组织的体积增大，主要是由于脑水肿导致的。细胞毒性水肿和血管源性水肿均可发生于外伤后脑水肿。然而，多方面的证据都更倾向于支持细胞源性，并涉及一种由水孔蛋白介导的跨膜水通道。血管源性机制的作用至今仍不明确。了解这一点非常重要，因为目前常用的渗透剂（甘露醇，高渗盐水）是在细胞外起作用的。唯一能够降低脑内细胞外水肿的治疗手段是高渗疗法（即渗透压治疗）。除此之外，也可以通过手术移除一部分组织（如已经受到损伤、液化的实质，或者正常的"沉默"组织）的方式达成减少脑内容物体积的目的。手术切除损伤脑组织的方式目前仍有很大争议，所以很大程度上是被禁止使用的。

（五）去骨瓣减压术（decompressivecraniectomy，DC）

根据门罗-凯莱原理，最后解决脑内容物体积增加的治疗手段即是去骨瓣减压术（DC），此方法是打破该原理的前提条件，这意味着颅内容积将不再是一个恒定的值。较大面积的开颅、硬脑膜切除以及后颅窝成形术使得脑部的容量增大，缓冲能力也加大（因为无骨瓣的区域不是硬质的），以达到代偿颅内容物体积的增加。去骨瓣减压术在脑卒中、创伤性脑损伤、蛛网膜下隙出血等情况中都可有效地预防颅内压的升高。然而，实施去骨瓣减压术的准确时机和其对预后的影响（尤其是在创伤性脑损伤中）尚待商榷。

四、基于门罗-凯莱定律的治疗（Monro-Kellie-driven therapy）**指征**

门罗-凯莱定律为实施脑损伤后的内外科治疗提供了极其有价值的框架。但这一原理主要集中于针对颅内压的临床治疗，而现在已有的治疗模式多为现象学的，且多基于其明确的降低颅内压的能力。然而，这些治疗手段中并没有一种特异性地针对创伤性脑损伤或者其他急性脑损伤的病理生理学机制。渗透压疗法的原理是减少扩张性最小的成分中水的体积。减低脑血容量是基于现象学的，因为在成人中，原发的动静脉充血通常并不是潜在的病理学事件，而其引发的血管收缩可能导致氧气运输的阻碍，所以对机体是有害的。在流出受阻时，脑脊液的外引流能够特异性地解决其导致的病理生理异常，但在没有明确脑积水的情况下，这仍旧是基于现象学的。例如镇静、止痛、神经肌肉阻滞等治疗手段，或大剂量巴比妥类药物等二线疗法，甚至去骨瓣减压术，均是集中于针对颅内压的，而并不是其潜在的病理学原理。低温治疗，如果早期就开始使用并且不是作为针对颅内高压的治疗，那么其目的则是解决脑外伤导致的一些病理生理异常，但不幸的是这种治疗手段并不能提高成人或儿童创伤性脑损伤的预后。反之，诱导低温（induced hypothermia）在心脏骤停中的疗效是很肯定的；然而，此疗法却不用于特异性的颅内压治疗。

这种怀疑论的重要性是为了提醒临床工作者，因为这些治疗手段并不是基于特异的、并且在分子或生化机制方面是可逆性的，所以必须注意在选择或维持个体治疗方法时一定要避免对患者造成伤害。显然，有许多手段可以用来调控颅内压和脑灌注。当一种已有的治疗手段无效，甚至开始出现系统性伤害时，这种治疗手段或策略必须立刻停止，换用另一种疗法。当然这是以恰当应用颅内压监测为前提条件的；在现代 NCCU 中，针对颅内压的治疗应当以此技术作为指导，而不是根据经验主义来施行。针对颅内压的治疗手段是没有一定之规的，并且在理想上，我们需要一种由综合监测和追求重症患者整体平衡的观点来引导实际临床操作和管理。

五、颅内压监测的作用及创伤性颅脑损伤的治疗

针对颅内压的监测和治疗在创伤性脑损伤的研究得最为透彻，而对于其他情况，例如蛛网膜下隙出血，脑出血，缺血性卒中，脑炎和代谢性脑病中的颅内压升高的治疗和预期在很大程度上都是基于创伤性脑损伤的经验。因此这一章的核心内容即是针对颅内压和创伤性脑损伤的。颅内压的数据可以帮助推测预后及颅内病理变化，计算和控制脑灌注压，指导治疗策略，以及避免有潜在伤害的疗法。颅内压监测可以说是严重创伤性脑损伤的必要组成部分。然而，在临床应用的过程中，关于颅内压监测的争议也从未间断。此外，同样需要讨论的是如果将颅内压的数据同其他治疗手段整合起来——例如在严重创伤性脑损伤（或其他导致颅内高压的病理过程）中，对基于颅内压的治疗、基于脑灌注压的治疗、隆德疗法（Lund therapy）和优化的过度通气疗法等进行整合。颅内压监测的加入是从"观察主义""临床主义""经验主义"的治疗迈向基于数据监测的治疗的第一部。即使是追溯到 20 世纪 60 年代，对创伤性脑损伤患者施行基于颅内压监测的治疗也备受争议。

六、颅内压的阈值

在研究如何能够最好地理解并治疗颅内压变化的几个方面中，其中一个需要讨论的即是开始治疗的阈值，尤其是同一个阈值是否能够应用于所有的患者，或者应用于同一个患者的不同阶段。阈值太高可能造成漏诊的神经损伤，而阈值太低则可能导致过度治疗或者医源性并发症。目前最常使用的阈值为 20mmHg，来自于腰穿测得的脑脊液压力的正常上限（Lundberg 的早期工作所得）。现在采用的颅内压治疗阈值是 20 或 25mmHg，这就容易混淆在颅内压等于或大于 20mmHg 情况下的疗效和治疗不良反应的分辨。然而，目前确定一个高于20mmHg 的治疗阈值对于颅内压的调控是极为关键的，因为基于因果分析的研究显示20mmHg 为治疗的触发点（即是说目前尚未有针对最佳颅内压治疗阈值的对照研究）。这一阈值如此重要是由于以下几个原因。第一，其他监测手段所使用的观察数据——颈静脉球导管、脑氧，或者微量透析——显示即使在颅内压和脑灌注压正常情况下，脑的代谢也可能已经出现问题。第二，20mmHg 的颅内压阈值是在人们认为系统性高血压是颅内高压的危险因素之一的时期建立的，这时患者都常规性地被保持于较"干"的状态，而脑灌注压不是一个被监测的变量。最后，许多 ICU 病房中，创伤性脑损伤患者血压都相对较低，唯一真正

的限制是尽量避免收缩压低于90mmHg，相当于 MAP70mmHg。因为正常的自我调节功能在颅内压接近50mmHg 的时候受到损伤，因此颅内压为 20mmHg 的时候即达到缺血的临界点；换言之，此阈值可能就是当时治疗理念的副产物之一。在当时，治疗的中心并不仅仅在于颅内压，脑灌注压也是治疗中心之一，当然一些治疗机构也非常看重脑氧或其他一些指标。以上这些与降低脑代谢率的镇静剂联合，意味着能够保证脑血流灌注的颅内压的值（20mmHg 或更高）在现今和之前此阈值刚确立的时候已经发生了改变。

或许比单纯一个颅内压阈值更加重要的是颅内压的变化趋势、波形分析，或者颅内压的数值是否与其他有害反应相关。颅内压阈值在不同患者当中，或者在同一个患者的不同时期均可能发生变化的理念并不是全新的。

七、颅内压监测的价值

尽管目前对于颅内压的理解尚不完备，治疗手段也仍需改善，但是颅内压监测仍有许多其他潜在的益处。首先，不进行颅内压监测，就无法得知脑灌注压的值。即使是非常短暂的脑缺血，对于已经遭受外伤的大脑而言，其伤害也可能是毁灭性的，因此准确而连续地监测脑灌注压至关重要。因为向脑实质内插入颅内压监测装置非常安全，其本身监测脑灌注压的能力对于广泛应用的颅内压监测也构成一个有力的论据。第二，脑疝的形成也是由于压力，而颅内压的监测能够更早发现。想要经验性（即是说神经检查）地预测压力（或压力梯度）为多少时会引发脑疝是不可能的，尽管当脑疝真正发生的时候就完全清楚了。与其发生了脑疝后再去治疗，不如首先避免脑疝的发生。第三，颅内压监测可以提供重要而敏锐的信息，很好地指导患者护理和 ICU 资源。例如，一个 CT 图像表现异常但是并没有颅内高压的患者，并不一定需要与一个 CT 表现相同但是颅内压升高的患者相同力度的治疗。类似地，如果一个颅压升高的患者，对于逐渐升级的治疗手段效果均不明显，那么就成为"二线"治疗方案的初步候选者，或者如果颅内压非常高，甚至要撤除现有的治疗。第四，颅内压的趋势可能是占位性病变扩增、新的损伤出现，或者水肿的发展，缺血，或脑积水的早期预警，并且使得这些情况能够在临床表现变化或者被定期的影像学检查发现之前得到有效的处理。最后，由于颅内压数值具有预测预后的价值，它能够指导与患者家属间关于治疗和预后的讨论。

八、颅内压监测技术

技术的革新对于循证医学来说并不是一个理想的话题。然而，不同的颅内压监测系统在严重创伤性脑损伤的治疗指南中的颅内压监测技术部分得到了充分的描述。这一报告总结了在其写作的当时，3 种具有足够准确性，在临床上能够互换应用的技术：①连接着外部计量器的脑室内插管；②导管尖端放置应变器的装置；③导管尖端光纤技术。这 3 种系统的每一种都能够放置入脑室中。导管尖端应变器或者光纤的导管也可以放入脑实质中。气动性的 Spiegelberg 颅内压监测不像其他实质内的监测手段允许体内校准和颅内顺应性监测。非侵入性的颅内压监测技术是基于一系列不同的技术，例如超声、颅内多普勒、颅骨的声学性质、鼓膜移位、心率变异性，而心脏耦合、视网膜血管血压测定法和视神经直径测定法还处在研究阶段。尽管自 20 世纪 90 年代以来已经有超过 30 种非侵入性的颅内压监测方法获得了专利，但是其中大部分尚且太繁杂或者准确性不够高，所以还不能投入临床使用。

脑室内导管的另一端连接着一个外部的液体耦合的应变器，是颅内压监测的金标准，因为除了监测外，它还可以通过脑脊液引流来进行针对颅内压的治疗。在其他测量手段失败后实行脑室外引流术（external ventricular drain，EVD）的患者，其中约50%，升高的颅内压都得到了控制。传统的脑室内导管的外部转换器只允许间歇性的颅内压监测，因为只有在引流关闭的情况下才能测量颅内压，然而也有些导管设计有内部的转换器，可以在监测颅内压的同时允许脑脊液的引流。脑室外引流术可能在引流的时候漏掉一些短暂的颅内压升高的情况。不过，这一金标准的技术，由于是第一个能够实践应用的监测系统，还是优先考虑的。况且，并没有临床预后的研究显示哪一种监测技术优于其他的。因为脑室内导管是放置入脑室内的，所以"从逻辑上"可认为它能够最准确地反映颅内压的值。然而，虽然脑实质和脑室系统是存在压力梯度的，但是都未发现其具有临床意义。实质内的装置更容易放置，尤其是当脑室解剖结构有所变化时，可能便限制了脑室内导管的放置。然而，实质内的光纤或电子的应变器系统尚太过昂贵，且不能在原位进行重新校准。最后，除了脑室内导管监测装置具有引流脑脊液的能力，可以作为一项潜在的治疗策略外，颅内压监测方式的选择主要决定于准确性、可靠性、并发症概率、插入难易程度和费用等因素。

九、颅内压监测的潜在并发症

脑室内导管和颅内压螺栓传统上是由神经外科医师来放置的。然而，神经内科医师现在也更加频繁地施行插入性监测。操作由谁施行，操作者是否接受过充分的训练等等诸多因素均和并发症情况相关，因此，颅内压监测并发症发生率实际上更取决于操作的技术和装置类型（脑室内导管相对于实质内监测）。

（一）感染

颅内压监测与感染的相关性颇有争议。比起实质内监测，脑室内导管更容易发现细菌的潜入，因为脑脊液可以定期地获取。在缺乏明确脑室炎征象的情况下，阳性的培养结果理解为"定植（colonization）"更为妥善。当使用这一概念（定植，而非感染）分析时，阳性的培养结果可见于8%脑室穿刺术的脑脊液培养，以及14%的移除引流装置后来自其导管尖端的培养。然而，在临床实践中，实质内的常规监测是不会应用的。相反通过脑室内导管的脑脊液取样则非常普遍。阳性的脑脊液培养结果提示应该拔除植入的装置，抗生素的使用可能会延长住院时间，患者暴露于肠外抗生素的潜在危险下，也暴露于导管置换的风险中。因此尽管两种监测手段相似，其结果却显著不同。这必须与脑脊液的引流保持平衡。

医源性的导管相关性脑室炎和脑膜炎发生于5%~20%的脑室外引流术，感染可能是因为植入时导管直接的污染，因为逆行性的细菌定植。总体的设备感染率是每1 000个引流日中6~8个。感染的危险因素包括：并发的其他系统性感染，监测时间过长，脑室内出血或蛛网膜下隙出血的存在，开放性颅骨骨折（并发或不并发脑脊液漏），外伤，导管冲洗，以及穿刺部位的脑脊液漏。因为绝大部分数据来源于病例分析，预防或处理感染的最佳手段仍不明确。但是，如果我们采取关闭引流系统，设计较长的皮下隧道，缩短脑室内导管的植入时间（即不需要时立刻移除）等策略，尽量避免导管的冲洗（如一定需要冲洗则要求严格的无菌技术操作），也要避免其他部位可能出现脑脊液漏。持续的抗生素预防似乎并不需要。用银离子或者抗生素浸润的导管可能能够减少导管相关性脑脊液感染的发生率，尽管这些导管的确切作用仍然存有争议。因为脑脊液样本极易污染，取样操作本身也极易引起感染，所以应按特殊的临床标准而不是常规步骤来留取样本。如果取样频率自每天留取样本减到每3天留取一次，也可以使脑室炎的发生率从10%降至3%标准治疗程序尤其是成套方案的应用也可以帮助降低感染率。常规更换导管似乎是不必要的，因为更换导管的风险比潜在的益处更大。当并发系统性感染或者开放性颅骨骨折时，应该考虑使用实质内颅内压监测，因为无论在儿童还是成人中都尚未有这些装置导致感染的文献汇报。

（二）出血

颅内压监测装置植入后发生出血性并发症的精确发生率取决于选择何种装置，穿刺的技术和如何定义出血。理想状态下，此类研究在颅内压监测装置植入的前后都应该完善影像学检查，但是极少有研究具备完善的影像学资料。回顾性病例分析显示成人置入脑室外引流后颅内出血发生的风险为2%～10%。在儿童中这种风险更大（17.6%）。绝大多数出血量都低于15mL，并不具有"临床意义"。脑室穿刺后发生具有临床意义出血的可能性约为1%。在成人中植入实质内颅内压监测装置后颅内出血的发生率预计为0%～11%。其在儿童中的发生率与成人类似。

（三）技术问题

脑室内导管移位，意外脱出和封闭都有可能发生。当组织碎屑或者血凝块堵塞导管导致其封闭，或者导管移位至实质中时，脑脊液引流在导管管腔和脑室内形成一个很大的压力梯度。在这种情况下，当颅内压在引流的同时受到监测时，其数值往往被低估，并且脑脊液的波形也变得更平坦。如果发生这种情况，应该关闭引流系统，观察波形是否能恢复。如果不能，可用1～2mL生理盐水轻柔地冲洗该引流系统。溶栓剂对于接触脑室内出血后明确的血栓的作用目前仍不明确。其中类似导管破裂或者移位等的技术性并发症在实质性装置中的发生率大约为4.5%。这些并发症大多发生于移动患者，护理操作或患者自行活动的时候。但似乎均不会影响到患者的病程和预后。目前可行的实质内装置包括光纤，应变器和气动学技术。只有气动性的Spiegelberg颅内压监测装置允许体内校准。床旁监测显示实质内监测具有极其出色的准确率；然而，研究认为零点漂移率对于应变器监测具有重要的临床意义。而光纤导管中漂移的发生非常少见。此外，在使用Codman仪器和Raumedic颅内压传感器中，有报道阐述静电放电可导致基线压力受到干扰。

十、脑实质内监测探头的最优放置

实质内颅内压监测设备是通过一个小的颅骨钻孔和颅内接入设备或螺栓植入脑实质中的，总共可以放置1～3个监测装置。当损伤或变性区域非常广泛时，通常这些监测装置是植入额叶的非主要区域。然而，在局部损伤中，监测设备最好放置在损伤或变性的脑实质附近区域，因为与脑室内导管不同，当幕上梯度存在的时候，实质内装备可以反映局部"区域"的压力。尤其是，当实质内监测设备放置在占位性病变对侧的大脑半球时，即使已经存在脑疝，也可能低估颅内压的数值。

创伤性脑损伤后部分患者应用老式技术——如蛛网膜下隙螺栓的临床研究均表示大脑半球间梯度的存在。Sahuquillo等人应用实质内光纤监测设备也发现局部脑损伤的患者的半球间压力梯度可以超过10mmHg。其中四分之一的梯度可以对脑灌注压的计算产生等于甚至超过5mmHg的偏差，学者们认为此偏差甚至有改变治疗方案的可能。因此作者们总结"为得到占位性病变超过 25mL 或者有中线移位的患者的颅内压的最优化数值，测量装置应该放置于脑实质的两侧和病变处"（表 2 – 1）。

表 2 – 1　脑室内及实质内颅内压监测的优势和缺陷

脑室内监测	实质内监测
优势	优势
·参考标准（默认情况下）	·易于植入
·可以重新归零	不需机械减震也能够
·价格便宜	准确地复制脑脊液
·可以治疗性地引流脑脊液	脉冲波形
缺陷	缺陷
·容易堵塞	·只有移除才可能重新调零 – 发生漂移的可能
·容易断裂	
·当引流开放时无法准确测量颅内压	·容易出现技术故障（导管破裂、脱出等）
·可能引起脑室炎	
·脑组织必须被穿透	·与 MRI 不能兼容
·当脑室移位、压缩或体积太小时难以植入	·价格昂贵
·过度引流会引起并发症	
·当头部距离创面的距离发生改变后系统必须重新调零以避免偏差	
·由于管道的机械性能或者空气的漏入，颅内压波形会受到抑制	

十一、凝血功能异常患者植入颅内压监测装置的研究

需要颅内压监测装置的患者可能具有异常的凝血指标。许多治疗中心在脑室外引流和放置颅内压监测设备之前都有纠正凝血功能的常规方案和步骤。然而，凝血因素的调整可能会延误治疗时机。研究认为创伤性脑损伤患者中若 INR 小于或等于 1.6 是可接受脑室内导管植入的。许多内科医师认为当血小板计数必须高于 100 000 才能够比较安全地植入颅内压监测装置；然而，针对这个问题仍旧存有争议。

十二、如何监测颅内压及监测时程

连续的数字记录是获取颅内压数据的最佳方案，因为这种方式可以和其他检测手段相互联系，从而计算出派生指数，并且不会遗漏短暂的颅内压变化。但这种手段在 ICU 中是不可行的。相反地，NCCU 的医护人员定期记录颅内压的数值。每小时记录的方式通常能够与连续记录的数值很好地相关联；然而，为了能辨认出突发事件，一般需要每 10 分钟记录一次。即使是短至 5 分钟的颅内压升高也可能导致预后的恶化；警报系统的应用能够帮助及时发现这些事件。在创伤性脑损伤后发生颅内高压的患者通常在第一周施行监测，尽管颅内压升高的时机有几种不同的模式，仍有 20% 的患者在 72 小时之后开始出现颅内压的升高。当有临床指征时，颅内压监测设备应该固定好位置，但通常当患者能够遵从指令时就可以移除了。如果患者持续处于昏迷状态，但 72 小时之内若其颅内压一直保持正常，也可考虑移除监测。如果颅内压曾有升高，但患者在除了呼吸机治疗及镇静剂外未接受任何其他治疗的情

况下，若颅内压保持正常范围持续 24 小时，也可以考虑移除监测设备。后续的随访 CT 扫描如显示占位效应妥善解决的化，也能指导此撤除监测的决定，而其他的监测手段，如脑氧合或脑电图（EEG）也能够帮助证实此决定的合理性。

十三、脑顺应性和代偿性储备（compensatory reserve）

脑顺应性指的是脑内容物的"坚硬程度"，并且是由颅内压对于颅内容物的体积变化的反应来体现的。按照门罗–凯莱原理，当脑顺应性很好时，颅内容物体积有小幅度增加时，颅内压的升高幅度也比较小（图 2–3）。当脑顺应性部分受损时，对于同样的体积增加，颅内压的升高程度会更加显著，而当脑顺应性非常差时，颅内压的升高将更加剧烈。关于颅内容物体积的改变如何影响颅内压变化的幅度，可通过一项计算多少体积的血容量改变能够引起颅内压发生 1mmHg 的升高的研究来阐述。针对创伤性脑损伤患者的研究表明这一体积最少可为 0.42 到 0.5cc，而在脑顺应性减低时可能更小。过度通气能够使颅内压对体积改变的反应敏感性升高。

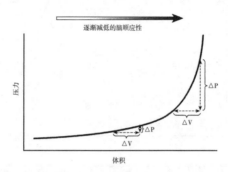

图 2–3　脑顺应性代表了对于单位容积变化（△V），颅内压的反应（△P）
当脑顺应性进行性受损时，压力反应的幅度也增加。当脑顺应性轻度或中度受损时，颅内压尚能够保持在可接受的范围内，尽管缓冲能力也接近极限。当脑顺应性达到极限后，很小的体积变化即可能导致严重的颅内高压甚至急性脑疝。

对于体积变化的代偿是时间依赖性的。脑脊液和脑血容量的空间分布可以部分缓冲体积增大的代偿（例如，进展性的脑水肿）。然而，快速增加的体积能够被缓冲的幅度较小，所以对颅内压的影响更大。经鼻气管内吸引，患者翻身，或某些生理事件如高碳酸血症（脑血容量升高）等，在脑顺应性较差时都可引起颅内压的升高。

为了量化脑顺应性，需要传导一个可复制的体积改变，然后测量颅内压的变化。因此容积–压力反应（volume–pressure response，VPR）可以通过于脑室切开术后快速向患者脑室中注入小容积（如 1cc）的液体，然后测量颅内压的直接反应（VPR = 颅内压变化/注入液体的体积）来衡量。这种方式可以得出脑顺应性的一个瞬时的数值，但是并不能描绘体积–压力曲线的形状，而且其在不同患者或者同一患者不同阶段之中可能均是不同的。假设这两者之间是单指数关系，而通过对数据的对数转换，能够得到压力容积指数（pressure–volume index，PVI），从而得出体积的改变使颅内压产生 10 倍于体积变化的结论 PVI = V/log。[Po/Pm]。压力容积指数描述了脑顺应性曲线的形状，但是却不能显示患者目前在此曲线的何等位置。这显示了 PVR 和 PVI 互补的价值。

然而，向脑室内注入液体，首先需要"打开"脑室系统。这似乎与更高的感染风险相关联。而且在注射了液体之后，颅内压不一定总能够很快地恢复基线值，从而导致颅内高压。虽然同样的计算也可以通过抽出液体来完成，但是此操作难以实践，也极少应用。因此通过脑室切开术来测量 PVR 和 PVI（脑顺应性）并不是临床实践中的常规方式。一些简单而间接的方式，如压迫患者腹部并观察颅内压变化等，可以对脑顺应性的状态起到定性评估的作用。

SPiegelberg 颅内压传感器和脑顺应性装置也可起到测量脑顺应性的作用。脑室引流管插入后，导管的尖部是一个很小（0.1cc）的球状结构，在循环周期中可以自动地膨胀或塌陷。虽然由于颅内压监测设备固有的噪声干扰，导致颅内压对于小体积变化的反应难以探测到，但是信号触发的均值法可以提取并分析信号，从而得出脑顺应性的数据。试验和临床（在脑积水患者中）的证实试验与 VPR/PVI 值不同，充分地支持了此手段的可靠性。然而，这种方法在临床并没有得到广泛应用。

临床上对于脑顺应性的评估基于对颅内压波形的观察而定性的。颅内压脉冲波形中最先出现的 3 个小型波峰被标记为 P_1，P_2 和 P_3（图 2-4）。第一个波峰（P_1）是由收缩期的脉搏波产生的。第二个波峰（P_2——即"谐波"）是能够反映脑顺应性的谐波。而第三个波峰（P_3——即"重搏波"）代表了主动脉瓣关闭而形成的重搏的静脉波。另外，这三个波峰之后可跟随数个更小的波形。在正常情况下（指脑顺应性较好）P_1 应该是脉冲波形中最高的波峰（图 2-5A）。当脑顺应性受损时——常常是由颅内高压导致，P_2 的波幅往往会逐渐升高，直到与 P_1 平齐甚至超过 P_1（图 2-5B），其性状也类似动脉脉冲波形。这种改变可能是持续的，也可能随时间而变化（指随着呼吸节律）。P_2 的高度超过 P_1 对于随后出现与护理策略相关的颅内压升高是一个极为敏感（99%）但并非特异（1%～17%）的指标。出现异常波形的患者往往意味着较差的预后。而诸如高频重心波及波形传输等的波形标志则与更高的死亡率相关。然而，定性的颅内压波形分析在临床上效果却并不突出，因为波形经常受其他因素的影响。波形分析如何能够更准确地指导对患者的治疗策略，以及帮助预测颅内高压的发生，仍需继续探索。

电子化监测和数据处理的进展现在已可满足对颅内压监测及调整过程的相互关系进行在线、实时的分析。这也促进了脑血管压力反应性的派生指数（PRx）和脑-脊髓代偿储备（RAP）的发展。这些指数提供了对于颅内容物的代偿储备以及对脑血管自我调节储备的深入理解。当 RAP 指数接近 0 时，表现具有良好的代偿储备，而当 PRx 为负数时（-1 到 0），表示自我调节功能也有储备。反之，当 RAP 指数较高（+1），或者 PRx 较高时（>0.3），表明颅内容物的代偿储备已经接近殆尽，这时即使颅内体积发生极小的改变也将造成颅内压的迅速升高。尽管目前已确认异常的 RAP 及 PRx 数值和较差的预后相关，但这些指数仍主要应用于科研环境，而尚未进入临床治疗的常规程序。动态的自我调节功能也可以通过分析颅内压对于临床诱导的或者生理性的体积变化的反应来评估。最后，对于脑的代偿储备的深入分析可以通过对治疗强度水平（therapeutic intensity level，TIL）评分来评估。这是对颅内压治疗需要的定性评估。较高的 TIL 评分表示需要联合更多治疗手段或者应用更复杂的治疗技术才能控制颅内压。

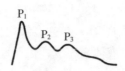

图 2 - 4　正常颅内压（颅内压）的波形

即第一个波峰（P$_1$）高于紧随的两个波峰（P$_2$ 和 P$_3$）

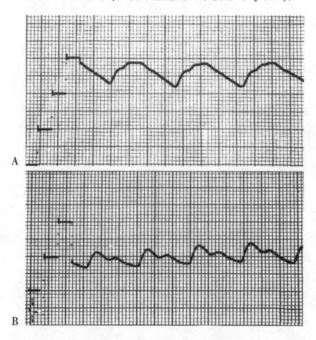

图 2 - 5　颅内压（颅内压）波形对治疗的反应

颅内压的记录，其中 A 代表异常的脑顺应性，即 P$_2$ 和 P$_3$ 高于 P$_1$。例如渗透疗法或改善血压等治疗手段可降低颅内压，从而亦能改善波形，于是 P$_1$ 重新高于 P$_2$ 及 P$_3$。

十四、总结

　　颅内压升高在多种形式的急性脑损伤中均非常常见，而对高颅压的预防和治疗对于进入 NCCN 的许多患者往往至关重要。显著的颅内压升高和较差的临床预后间具有相当确定的关联，而作为计划性治疗的一部分，避免颅内压升高的快速治疗手段明确能降低发病率和死亡率。然而，对于治疗阈值的准确界定，降低颅内压的最佳方案，以及在成人及儿童中轻度升高的颅内压是否均需要治疗等问题，还存在着不少争议。其他的一些参数——例如 CPP 等，其重要性可能丝毫不弱于颅内压，并且这些变量之间的互相作用以及对于它们的调控方式也都需要进一步探索。再加上综合性监测手段的出现，更显著地说明颅内压数值需要与其他临床或者影像学参数结合起来综合分析并解读。然而，由于颅内压在创伤性脑损伤治疗的过程中已经成为最基本的角色，并且在大部分 NCCU 患者的护理当中，得到准确的颅内压数值对于直接治疗、分配资源、评估预后和预防（而不仅仅是治疗）继发脑损伤都是必要的。由于目前已有许多安全且有效的颅内压监测技术，经验性的颅内压治疗已经退出历史舞台。并且，对于机体状态及治疗反应的准确监测可以帮助我们制定最佳的治疗方案。

（邢萨茹拉）

第二节 脑氧监测

一、概述

就重症医学领域总的原则来说，保持充足的组织氧是基本的目标性治疗要求。在重症患者的管理方面，组织氧的评价和监测是个关键的步骤，其可以提供有关某特定组织氧供和利用的有价值的信息。如果组织氧水平减少至不能维持细胞的功能和代谢的状态即定义为低氧血症。组织的低氧血症根据病理生理学可以分为以下几类：①组织缺血型；②细胞病理型；③贫血型；④低氧型。

在脑组织中，导致组织缺血型低氧血症的原因多见于大血管的缺血（如脑血流的减少或者消失、脑栓塞、血管痉挛、动脉血管较低的二氧化碳分压、碱中毒等），或者微血管的缺血（血–脑屏障的破坏、脑毛细血管内皮细胞的功能障碍）。脑组织细胞病理型是指在脑原发损伤后发生的一系列复杂的级联过程（例如兴奋性氨基酸的释放、细胞内钙离子的内流、自由基及炎性细胞因子的释放），级联过程导致细胞能量传递及线粒体功能的丧失，输送到细胞内的氧有限，则会减少氧的提取，贫血以及机损伤的体系统内部氧生成是脑组织低氧血症的其他原因（表2-2）。

表2-2 脑组织低氧的原因

病因学	病理生理学
组织缺血型	
大血管型	氧输送降低，CBF 降低（血栓、血管痉挛、低 $PaCO_2$）
微小血管型	BBB 破坏，血管源性水肿，内皮功能障碍
细胞病理型	氧摄取降低（细胞毒性水肿、弥散限制氧输送、线粒体功能障碍）
贫血型	Hgb 浓度下降
低氧型	PaO_2、SaO_2 下降

脑缺氧可导致继发性的脑损伤，因此，神经重症监护在处理急性脑损伤时，有多项证据建议进行脑组织氧分压的监测以区别正常脑组织还是严重损伤脑组织是极具临床意义的模式。此外，众多观察性研究报告提示脑灌注压（cerebral perfusion pressure，CPP）以及颅内压（ICP）并不能替代脑氧监测，脑氧浓度的变化是相对独立于颅内压及颅脑血流动力学之外的。当然，与其他监测类似，脑氧的监测并非是要去独立的使用和理解，脑氧监测应该是ICP及微透析等其他监测数据的补充的支持。

二、定义

脑组织氧指在脑间质空间中氧分压，其反映了用于氧化能量反应的氧的储备。但是，监测系统是否能够测量组织氧的压力和张力目前仍存争议，专家共识建议应用 $P_{bt}O_2$ 作为标准缩写，所以本章所述之脑组织氧眼里我们统称为 $P_{bt}O_2$，临床研究中对脑组织氧的定义沿袭

· 83 ·

如下的公式计算：

$$P_{bt}O_2 = CBF \times AVTO_2$$

$AVTO_2$ 指动脉氧分压（PaO_2）减去静脉氧分压（PvO_2），就是说 $P_{bt}O_2$ 代表的是细胞质内氧分压和脑血流之间的相互影响。

三、技术

测量脑组织氧的方法有四种：①颈静脉球氧含量；②直接脑组织氧测量；③近红外光谱技术；④O_{15}PET成像技术。主要介绍直接脑组织氧监测，其是目前神经重症监护室（NCCU）内获得脑氧状态信息最为广泛的技术方法。该项技术操作是将一根直径约 0.5mm 的细管植入脑组织内，主要置于脑白质部位并进行持续的 $P_{bt}O_2$ 监测。导管或者探头可以通过颅骨骨孔的单通道或者多通道固定栓插入，也可以通过皮下隧道方式植入。操作过程可在手术室，也可以在床旁完成。$P_{bt}O_2$ 探头一般与 ICP 探头同时经三通道固定栓毗邻置入颅内。原则上监测探头的位置和功能应该通过颅脑 CT 进一步确认，甚至通过氧耐受试验确认，即初始脑氧含量持续 30~60 分钟仍保持稳定则为可能为异常。

在脑组织氧测量方面有两个最初的技术应用于此领域。一个基于 Clark 原理，另一个是光导技术。Clark 原理是应用具有电化学特点的惰性金属去测量组织中的氧的含量。Clark 探头包括一层覆盖了电解液的膜以及两个金属探头，氧可以通过膜进行扩散并由于电化学反应在电极的阴极衰减。局部氧分压越高，就有更多的氧通过膜进行扩散。参考电极与测量电极之间的电压变化与在阴极减少的氧分子数量呈正比。Licox 氧分压探头就是这样一个密闭的极谱分析 Clark 型电池，其带有可以逆转的电化学探头。氧消耗过程是温度依赖的，所以需要不断地进行患者体温的校对。这套 Licox 锂离子电池系统包括通过三通道固定并栓绑的 $P_{bt}O_2$ 探头、ICP 探头及脑温探头。温度探头测量脑温并且进行自动校准，新型的 PMO 锂电池探头一个探头既可以完成 $P_{bt}O_2$ 以及脑温的测量。Neurovent - PTemp 系统应用同样的锂离子电池极谱技术，可以在一根导管系统里面同时测量温度和 $P_{bt}O_2$。两套系统在标准方面有显著差异，因此，不能将两套系统获得数据进行互相参阅。基于目的性设计的三通道经颅通道装置可以同时进行 ICP、$P_{bt}O_2$ 以及脑微透析监测。然而，如果脑温数据不能提供（微透析导管占据了脑温的通道），监测则需要在基线水平上人工校准，例如，每 30 分钟进行一次根据中心体温的校对。Licox 系统在 14~18mm 面积的探头表面氧的平均浓度可以维持一个良好的长期稳定状态，甚至长达 7 天。Neurovent - P Temp 系统拥有达 24mm^2 表面积的探头。

测量 $P_{bt}O_2$ 的第二项技术是基于荧光淬灭技术，原理是标记物会随着周围气体数量的变化而出现颜色的变化。指标化合物的光学特点可以产生各种变化，因此可以通过光感感受器来测量光化学反应后的物质浓度。利用光学荧光技术，应用 OxyLabPO$_2$ 可以测量 $P_{bt}O_2$。这不同于 Licox 技术，此过程并不消耗氧，从而不会影响被测氧的水平。然而，探头测量的区域相对狭小。Neurotrend 采用的就是此项技术，遗憾的是目前尚未投入商业临床应用。此种方法的准确性以及临床稳定性显示仍不及 Licox 系统。Clark 原理和光学技术为代表的两种方法之间仍有众多的重要差异。首先，Licox 导管是校准前的，其不需要用前校准就可以直接置入颅内，但需要经过插入后 1h 的稳定时间方能读取可靠数值。显著不同的是，Neurotrend 探头则需要床旁进行校准以便定义氧浓度。其次，管子的长度也明显不同，较之 Licox 导管，Neurotrend 导管可以放置的深度更有优势。第三，有关低氧血症的关键性 $P_{bt}O_2$ 的阈值也不同，因此很难对采用不同方法测量的结果进行比较。

四、导管放置

针对额叶损伤的患者 $P_{bt}O_2$ 探头管路可以置于右侧额叶脑挫裂伤的白质内或者置于损伤最严重的一侧。针对 SAH 的患者，根据出血的分布以及动脉瘤的位置，建议可以将监测探头置于可能发生血管痉挛最严重的部位。有关 $P_{bt}O_2$ 探头脑内放置的最适建议位置见表2 - 3。

表2 - 3 脑氧探头置入的推荐区域

颅内病变	导管位置
TBI	
弥漫性损伤	右侧额叶
局灶性损伤（硬膜下血肿、脑挫裂伤）	脑挫裂伤周围脑组织
蛛网膜下隙出血	载瘤动脉可能的分布区，症状性血管痉挛或者迟发性脑缺血发生的高风险区域
脑缺血	病变区域，与缺血组织有一定距离

总体而言，GCS 评分≤8 分的患者推荐进行氧分压水平的监测，对于 $P_{bt}O_2$ 监测的时间目前尚没有特别的指南推荐。在创伤性脑损伤的患者笔者监测的时限标准是：无特异性治疗情况下 ICP 正常 24 小时，且撤除了为通气目的进行的镇静治疗。对重型颅脑损伤的平均监测时间为 4 ~ 5 天。SAH 的患者可在整个血管痉挛的危险时期进行全程的监测。此外，持续的脑氧监测还可以通过每天二次的颈静脉氧浓度监测（$SjvO_2$），$SjvO_2$ 监测无须重新校正。研究提示如果对 $P_{bt}O_2$ 和 $SjvO_2$ 进行比较。95% 的 $P_{bt}O_2$ 监测时段可以获得良好的数据资料，而仅有 43% 监测时段 $SjvO_2$ 可以高质量数据资料。导管放置后可通过 CT 平扫确定探头在脑实质内的位置，位置的确定对解读数值有重要意义。还可针对部分患者进行 CT 灌注研究。例如，当 $P_{bt}O_2$ 数值持续低下并且治疗反应性不佳时，我们需要了解监测探头周围是局部异常，还是区域性的低氧状态，在这样的患者中，临床治疗的 $P_{bt}O_2$ 的阈值或许应该比正常参考更低。在监测数值稳定前，需要进行 1 小时以上的稳态和平衡的过程。对 Licox 系统来说，是不能进行探头深度调节的，而一旦监测探头移位，在置放新监测探头时通道需要重新放置，以避免潜在感染的可能。

短暂的吸气氧浓度及相应的脑组织氧分压的增高，可以帮助我们确定脑功能状态或者排除周围微小血肿或者探头的损伤。因此，氧监测项目启动后，我们就要面对"氧"的挑战，某些情况下，可将此脑组织氧分压监测作为日常的临床常规监测，以评价氧分压探头的功能和反应性或者去评估"氧"反应性。"氧"挑战还包括将氧浓度自基线提高至 100% 纯氧持续 5 分钟，此项试验会导致血浆中的溶解氧成数倍的提高，从而可以导致 $P_{bt}O_2$ 近 3 倍水平的提升。可是，如果探头在低灌注区域 [CBF < 20mL/（100g·min）] 对此种高氧状态较少出现爆发反应。

五、局部及全脑氧监测

$P_{bt}O_2$ 探头的样本量大约 15mm² 的头端的脑组织量，而且 $P_{bt}O_2$ 的价值依赖于血管来源到少量脑组织的氧气弥散水平。因此，区域监测的价值与探头的位置有密切关系。从而导致了有关探头位置的争议性问题，即监测数据是否可以被用来代表全脑的氧水平去影响决策。很多患者 $P_{bt}O_2$ 数据的来源是额叶皮层下白质等相对"正常"的区域，因此，此位置的局部测量值可以被理解为全脑氧水平的指标。基于此，两个临床研究揭示了 $P_{bt}O_2$ 和 $SjvO_2$ 之间很好的关联关系，这些研究的目的是针对 TBI 患者中在非病变区域测量氧的含量以评估全脑的氧含量。而在病变区域 PO_2 和 $SjvO_2$ 相关性是缺失的，此时的脑组织氧的参数反映的仅是局部脑氧的状况，而非颈静脉球的氧含量。相关的其他研究也显示当监测探头置于脑挫裂伤或者其他病理组织（如硬膜下血肿）临近位置时，即使是在 CPP 很高的情况下获取的监测数值也是较低的，而且，当监测探头置于临近异常组织位置时，区域低氧则较正常组织附近监测持续更久，结果显示的相关性更强。

六、脑氧的正常以及病理参考值

（一）正常参考值

Licox 监测系统提供的 $P_{bt}O_2$ 测量值是张力单位（mmHg），而一般关于氧含量的表达单位是使浓度（mlO_2）／（100mL），或者是氧传递到脑组织以及脑代谢的速率（CM-RO_2），其以（mLO_2）／（100g 脑组织·min）来表示。转换因子：$1mmHg = 0.003mlO_2/$100g 脑组织，以此公式可将 $P_{bt}O_2$ 与其他氧浓度测量方法相比较。正常 $P_{bt}O_2$ 的测量已经通过动物实验获得了相关的数据。但是有关人类的测量参考值限定的正常范围是来自 TBI 后神经外科操作放置于正常区域脑组织内的测量值。在实验动物中正常的 $P_{bt}O_2$ 范围介于 30～40mmHg。在人类非重型脑损伤的患者中，$P_{bt}O_2$ 变化范围为 37～48mmHg。在功能神经外科手术过程中的测量值平均为 23mmHg。ICP 正常的 TBI 患者中的 $P_{bt}O_2$ 范围值为 25～30mmHg。

（二）低氧的阈值

如果脑组织在发生不可逆性损伤前我们能够确定低氧的脑组织，那么就存在潜在干预的可能性，意味着治疗窗的拓宽。此外，低氧阈值还可以提供治疗的结点，然而，在处理患者的过程中，时间相关的病情变化以及与 $P_{bt}O_2$ 相关的其他监测参数如 ICP、CPP 等也要统筹考虑。低氧的阈值并非预后的关键因素，低氧阈值下的持续时间、脑组织低氧的深度和严重程度也是需要综合考虑在内的。重型颅脑损伤患者中局部脑氧低于 10mmHg 的情况下，低氧的持续时间是患者较差预后的独立影响因素，而且这种相关性也是独立于 ICP 的。不同种类的探头以及探头的位置变化可以有不同的阈值，且不同品牌的探头获得阈值是不能相互转化的。因此，$P_{bt}O_2$ 有不同的推荐范围，如果 $P_{bt}O_2$ 小于 20mmHg 就意味着代偿状态的脑组织，并且常常被认为是去纠正低氧的初始干预指标。2013 年在 NIH 发起的有关患者康复的二期临床试验中，20mmHg 被定为启动治疗的干预阈值，2007 年重型颅脑损伤治疗指南中推荐的治疗阈值是 15mmHg（此数值被认为是缺血的关键阈值），微透析研究显示，在此阈值状态下，相关缺血的其他指标明显升高，正常线粒体功能需要 1.5mmHg 的氧浓度维持细胞器的基本功能，这个数值对应于正常白质内 15～20mmHg 的 $P_{bt}O_2$。小于 10mmHg 的 $P_{bt}O_2$ 是重度脑组织低氧的标志，且是与死亡率及不良预后密切相关的独立影响因素，0mmHg 持续超过 30 分钟，同时对氧丧失反应性的情况下意味着明确的脑死亡。表 2-4 总结了正常及低氧阈值。

表 2-4　人类的脑氧参考值

类型	$P_{bt}O_2$ 参考值
正常值	25 ~ 50mmHg
低氧阈值	
轻度脑缺氧	15 ~ 25mmHg
中度脑缺氧	<15mmHg*
重度脑缺氧	<10mmHg
高氧状态	>50mmHg

七、观察资料

有关 $P_{bt}O_2$ 的资料最初自 1980 后积累，大部分临床资料来源于重型颅脑损伤患者，少部分来源于蛛网膜下隙出血患者。这些研究资料可以总结如下：首先，即使成人或儿童患者的 ICP、CPP 及 SjvO₂ 正常，$P_{bt}O_2$ 仍可出现监测的异常。此提示在颅脑损伤后 $P_{bt}O_2$ 或许是一个新的复苏目标监测值，其可以作为 ICP 监测以及逆向放置的颈静脉导管的补充信息。其次，在急性脑损伤的患者，即使充分脑复苏后 ICP 及 CPP 正常情况下，$P_{bt}O_2$ 受损情况也是常见的现象，$P_{bt}O_2$ 降低事件会使超过 70% 的患者在重症治疗期间的过程变得尤其复杂，并且再次影响着 ICP 及 CPP。再次，对因 TBI 收入院的患者进行影像研究显示，我们很难通过影像学资料对未来可能发展的低氧情况进行预估。第四，$P_{bt}O_2$ 的降低是和细胞抑制状态的其他标记密切相关的，如微透析监测的乳酸/丙酮酸比值（其可因治疗变量而纠正）的升高。普遍的治疗方法多为头高位、控制机械通气、CPP 的增加、镇静镇痛等，这些措施可成功的去纠正哪些已经出现 $P_{bt}O_2$ 降低事件的 70% 的患者。第五，$P_{bt}O_2$ 的参数可以帮助我们去指导治疗的干预措施，渗透性治疗，开颅减压手术，或者确定过低换气后血管收缩、低温治疗后的寒战等其他治疗措施的不良效果。此外，$P_{bt}O_2$ 的监测还可用于患者转院过程中的脑代偿状态的风险。第六，$P_{bt}O_2$ 的压力反应监测还可用于评价脑的自主调节功能，并可以有针对性地进行个体化的 CPP 目标调整。第七，$P_{bt}O_2$ 监测还可以用于 SAH 患者迟发性脑缺血（delayed cerebral ischemia，DCI）的早期监测并且用于评价 DCI 治疗的效果，手术过程中暂时性动脉阻断，血管造影或者药物性血管成型，另外，SAH 的研究发现，部分患者通过 $P_{bt}O_2$ 监测可以发现尼莫地平和血管内罂粟碱的一些意外的不良反应。最后，几项临床观察性研究显示，在 TBI 以及 SAH 的成人及儿童患者中，较低的 $P_{bt}O_2$ 和较差的预后有独立相关性。综合这些不同的研究结果提示我们：针对急性重度脑损伤的患者，基于 $P_{bt}O_2$ 监测信息的治疗策略应该是有理有据的。持续的观察性研究或者历史对照研究部分结果显示，基于 $P_{bt}O_2$ 和 ICP 相结合指导治疗的结果要优于单纯 ICP 指导的临床治疗结果。当然，这种潜在的良好效果部分归功于对每个患者进行的最优化 CPP、避免不适当的 ICP 治疗、避免 ICP 轻度升高（约 25mmHg）后的不良反应以及保证 $P_{bt}O_2$ 正常等一系列更好的目标化管理策略。

八、监测数值的分析

和其他的数据监测一样，$P_{bt}O_2$ 的信息解读应该根据临床查体、CT 扫描结果、ICP、CPP、肺功能以及血红蛋白含量等信息综合考虑。此外，$P_{bt}O_2$ 需要温度纠正，带有脑温探头的 Licox 系统可以进行自动纠正，如果没有温度探头的置入系统温度将需要人工输入设备。同时，确切知道探头的位置也是必需的。在脑内传感器读取的是探头周围区域的全部小血管的集成，所以，$P_{bt}O_2$ 的监测值与动静脉的相对主导性、血管的直径、血管的数量以及局部微血管空间的分布等相关，并且受到脑内毛细血管灌注变化的影响。由于在皮层区域的微血管系统中静脉占 70%，提示 $P_{bt}O_2$ 的数值主要体现了静脉氧分压，然而，即使如此，$P_{bt}O_2$ 仍体现和充分阐明了其代表的相关情况及状态：①区域氧输送和细胞氧消耗之间的平衡；②氧的弥散能力，而非仅仅是全部氧输送和脑氧代谢；③脑组织中间的氧的集聚，因 PET 研究显示氧的集聚和氧摄取分数之间呈逆相关关系。

许多因素可以影响 $P_{bt}O_2$，其中 CPP 以及 CBF 是研究最多的，$P_{bt}O_2$ 和区域的脑血流量相关，这种相关性依赖于自主调节曲线的关系，即在 MAP 较宽泛的范围内的脑血流的调节，CPP 和 MAP 的增加能提高 CBF 以及 $P_{bt}O_2$，因此，在脑血流量较低区域 $P_{bt}O_2$ 是降低的，总而言之，在特定条件下，$P_{bt}O_2$ 能提供有关脑血流量以及即将发生的脑缺血事件等相关信息。然而，$P_{bt}O_2$ 不仅是脑缺血和 PET 的标志，微透析研究显示，脑内的低氧状态可以是 CPP 外的独立因素，其主要与弥散障碍有关，而非灌注的异常。单位时间内通过 BBB 弥散的氧的总量可以按照如下公式计算：

$$CBF \times (CaO_2 - CVO_2) \quad [1]$$

或者 $CBF \times [\%SaO_2 \times (1.34) \times Hb + 0.03 \times (PaO_2)] - [\%SaO_2 \times (1.34) \times Hb + 0.03 \times (PvO_2)]$

$P_{bt}O_2$ 与脑血流量与动静脉氧分压差乘积值之间有着非常密切的关系，$P_{bt}O_2$ 代表了单位时间内通过一定体积脑组织溶解状态的血浆氧数量与全脑组织中稳定状态的氧浓度之间的关系。Rosenthal 等研究区域性 CBF 与监测 $P_{bt}O_2$ 的关系发现，$P_{bt}O_2$ 更能恰当地反映 CBF 与动静脉氧分压差乘积的结果（CBF × AVTO_2）。这种现象提示除了 CBF，PaO_2 也是 $P_{bt}O_2$ 的重要决定因素，而 $P_{bt}O_2$ 本身不是缺血的监测指标。

$P_{bt}O_2$ 也不同于 $SjvO_2$，后者主要指脑血流中静脉氧的含量，其代表了氧输送和氧消耗之间的平衡。前者主要是对集聚于脑组织中氧含量的测量，基于 $P_{bt}O_2 = CBF \times AVTO_2$ 这一公式，当 CBF 降低时可以出现 $P_{bt}O_2$ 的降低（如缺血性低氧状态），在脑血流正常情况下，如果出现氧弥散梯度升高所致的氧摄取障碍、细胞能量危急、线粒体功能障碍（细胞病理性低氧）等也可以出现 $P_{bt}O_2$ 的降低。因此，$P_{bt}O_2$ 可以看作是"细胞功能"的标记物，而不仅仅是"缺血的监测指标"，其可以成为 NCCU 里面目标性治疗的合适参数。

九、安全性

Licox 系统是相对安全的，总体而言其导致的设备相关的脑挫伤发生率 2%，而且不会造成临床后果，CT 临床随诊即可。其发生率与脑实质内 ICP 探头置入的结果类似，低于脑室外引流操作所致的脑挫伤，导管相关的感染尚没有报道。探头置入后位置异常、工作状态异常等技术性并发症可以高达 10%，此外，但患者进行 MRI 检查时应该建议移除监测设备（包括集束性通道）。随时间延长所致的探头周围的神经胶质化可能会影响数据的读取。但是许多研究提示少许的位置移动后测量数值仍可保持准确。在 22～37℃，氧分压分别为 0.44、150mmHg 的情况下，探头显示异常的发生率在 1.07%±2.14% 之间。这种极小的误差对我们临床的操作和治疗没有太大的意义。

十、临床应用

（一）适应证

目前 $P_{bt}O_2$ 监测普遍被用于重型颅脑损伤以及重度 SAH 患者。同时，有关此种监测用于脑肿瘤、颅内出血性卒中、代谢异常相关的脑水肿、脑膜炎等疾病的报道也不断出现。如同 ICP 监测的现状，尚没有 1 级循证医学证据支持 $P_{bt}O_2$ 监测的应用，目前的证据仅仅来自回顾性的病例对照研究以及观察性研究（证据级别 3 级），基于这些研究，目前 $P_{bt}O_2$ 监测主要推荐用于 GCS 评分小于 9 分、异常颅脑 CT、多发创伤、血流动力学不稳定的 TBI 患者。针对 SAH 患者，$P_{bt}O_2$ 监测主要推荐用于 GCS 评分小于 9 分且存在迟发性脑缺血高风险的患者（如患者入院时的 CT 显示较多的蛛网膜下隙出血以及脑室内的出血）。$P_{bt}O_2$ 监测还可以用于恶性大脑中动脉梗死且面临重度脑水肿的患者。表 2 - 5 总结了在神经重症监护中需要应用 $P_{bt}O_2$ 监测的一些重要适应证。

表 2 – 5　$P_{bt}O_2$ 监测在神经重症医学中的临床应用

---

1. CPP 的管理
 a. MAP 的目标
 b. 脑自动调节剂个体化 CPP 目标
 c. 诱性高血压及 3H 治疗
2. ICP 的控制
 a. 渗透性药物的选择（甘露醇 vs 高渗盐水）
 b. 去骨瓣减压的时机
3. 输血的 Hgb 阈值
 a. 对脑血管储备受损的患者进行贫血治疗
4. 机械通气的管理
 a. PaO_2/FiO_2 比率，PEEP
 b. 优化的 $PaCO_2$ 目标

（二）其他监测

$P_{bt}O_2$ 监测常和其他监测手段如 ICP 及 $SjvO_2$ 等共同使用，在监测探头插入后应常规进行 CT 扫描。此外，$P_{bt}O_2$ 监测还可以作为脑微透析监测、经颅多普勒脑血流速度监测、区域脑血流量监测、近红外波谱监测、脑温监测的补充。

（三）重症监护单元管理

观察资料显示，$P_{bt}O_2$ 监测能够对 ICU 的重症患者提供有价值的信息，尤其是重型颅脑损伤、卒中等，其可以帮助确定个体化的 CPP 目标，指导多种干预措施如：①CPP；②诱导性高血压；③渗透性治疗；④去骨瓣减压；⑤过度换气；⑥常压高浓度氧治疗；⑦输血治疗，尤其是对那些脑血管储备已经受损伤的患者。因在综合 ICU 输血的阈值不一定适用于这些患者，所以输血标准可以界定为氧的输送得到代偿，而非以 Hgb 的阈值为标准；⑧液体平衡；⑨对爆发抑制以及降低颅内压可以使用丙泊酚或者巴比妥类药物进行镇静治疗；⑩诱导下正常温度。

（四）蛛网膜下隙出血

持续 $P_{bt}O_2$ 监测可以帮助我们观察 SAH 后的迟发性脑缺血。其可以作为日常超声多普勒监测的补充资料。同时，$P_{bt}O_2$ 监测资料可以用来指导迟发性脑缺血的治疗以及评估脑的自主调节功能。尤其是观察性临床研究提示单独进行诱导性高血压治疗而没有高容量以及血液稀释（可有相反效果）可以提高 $P_{bt}O_2$，说明在 SAH 后的"3H"治疗方案中任何一个角色都是有限的作用。监测同样可用于脑血管造影以及药物血管成像。

（五）术中应用

$P_{bt}O_2$ 监测还可用于脑动脉瘤的手术过程中，一个正确位置放置的 $P_{bt}O_2$ 探头可以监测暂时性动脉阻断时的反应，$P_{bt}O_2$ 的降低尤其是低脑血流量导致的脑的低氧与脑缺血是密切相关的。$P_{bt}O_2$ 监测还可应用在脑 AVM 手术或者脑肿瘤手术中监测脑组织的氧。AVM 切除前 $P_{bt}O_2$ 监测值的降低提示较低的脑灌注及慢性低氧状态，AVM 切除后 $P_{bt}O_2$ 明确升高表明是高灌注状态，麻醉过程中的吸入性药物或者丙泊酚对脑血流自主调节功能及脑氧的影响也可以通过 $P_{bt}O_2$ 进行监测，这些研究显示吸入性麻醉药物所致剂量依赖性的自主调节功能的丧失，但是却由于 CPP 的改变相应的提升了 $P_{bt}O_2$，丙泊酚则没有这种效果。

（六）$P_{bt}O_2$ 反应

$P_{bt}O_2$ 升高与动脉氧分压的比值可定义为脑组织的氧反应性，相信这种反应性是受氧调节机制的控制，并且这种调节机制可被脑损伤阻断和干扰。

（七）氧反应指数

Soehle 等引入了 $P_{bt}O_2$ 自主调节的概念，其定义为与 CPP 变化无关的脑维持 $P_{bt}O_2$ 的能力。这将有利于我们确定一个适合的个体化 CPP 目标。另外的研究表明，稳定的脑血流自主调节能力（脑血流速度/CPP 变化）与脑组织氧反应性（$P_{bt}O_2$ 变化率/CPP 变化）之间有显著的相关性。因此，CBF 的调节与氧的提升有密切相关性。TBI、SAH 及卒中后，受损的脑组织氧压力反应性往往预示较差预后，这些研究发现启示我们在进行 $P_{bt}O_2$ 监测时可以通过调整 PaO2 或 CPP 去优化 CPP 的管理。在急性脑缺血患者，受损的 CPP-脑组织氧反应性指数能够预测大脑中动脉梗塞后的恶性脑水肿。

（八）结果预测

在许多有关 TBI 的观察性研究中，有关 $P_{bt}O_2$ 降低与脑缺氧的相关性，以及脑组织缺氧的深度、持续时间、严重性，和较差的预后已经多有陈述。尽管这种关联强度某种程度上依赖于探头距离病理组织之间的位置。其中包括低 $P_{bt}O_2$ 与长期神经生理学表现的相关性。更重要的是，脑组织低氧事件可以发生在 CPP 和 ICP 完全正常的情况下，因此，要强调和推荐进行双指标监测。在 SAH 患者中降低的 $P_{bt}O_2$ 与预后情况密切相关，但此种情况在 TBI 患者中并不典型。

$P_{bt}O_2$ 与预后的相关性引导了以 $P_{bt}O_2$ 为基石的重症治疗理念，许多有关 TBI 的观察性研究证明以 $P_{bt}O_2$ 为基石的重症治疗预后往往优于传统的以 ICP 及 CPP 为基础的治疗效果。当前的出版资料中，有关此议题正在进行多中心的 II 期临床试验评估中。

十一、结论

$P_{bt}O_2$ 监测目前是安全可靠的技术，其对重度脑损伤的患者可以实现细胞功能层面的临床评估。$P_{bt}O_2$ 依赖于 CBF、动静脉氧分压差、Hgb 浓度、全身氧的状态等相关参数。急性脑损伤后的频发的低 $P_{bt}O_2$ 可以因多种病理机制导致，包括缺血、细胞氧摄取的损伤、贫血、全身氧的降低等。$P_{bt}O_2$ 监测可以帮助我们优化 CPP、$PaCO_2$、PaO_2 以及目标血红蛋白，并且治疗 ICP 升高后的临床治疗。从而避免严重的治疗不良反应并降低脑组织低氧的程度（与较差预后相关的参数）。$P_{bt}O_2$ 监测作为颅内监测方法的重要补充可以帮助我们对 NCCU 患者实现目标化、个体化的治疗策略，未来的研究方向是探索以 $P_{bt}O_2$ 为目标导向的治疗是否可以改善重度颅脑损伤患者的预后。

（邢萨茹拉）

第三节　脑微透析

一、概述

脑微透析（cerebral microdialysis，MD）是一种很成熟的实验研究工具，并越来越多地用于床旁监测，以在线方式提供患者在神经重症监护室治疗期间脑组织的生化分析。MD 样本物质反映了脑细胞外液（extracellular fluid，ECF）情况，这对于监测受损脑组织开辟了一个新的通路。由于 MD 测量的是细胞水平的变化，所以对于探察及监测脑的缺氧、缺血，以及其他原因造成的细胞功能障碍，MD 是一种令人瞩目的技术。迄今为止，MD 主要应用于脑创伤（traumaticbrain injuruy，TBI）和蛛网膜下隙出血（subarachnoid hemorrhage，SAH）患者中，并积累了对于这些疾病的病理生理认知。一些研究指出 MD 作为一种临床监测技术，其潜在作用可以指导脑损伤患者的个体化及目标化治疗。未来的研究目标，主要是确定治疗方法对于脑组织生化的影响，并确立 MD 数值变化以及预后的关系。

二、发展史

MD 监测是获得广泛认可的研究工具，但还不被视为一种常规的临床监测。当然，在一些使用 MD 作为研究工具，并有丰富经验的中心，已开始将 MD 监测包含在临床应用中。当评估 MD 的临床作用时，我们要意识到：MD 提供的是脑组织损伤全景中，一个非常重要的独立因素。因此，MD 作为一个工具，同其他监测一样，是多模态监测技术的一部分，用以探索继发性脑损伤的神经生化特征。

三、MD 原理

MD 技术的原理已在他处有详细的阐述。简而言之，MD 导管是由一个纤细的双腔探头组成，其尖端衬有半透性透析膜。探头尖端置于脑组织中，通过输入管注等渗透析液进入组织间质，透析液沿导管膜移动，在输出管进入专门用来收集微量液体的微管中（图 2-6）。通常情况下，每隔一小时，将微管收集到的液体置入床旁分析仪中，检测并记录脑组织的化学改变。随后，标本可取出进行其他物质的线下分析。

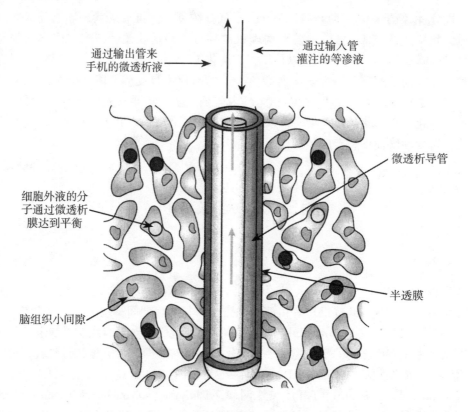

图2-6 脑组织中微透析导管的示意图

与脑细胞外液等渗的液体通过微透析导管以 0.3μl/min 的速度泵入。脑细胞外液中的
高浓度的分子通过微透析的半透膜达到平衡，然后可以在收集的灌流液中分析（微
透析液）。

　　MD 原理，是基于水溶性物质在浓度差的驱动下弥散，穿过半透性 MD 膜。由于透析液
沿膜流动，并以恒速收集，保持了膜两侧的物质浓度差，脑 ECF 中的高浓度分子就可以通
过膜进入透析液最终进行收集。可以看出，实际上 MD 导管充当的是人工毛细血管的作用，
透析液逐渐和 ECF 的物质浓度达到平衡。收集液（微透析分析液）中的物质浓度，部分依
赖于输入的透析液及 ECF 摄取和分泌之间的平衡（图2-7）。这一简单的理论提供了一个
强大的技术，以此技术，任何可以穿过透析膜的小分子物质，都可以取样分析。

　　通过透析膜交换的物质浓度除非可以达到完全的平衡，不然某一分子在透析液中的浓度
要低于脑 ECF。透析收集液中，真正来源于 ECF 的这一部分浓度，称为"相对回收率"，其
结果受很多因素影响，包括透析膜孔径、面积，透析液流速，以及该物质的弥散属性。由于
很多因素可以影响相对回收率，所以在比较测量出的 MD 数据时，要考虑标本收集方式及导
管材质是基本要求。目前在临床中最常使用的系统是由一个 10cm 长 MD 导管、20kDa 或
100kDa（CMA71）切割分子量和商品化的生理灌注液以 0.3μl/min 速度，持续泵入。通常，
使用 20kDa 分子切割量导管进行床旁监测 MD 数值是可靠的，而使用 100kDa 导管可以监测
更大分子量的生化标记物。对于目前常用的临床 MD 监测指标来说，这两种导管回收率基本
相当，目前大部分中心都把使用分子切割量更高的导管作为常规。以 0.3μl/min 速度输注透
析液，可以做到在床旁每小时收集标本，这一速度正好顾及到了适当的透析液通量和可接受

的回收率之间的平衡。较高的输注速度允许进行更多的标本收集，但它是以降低透析分析液中监测物质的浓度为代价的。对于常规代谢监测物，以标准的 $0.3\mu l/min$ 流速输注液体，10cm 长导管，可获得 70% 以上的回收率。如果降低泵注速率，可能得到接近 100% 的回收率，并测量出脑 ECF 中某一物质的实际浓度。

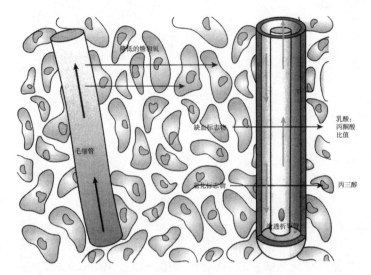

图 2 −7　脑组织中毛细血管和微透析导管之间联系的示意图

微透析导管的作用原理类似于毛细血管，收集液中的底物浓度与进入
和运出细胞外液的底物平衡是相关的。

尽管每小时 MD 取样监测频率对于大多数临床应用来说是适当的，但对于需要确定脑代谢水平的急速和短暂改变，持续取样监测是有一定优势的。目前，持续 MD 技术已用于研究，但还不足以发展到临床应用。这一技术是将持续透析液加入葡萄糖与乳酸分析仪中，使用流动注射双法酶基础生物传感器，每隔 30 秒测量代谢产物值。分析仪可以在代谢事件发生后 9 分钟，监测到代谢产物改变，而其瞬时分辨率，只受探头 – 感受器导管长度及输注速度的限制。

四、受损脑组织中组织生化改变

急性脑损伤患者病情通常由于出现继发性损伤而加重。这种情况常常发生于原发损伤，激活了由代谢，免疫，生化和炎症改变等组成的一系列自主损伤级联反应，这些改变使得脑组织对于全身的病理生理损害更敏感，并可以造成不可逆的细胞损害或死亡。尽管这些病理过程还不完全明了，包括钙超载，自由基产物增加，兴奋性氨基酸（excitatory amino acids，EAAs）神经毒性释放，细胞代谢的衰竭。最终，这些改变可以引起细胞肿胀，颅内压（ICP）升高，更多的神经元丢失，如果不能及时发现，就可能使幸存者死亡率增加及预后不良。

继发性脑损伤，是潜在可调节致死和致残的因素，神经重症监护的主要治疗目标，就是防止或减少继发脑损伤的负担。传统的颅内监护技术，例如 ICP 测量，经常是"反应性的"，已反应的是：组织已经发生了不可逆损伤时的改变。而对于脑损伤患者，通过 MD 监测脑组织生化改变，可以用来指导脑损伤后的个体化治疗；在某些病例中，在 ICP 发生变化前，MD 就可以识别即将发生的，或早期的继发性损害；当 ICP 或脑灌注压（cerebral perfusion pressure，CPP）尚正常时，察觉到脑损伤，并及时地进行神经保护措施。

五、MD 标志物

MD 可以测量很多物质，但是其中与神经重症监护相关的关键指标，可以归为以下几类：

（1）能量代谢相关产物，例如葡萄糖，乳酸，丙酮酸。

（2）神经递质，例如谷氨酸盐，天冬氨酸盐，氨基丁酸。

（3）组织损伤或炎症的标记物，例如甘油三酯、钾、细胞因子。

（4）外源性物质，例如药物。

MD 收集不同类型的标志物，提供了应用这种技术，检测到替代性生化代谢产物，由此反应损伤可能的病理机制。这些重要的标记物只占 MD 收集液的一小部分，全面的标志物名单，还少有评估。一些实验研究强调收集蛋白生物标记物的重要性，例如 S100β，牛磺酸tau，β-淀粉蛋白，神经丝蛋白。

目前已商品化可用于床旁检测的指标为：葡萄糖，乳酸，丙酮酸，三酰甘油，谷氨酸盐，这些成人相对的正常值见表 2-6。这些正常值来源于 Reinstrup 等的研究，他们将 MD 导管置入良性后颅窝占位病变手术后患者的额叶，收集透析液标本，以确定来自未受损人脑组织代谢物基线浓度值。对于 SAH 患者，没有出现临床或影像学缺血证据时，其微透析液中代谢产物浓度值也被认为是"正常值"。由脑 MD 标志物监测的病理生理改变总结，见表 2-7。对于儿童使用 MD 研究的报道还很少，提示了儿童和成人的 MD 监测数值可能存在差别。很多继发性脑损伤，产生大脑缺血缺氧，可能造成大脑损伤；将产生 MD 监测数值的典型性改变，包括三酰甘油和谷氨酸盐浓度升高，葡萄糖降低，乳酸/丙酮酸比值（Lactate pyruvated ratio，LPR）和乳酸/葡萄糖比值（Lactate glucose ratio，LGR）升高。尽管 LPR 比值的升高常常被认为是脑缺血缺氧的信号，但仍然存在很多原因引起此比值升高，并且与缺血缺氧无关。与此一致的是，Nelson 等观察发现，在严重的 TBI 患者中，MD 监测到的局部生化改变，表示的是长时期代谢状态，而与 ICP 及 CPP 相关性较差；也就是说，并不是压力和血流量，而是代谢改变，才能影响 MD 监测到的数值。

表 2-6 正常生化指标数值（从未损伤人类脑组织中进行微透析监测中得到）

微透析分析物	正常值 ± SD Reinstrup et aL	正常值 ± SD Schulz et al.
葡萄糖（mmol/L）	1.7 ± 0.9	2.1 ± 0.2
乳酸（mmol/L）	2.9 ± 0.9	3.1 ± 0.3
丙酮酸（μmol/L）	166 ± 47	151 ± 12
乳酸/丙酮酸比值	23 ± 4	19 ± 2
甘油（μmol/L）	82 ± 44	82 ± 12
谷氨酸盐（μmol/L）	16 ± 16	14 ± 3.3

表 2 − 7　继发性脑损伤时的生化数值改变

微透析数值变化	生化指标代表意义	说明
葡萄糖数值降低	·缺血/缺氧 ·脑葡萄糖供给减少 ·脑葡萄糖消耗高	·要参考患者血糖浓度进行解读
LPR 升高	·缺血/缺氧 ·细胞氧化还原状态 ·脑葡萄糖供应减少 ·糖酵解通路损伤	·最可靠地缺血指标 ·与导管回收率无关 ·组织缺氧的阈值尚未确定
甘油升高	·缺血/缺氧 ·细胞膜破坏	·甘油升高也可能由于组织中的甘油或是葡萄糖在形成甘油过程中的排除有关
谷氨酸盐升高	·缺血/缺氧 ·兴奋毒性	·在患者本身及患者间,谷氨酸盐变化率较大

(一) 葡萄糖代谢的标志物

急性脑损伤后细胞受损的最终共同通路通常是组织缺氧。就大脑微透析而言,最常被研究分析的物质与葡萄糖的有氧和无氧代谢有关。大脑细胞外葡萄糖浓度的决定因素是非常复杂的,它依赖于外周血葡萄糖浓度、局部毛细血管血流和脑细胞对葡萄糖的摄取量。脑损伤后,大脑微透析监测的独特优点不仅是因为它具有对葡萄糖转运的监测能力,而且是因为它具有对葡萄糖应用的监测能力。

葡萄糖的代谢为大脑提供能量需求。持续的能量供应对维持细胞的完整性是非常有必要的。脑外伤后患者的微透析葡萄糖水平是降低的,损伤后最初 50 小时内持续低于 0.66mmol/L 的葡萄糖浓度与不良愈后息息相关。这种低葡萄糖浓度的原因可能是多方面的。脑外伤后的急性期,氧化代谢有明显的降低,葡萄糖代谢有明显的升高。脑外伤和蛛网膜下隙出血后的急性缺氧缺血期,会观察到脑细胞外的葡萄糖浓度是非常的低,这与脑组织小于 1.3kPa(10mmHg)的氧分压有关。然而,PET 检查所定义的缺血与低微透析葡萄糖浓度之间的关联度很差,这暗示着至少在一些病例中,低微透析葡萄糖浓度与葡萄糖高酵解有关,而不是由于低脑灌注引起的葡萄糖和氧减少有关。

葡萄糖被神经元细胞和神经胶质细胞摄取后,最先经糖酵解被代谢成丙酮酸。当有足够的氧运输和组织氧代谢时,丙酮酸会进入三羧酸循环,最总被代谢成二氧化碳、水、三磷酸腺苷(ATP)。当缺氧时,丙酮酸就进入无氧代谢途径生成乳酸。因此测量细胞外液的乳酸和丙酮酸浓度,能为无氧酵解的程度提供提供信息。

然而,仅仅用大脑细胞外液乳酸的溶解值,不能暗示无氧代谢的程度。乳酸的产生依赖于葡萄糖的持续供应,当完全缺血时其产生就会下降,并且缺血引起的高谷氨酸和钾促进星状细胞产生乳酸和糖酵解增强。细胞外液谷氨酸盐的升高可能反映了星状细胞代谢的加速,这能够在易受损而不是已经缺血的组织中发现。此外,乳酸可以作为代谢底物来维持增加的能量需要,这需要通过星状细胞和神经元之间的乳酸穿梭。为了纠正细胞外液乳酸的可变来源和葡萄糖运输的动态变化,LPR(乳酸/丙酮酸比值)和 LGR(乳酸/葡萄糖比值)已经被用作无氧代谢更精确的标记物。因为乳酸和丙酮酸有相似的分子质量,LPR 是独立于体内导管恢复的。因此 LPR 是细胞能量代谢失常的可靠标记物，是大脑损伤后被广泛监测的微透析变量。

人大脑损伤后，恶化的低氧、缺血，或者水肿能够导致 LPR 的增高，这和严重的脑组织氧分压降低和 PET 所测量的氧摄取分数增高有关。LPR 增高超过设定的阈值，这与脑外伤和蛛网膜下隙出血的愈后息息相关，通常暗示组织缺氧或缺血。然而，为升高的 LPR 确定一个组织缺氧的阈值是非常困难的，因为无氧糖代谢可能是由于线粒体的功能障碍导致的氧无效利用，而且可能还有其他原因，LPR 是细胞代谢功能失调和底物转运不充分的可靠指标。因此升高的 LPR 可以被归为 1 型（缺血），此时丙酮酸降低，乳酸显著升高，2 型（非缺血型高糖酵解），此时，丙酮酸正常或升高。在 1 型 LPR 升高中，有氧和葡萄糖缺乏，然而在 2 型 LPR 升高中有线粒体功能障碍或者运输氧和葡萄糖的无效利用。在脑缺血的动物模型中，平均 LPR 与神经病理检查的总受伤量有很强的相关性，这证实了在神经重症监护中 LPR 的重要性。

（二）组织损伤的标记物

细胞代谢失常导致细胞膜功能的破坏，继而导致钙向细胞内流动，磷酸酯酶的诱导激活，最终导致细胞膜的降解。这将导致磷脂的释放，并且在酶降解之后，游离脂肪酸和甘油释放入脑细胞外液。甘油能可靠地从细胞外液中获取，因此是一个组织缺氧和细胞损伤的一个有用的微透析指标。与病理相关的微透析甘油升高程度可能是很高的，在严重或者完全的缺血中分别是 4 倍和 8 倍的升高。在脑损伤后，间质中高水平的甘油与不良愈后相关，并且暗示了实质损伤的严重程度。在严重脑损伤后的最初 24 小时，脑微渗透甘油浓度显著地升高，这被认为是最初损伤的结果，然后在接下来的 3 天以指数的形式下降。尽管在没有微透析甘油浓度升高的情况下，低于相同阈值时也会有个别案例的发生，Clausen 等观察到，低于 1.3kPa（10mmHg）的脑组织氧分压和低于 70mmHg 的脑灌注压与升高的平均脑微透析甘油水平有关。这项研究中，愈后好和愈后不好的患者中，平均微透析甘油浓度是相似的。因此脑创伤后甘油升高的解读需要进一步的证实。甘油也可能从受损的血脑屏障中漏出，导致脑细胞外液甘油浓度的升高假象，也可能是应激所导致的三酰甘油的降解，或者是外源甘油的应用所导致的血浆甘油升高。为了帮助鉴别受损的血脑屏障效应与真正的颅内事件，可以借助埋藏于腹部皮下脂肪组织中的微透析导管所测量的全身性甘油浓度。

（三）兴奋毒性

缺血、脑外伤、蛛网膜下隙出血和其他病理能导致细胞去极化和必需氨基酸如谷氨酸和天冬氨酸的释放。在神经损伤中，细胞毒性是相关的几种发病机制之一，使用微透析来测量谷氨酸浓度，这在早期是很受追捧的，因为动物实验表明在大脑缺血时会有谷氨酸浓度的升高。后续的临床研究也证实了脑外伤和蛛网膜下隙出血后，微透析谷氨酸浓度与不良愈后的关系。愈后差的患者中必需氨基酸浓度的升高紧跟着一个双期过程，刺激后的数天，在第一阶段到第二阶段，会有一个最大浓度。早期的升高可能代表最初损伤的程度，后期的升高代表血管痉挛相关的缺血损伤的发展。在严重脑损伤后会观察到微透析谷氨酸的长期升高，这与不良愈后有关。高微透析谷氨酸水平已经被证明与一些临床事件相关，包括缺氧、缺血、脑组织氧分压降低和低脑灌注压。脑损伤后谷氨酸在细胞毒性中所扮演的角色受到了挑战，因为在脑损伤后有很多原因可以导致细胞外液谷氨酸浓度的升高。然而，最近的研究表明谷氨酸水平在一些患者中能够提供有用的信息。在脑损伤后谷氨酸的升高呈现两种模式：①在监测期间（120 小时），谷氨酸水平倾向于恢复正常；②随着时间的延长，谷氨酸水平倾向于升高或者保持异常的升高。模式 1 的患者与模式 2 的患者相比，在幸存者中，模式 1 有一个较低的死亡率（17% vs39.6%）和较好的 6 个月功能性愈后。此外，大于 20mmol/L 的谷氨酸水平与将近两倍的死亡率相关。

（四）测量代谢产物的可变性

在不同对象和不同个体中，脑损伤以后，随着时间的推移，微透析变量会有一个很宽的变化范围。这些可能代表着受伤大脑代谢活性水平的变化，但是这使得阐述单独的微透析测量或在隔绝中获得的测量非常困难。尽管"正常"和微透析阈值已经发布，脑微透析必须被视作一种趋势监测器，并且其提供的信息应该和其他测量变量，如临床信息，或者影像信息结合起来阐述某些情况。

六、导管置放

MD（微透析）监测局部组织生化，并且可以反映代谢紊乱和神经化学变化，这只在导管所放置的大脑区域起作用。微透析监测变量之间的不同，能在接近或远离局部外伤损伤中得到观察。在这项研究中，与正常组织相比，损伤周围组织中存在持续的代谢紊乱，无论是基线值还是随时间变化的趋势。然而，尽管损伤组织周围与非损伤大脑之间存在生化差异。尤其，降低的脑灌注压或者是大脑氧化与恶化的神经化学值（如升高的乳酸/丙酮酸比值）有关联，尽管这些效应在损伤组织周围及脑血管中反应更加明显。

脑损伤和蛛网膜下隙出血后，关于监测患者的微透析导管如何放置的问题，大家就推荐方法已经达成了共识。微透析导管应该被放置在"危险"组织（例如围绕着脑损伤后肿块的周围区域）或者是在蛛网膜下隙出血后的可能受到血管痉挛影响的血管区域。这些地方应当允许在易遭受继发性损伤的区域监测生物化学物质的变化。在弥漫性轴索损伤中，推荐将导管放置在非支配区的额叶。然而，其他人建议导管应该总是被放置在正常的脑组织区域，以利于它能被用来监测整个大脑的代谢情况。无论是白质还是灰质都应该被监测，这是考虑阐述微透析结果的另一个变量。白质与灰质相比，代谢需求很低，只接受大脑血流的一小部分。很多研究暗指将其放于白质。商业用微透析导管有一个金属所制的尖端，以利于在CT 扫描下确认其位置。

微透析导管是一个实质探针，它通常是经过一个经颅设备被插入大脑，包括单腔螺栓，它只用于微透析导管，或者是那些含有多腔的螺栓去传输其他的实质性探针，例如脑组织氧分压或者颅内压探头等。导管也可以经颅骨钻孔放置，或者在颅骨切开术下直视性放置。这些技术要求导管穿过皮下隧道然后固定于缝合处。尽管导管可以向着不同的方向沿着不同途径被插入大脑，就固定的安全性而言，它也易移动和异位。

当导管置入的时候，总是有组织损伤的潜在可能。动物和临床试验表明，导管置入时引起的损伤和炎症所导致的底物水平的升高通常在置入后的第一小时就会减弱。在使用微透析数据之前，一个至少 1 小时的"run – in"时间段是被允许的。

七、微透析监测的临床应用

一系列的临床证据表明微透析也许能帮助临床做决定，例如脑灌注压、高通气和外科手术操作合适性的管理。这也包括在严重脑损伤后实施非急诊手术时的决定。微透析也能被用来指导治疗，例如过氧化、所致的低体温，或者是正常体温，帮助建立最佳的血红蛋白、葡萄糖水平，以利于输血和血糖控制。并且为帮助决定愈后提供信息。最后，微透析结果能在低级别蛛网膜下隙出血的情况下给予细菌性脑膜炎的预警，这种情况下的临床报警信号通常被出血效应所遮掩。然而，为了给其他颅内监测手段提供附加值，大脑微透析必须不仅用来指导治疗，而且还要减少继发性脑损伤的负担，因而能在幸存者中提供改善功能性愈后的可能性。

（一）脑损伤监测技术的进化

在危险脑组织区使用微透析技术监测生化物质的变化，能为床旁脑损伤提供临床上有用的指示信息。其他的研究表明微透析标志物的变化早于颅内压的变化。大脑中乳酸的升高是颅内压升高的最早和最强的指示物。

（二）预后

微透析监测所获得的信息也许能帮助丧失意识的患者决定其预后，因为丧失意识的情况下临床检查不可行。对脑损伤和蛛网膜下隙出血的一些研究表明微透析值的紊乱与恶化的临床状况和结局有关系。在蛛网膜下隙出血中，紊乱的脑代谢与其出血的严重性有关。在低级别的患者中尤其值得注意的是乳酸/丙酮酸比值、乳酸/葡萄糖比值和甘油浓度的明显升高。乳酸/丙酮酸比值和谷氨酸浓度的升高是 12 个月后不良愈后的标志物。严重脑创伤后，脑血流中代谢的改变和变化也许是更加复杂的，但是创伤后早期持续的低微透析葡萄糖水平像增高的乳酸/丙酮酸比值一样与不良愈后息息相关。这些细胞外的代谢标志物是严重脑损伤后与预后相关的独立因素。在多变量逻辑回归模型中，这个模型使用了整个监测期间（平均持续 4 天）的平均数据，与死亡率相关的显著的独立因素包括脑葡萄糖水平、乳酸/丙酮酸比值、颅内压、脑血管压活性指数和年龄，然而，丙酮酸是死亡率显著的独立的阴性预测指标。谷氨酸和甘油的水平在单变量分析而不是多变量分析中与死亡率相关。

（三）继发性损伤的预测

因为大脑微透析能监测细胞水平的变化，因此它是描述脑损伤所触发的分子事件的有力工具。大脑细胞外液中谷氨酸盐和甘油的浓度与蛛网膜下隙出血后区域性脑血流的改变有关，并且乳酸/丙酮酸比值在脑代谢障碍中有很高的敏感性和特异性，这种脑代谢障碍通常和缺血症状有关。此外，异常的微透析结果往往先于颅内压的变化。因此，微透析监测有发现继发性脑损伤的潜能，包括低氧、缺血，这往往在患者神经状态变化可识别之前，或者通过其他更多的传统监测技术（例如颅内压监测）变化之前被发现。谷氨酸似乎是蛛网膜下隙出血后即将发生脑缺血的敏感指示物，但是在脑损伤后似乎具有较少的预测价值。MD 所提供的在脑损伤和蛛网膜下隙出血后的所监测的生物化学变化是否能早期给予警告，是否能被利用来扩展治疗性干预的窗口，是否能改善愈后，这些还都有待进一步观察。

（四）脑损伤治疗效果的监测

MD 在 NCCU 中的临床应用主要是在脑损伤和蛛网膜下隙出血（SAH），这帮助改善了对很多脑损伤病理生理过程的理解，尤其是当其和其他监测手段或影像技术合用时。此外，大脑 MD 提高了对当下和有潜能的神经重症监护病房中的治疗策略是如何影响受损大脑的认识。这是非常重要的，因为每一种治疗方法都有其有利和不利的一面，而且大多数能被很好地应用于靶向模式。例如 Oddo 等已经观察到，诱导正常体温能改善急性脑损伤后的脑代谢，但是当有寒战时，组织就会发生缺氧。因此，MD 被更多地用作替代终点来评估治疗性干预策略或者作为选择一种合适管理方法的手段。

1. 脑灌注充分性的评价　在脑外伤和其他脑损伤后，所推荐的最佳脑灌注压（CPP）有一个很大的变化范围。并不是一个 CPP 水平就能适用于所有的患者，不同的患者会有不同的最佳 CPP，同一个患者在不同的时间也会需要不同的 CPP。MD 能帮助来确认这个 CPP 水平。当 CPP 下降到 50mmHg 时，危险区域与正常脑组织相比具有较高的乳酸浓度和 LPR。这些权威者总结出，大脑 MD 能被用来评价 CPP 的安全的较低的界限值，并且 CPP 管理能通过 MD 而实现个体化，而不是达到一个特定的目标值。然而，这些结论受到了后来研究数据的挑战。尽管在损伤组织周围，观察到 LPR 和谷氨酸频繁持续的升高，但是在脑损伤患者的正常脑组织中是不存在的，这些异常与 CPP 的改变没有联系。对一些特殊的 CPP，即下降到 60mmHg 以下时，它与升高的代谢性窘迫没有关系，并且想借助 MD 来识别一个最佳的 CPP 变化范围是不可能的。然而，当损伤肿物被移除去后，缺血的 MD 标志物得到了改善，这暗示尽管 MD 值的动态变化能随着 CPP 的改变而发生，但在局部的脑化学中仍有持续的不同，这将远远大于整体灌注的影响。尽管很多研究已经确认了局部脑创伤周围存在生物化学"半月带"区域，但是治疗性干预，如 CPP 引导下的治疗，能否保护半月带区域免受进一步的损伤，还需要进一步探究。

2. 血糖控制　高血糖与急性脑损伤预后的关系已经得到了很好的证明。然而，血糖的最佳管理和它与脑组织血糖的关系仍然没有得到很好的阐释。血糖浓度的管理能改变正常和受损大脑的细胞外液葡萄糖水平。严重脑创伤后急性期的不良愈后与全身高血糖浓度有关，也和低大脑 MD 血糖浓度有关。大脑血糖降低可能与葡萄糖的高利用有关，因为 LPR 和谷氨酸盐不再增加，这有效地排除了缺血作为大脑低葡萄糖浓度的原因。其他研究者也注意到全身的高血糖（>7.8mmol/L）经常发生在具有 DIND 的患者中，而不是无症状的患者，但是这和大脑血糖水平无关。在这个研究中，发生了单独由血葡萄糖浓度所引起的大脑低血糖发作（<0.6mmol/L）和大脑高血糖发作（>2.6mmol/L）。然而，在有症状的患者中，大脑低葡萄糖发作更加频繁，这和细胞窘迫的其他信号有关，如 LPR、谷氨酸盐、甘油的升高。大脑低葡萄糖与全身高葡萄糖的联合暗示着愈后不良。这些发现值得进一步研究调查，并且建议在脑损伤后所建立的甘油控制目标不应该适用于所有人群，大脑葡萄糖浓度的管理也应该实现个体化。哪些患者会得益于这样的干预，还需要进一步的确认。研究还建议更温和的全身血糖的控制也许是合理的，因为一旦外周葡萄糖为 7.8mmol/L，大脑血糖就会增加，然而，"严格"的血糖控制会增加大脑能量代谢障碍的风险。

3. 过度换气　过度换气（HV）能被用来控制颅脑外伤后颅内压的升高，但是这得需要一种额外的监测器来确保它没有导致脑缺血。尽管似乎没有 HV 的预防性应用，但是短时间的 HV 治疗似乎并不加重脑缺血或者神经愈后，尽管这也许得依赖于如何、何时应用 HV。数据表明在脑损伤后的最初 4 天，即使是短时间的 HV 应用，也能够升高大脑选择性易受损区域细胞性缺血的标志物，并且 HV 诱导的变化在受伤后的早期更加常见。是否能依据 MD 变量的改变来将这些结果转化为 HV 的有效滴定，这还有待进一步研究。

（五）新治疗措施的测试

MD 也被用来评价新的治疗措施。在严重脑损伤后，研究是将正常大气压下高氧

（NBH），还是高气压下氧给予作为一种有潜力的治疗策略是非常有趣的。一些研究者，并不是所有，已经观察到在严重脑损伤后 NBH 与大脑代谢改善的标记物有关。两项研究已经在使用 MD 和其他监测设备来研究 NBH 作用的潜在机制。数据表明处在生理性死亡危险组织的氧代谢率有显著的提高。在另一项研究中表明，MD 变量与氧化的细胞色素 C 氧化酶浓度改变的短波红外线光谱测量有关。细胞色素 C 氧化酶是线粒体转运链的终端电子接受体，因此它在细胞氧利用代谢和能量供给方面扮演着十分重要的角色：细胞色素氧化酶浓度的变化已经被证实作为细胞能量代谢状态的标记物。短期给予高氧期间（$FiO_2 = 1$），MD 乳酸浓度和 LPR 有很明显的降低，这和细胞色素氧化酶氧化状态的升高有关。这项研究证实了在脑损伤后脑细胞和线粒体中的氧化还原状况。研究结果与有氧代谢的升高相一致，并且暗示了在高氧状态下的代谢优势。这些研究结果的临床意义需要在将来的研究中得到进一步的证实。

八、微透析的研究应用

（一）新型生物标志物

任何存在于大脑细胞外液（ECF）的分子，只要其足够的小，都可以穿过半透膜在微透析中收集到。这将开启研究新型脑损伤生物标志物之门，其可能的应用潜能是巨大的，到目前为止还未被开发。

大脑细胞外液中的 $S100\beta$ 已经能成功地通过 MD 进行体内测量，而且大脑 ECF $S100\beta$ 的增加与二次事件相关，包括脑外伤后颅内高压和 SAH 后的血管痉挛。100kDa MD 导管允许 $S100\beta$ 改进的复苏。MD 也被用来测量大脑严重脑损伤后细胞外的 N - 乙酰天冬氨酸（eNAA）。eNAA 水平死亡组与生存组相比减少了 34%，并且在受伤后的第 4 天便出现了不可恢复的 eNAA 浓度的降低。这与上升的 LPR 和甘油有关。由于乙酰天冬氨酸的合成是在神经元的线粒体，这些结果证实了线粒体功能障碍对创伤性脑损伤后不良结局的重要影响。在脑损伤后，eNAA 的测量有作为预后标记物的潜能．可以用来判定旨在干预线粒体功能的治疗措施的有效性。严重创伤性脑损伤往往是与轴突损伤和损失有关。在轴突细胞骨架蛋白中存在神经丝重链（NF - H），并且研究发现透过 100kDa MD 膜，它的两种蛋白水解降解产物 NfH（476 - 986）和 NfH 可以使用脑部 MD 测量且回收率是 20%。对于严重性脑损伤，Petzold 等人发现，MD NF - H 水平与损伤的机制和其他生理参数相关，并且具有预后价值。其他研究表明，MD 监测大脑 ECF 总 tau 和 β - 淀粉样蛋白 1 - 42 蛋白质是轴突损伤和阿尔茨海默氏症的重要的生物标志物，这可能帮助评价轴突损伤后中度到重度的脑损伤。

短暂的一氧化碳代谢产物的浓度也在使用 MD 的情况下得到了研究。蛛网膜下隙出血后，NO 浓度显示出一个典型的短暂的起始峰值，然后紧接着是指数型的下降。NO 代谢产物随着时间的降低与改变的 MD - 衍生的能量或者损害相关的复合物相关，也可能与 NO 活性的下降有关，这潜在地导致了血管扩张和血管收缩因子的不平衡。在最初的脑创伤研究中，应用脑 MD 所测量的高浓度 NO 与有利的新陈代谢相关。因为 NO 是血管扩张剂，这种效应也许和脑血流、氧运输和葡萄糖的增加有关。

带有高截止膜的 MD 导管能够允许大分子被离线采集。在脑损伤后，细胞因子、化学因子和亲神经性因子在细胞外液中浓度的变化都已经被描述。多种复合物，包括白介素（IL）－1β、IL－6 和 IL－8，以及巨噬细胞炎症性蛋白－1β、血管内皮生长因子、成纤维细胞生长因子－2，都已经被测量。这阐述了同时监测人脑中很多生物化学事件的机会，并且能够深度了解从动脉瘤到延迟性缺血的一系列事件，尽管 MD－测量的炎症性标记物的愈后意义还没有被阐述。此外，MD 可以允许检查多种体液（如血浆、脑脊液和脑细胞外液）。例如，Sarrafzadeb 等在蛛网膜下隙出血中观察到在大脑中而不是血浆中的 IL－6 水平与延迟性脑缺血有关。带有高截止膜的导管具有扩展 MD 到在神经重症监护中作为常规蛋白化学研究方法的潜能。

（二）药物的运输

血浆中药物的药物代谢动力学已经被广泛地研究，然而，由于明显的抽样困难，药物在人脑中的药动学和药效学很少受到关注。MD 可以用来研究人脑中的药物的渗透，并且可以测量实际作用部位或者尽可能接近实际作用部位的浓度。许多药物已经通过 MD 进行过研究，这些在其他地方已经详细综述了。在一项与神经重症监护有特定相关性的研究中，通过 MD 测量了大脑细胞外液中游离苯妥英浓度和血浆中的浓度来研究两者之间的关系。在微透析和血浆游离苯妥英浓度之间没有关系，这就意味着在脑损伤中，测量血浆游离苯妥英浓度可能无法准确地反映大脑细胞外液的药物浓度。依赖于血浆水平测量的剂量方案，在此即具有适应证。MD 也可以用来测量肌肉中药物的水平，如肌松剂用来帮助检查 NCCU 患者的药物使用和效果情况。最终，通过 MD 来设计通往大脑的物质运输是可能的，这在 NCCU 和诸如脑部肿瘤等疾病的治疗中有许多潜在的应用。

（三）蛋白质组学

一个潜在的令人兴奋的新领域就是蛋白质组学在 MD 中的应用。使用双向凝胶电泳和后续的质谱分析的蛋白质组学方法，十种蛋白质仅仅在微透析中发现，表明了监测疾病进展的可能性。在另一项开究中，微透析样本中蛋白的表达是在 SAH 的患者中测量的。相比没有血管痉挛的情况，蛋白表达的差异在这些血管痉挛处被发现，并且蛋白浓度在症状出现前的 3.8 天即有变化。因此，使用 MD 蛋白组学技术来识别血管痉挛的早期标志物，使这个高风险组患者的选择性早期治疗干预成为可能。

九、结论

脑部 MD 是目前在床旁可获得的测量脑组织生化的唯一方法。商用分析仪的引用使得在 NCCU 的在线脑 MD 监控成为现实。它的使用提供了对急性脑损伤后的病理生理学的深入理解，而且 MD 异常与更糟糕的临床状况和预后有关。也有越来越多的证据表明 MD 可能有早期提供即将发生神经功能恶化警告的潜能，从而容许及时应用神经保护策略。然而，MD 只反映了局部组织生物化学，并且导管的精确放置是至关重要的。另外，由于在测量变量上存在很大的变异性，趋势数据比绝对值更重要。MD 常规应用在一些中心，但尚未引入广泛的临床应用。尽管临床经验迅速增加，但是仍然需要精心设计的前瞻性研究来确定其在脑损伤患者管理方面的价值。然而，由于其在二次脑损伤进程中提供重要信息的独特能力，MD 有潜力成为在神经重症护理期间多通道监测的一个关键组成部分。此外，MD 值在早期临床试验中可被用作替代性终极指标。

（邢萨茹拉）

第四节　脑温监测

一、概述

哺乳动物已经进化出了复杂的体温调节系统，以此来维持自身体温在细胞生化反应的最适温度范围内。除冬眠外，正常情况下哺乳动物体温主要维持在37℃左右。但是，体温也会随着活动量和时间波动，通常早上体温最低晚上最高。年长个体及雄性个体温度会更低，同时不同测量部位的温度也是不同的。直肠的平均温度在36.7～37.5℃之间，而腋下的平均温度在35.5～37℃之间。体温在37.5℃附近小范围波动都能被机体正常调节，但超过范围的体温波动对机体是有害的。体温是通过机体产热机制和散热机制的平衡来进行调节的。这些机制是通过中枢神经系统来协调的，尤其是视前核和下丘脑前核。脑本身对于温度是极其敏感的。通常情况下，高热都与脑损伤恶化相关联的，反之，诱导低温或者是阻碍发烧都是对神经系统有保护作用的。因此脑温（BT）是重要的治疗目标，但是在临床治疗过程中，通常以核心体温作为代替指标。

二、生理条件下的脑温

（一）脑作为加热器

所有的代谢过程均能产热。例如，葡萄糖和氧气通过三羧酸循环转化为三磷腺苷（ATP），水和热能。脑组织消耗体内25%的葡萄糖和20%的氧气生产的ATP。葡萄糖中43%的能量转化成了ATP，其中67%通过热量散失掉。鉴于其高强度代谢活动，脑组织产热不容小觑。

维持脑部稳定温度依赖于产热机制和散热机制的严格平衡。脑主要将热量散入体循环内。进入脑的血液保持核心体温，此温度低于脑温。因此热量从脑被转移到循环流动的血液中。机体通过增加血流量来增加传热能力，从而使脑降温。因此，由颈内静脉回流的静脉血温度高于核心体温。通常情况下，脑和机体的核心温差是适度的，在0.3～1.1℃范围内波动，通常脑温更高。因此脑温和常规测量温度有合理的相关性。但是，这种相关性在极端条件下也会发生变化。例如，当生理温度发生极端变化时，脑温度过高或过低会导致脑和体温的温差逆转。一些学者把这个温差的逆转作为颅脑损伤（TBI）的不良预后信号。

某些物种中脑血管系统组织变异能提高降温效率。狗、山羊、绵羊体内的颈动脉很小甚至缺失，血液通过颈外动脉循环至颅底。在进入Willis动脉环前，颈外动脉分成一系列小的动脉血管，称为"颈动脉网"，流经海绵窦。同时在呼吸过程中，通过口腔和鼻腔的蒸发散热能降低海绵窦中静脉血的温度。随后热量通过流经颈动脉网进入脑的动脉血直接传递到同样流经海绵窦的静脉血，因此加速了脑部散热。

热量也能通过头顶直接向外散发，但颅骨会作为一个绝缘体阻碍散热效率。但是当颅骨被打开，例如去骨瓣减压术后，暴露的脑组织（非绝缘的）和周围温度形成温差。这将导致脑温低于核心温度。

（二）脑温的多样性

脑温存在空间变化。代谢活跃区域或更深的区域温度更高。脑内部温差有助于热量从深的灰质传递到白质，这已经被人类志愿者的质子磁共振波谱所证实。而且，当温度探针从侧脑室移动至脑表面时能检测到轻微的温度变化（不具备统计学显著性的）。研究者们测定了脑积水患者软膜表面下不同深度的脑温，发现数值随深度的增加而逐渐增加，其中脑室温度最高。

（三）脑温的动态性

由于脑温的决定因素是动态的，因此脑温也是动态的。脑的产热由脑代谢速率决定，散热则决定于局部的 CBF 和动脉血的温度。上述所有变量均会波动。首例脑温的测定是在动物体内进行的，测定发现在各种环境挑战及不同行为下，脑温存在巨大波动（2~3℃）。

当全身温度突然升高，例如，热休克、高热、剧烈的体育活动，全身的动脉血温度可能升高，致使脑和血液的正常温度梯度消失甚至被逆转。反之，当脑代谢活动被抑制，例如深度全身麻醉，脑温可能下降以至低于核心温度。另外一个"特殊案例"是诱导性全身温度过低，例如心搏骤停。机体外部和内部的降温会降低核心温度和血液温度，导致温度较高的脑和温度较低的血液之间的温差激增。论证全身温度过低（如全身麻醉后）对脑温影响的研究局限在少数案例中。而个体患者代谢速率在 CBF 中存在大量变数，能直接改变甚至逆转脑和核心温度的温差。这个可以部分解释关于核心温度和脑温温差研究的文献中存在多变的研究结果的原因。

三、脑温的临床相关性

（一）脑温和颅内压

因为产能细胞器对温度敏感，所以脑温变化影响深远。脑代谢速率，氧气以及葡萄糖消耗速率均与脑温密切相关。据报道，脑温升高会加速炎症反应，提高神经元兴奋性，加速神经递质释放，加速自由基产生，提高神经元对兴奋性损伤的敏感度。上述情况将提高脑氧消耗率（CIRO$_2$），脑氧消耗率则通过调节血管扩张程度与 CBF 生理性偶联。因此脑氧消耗率的上升将导致血管扩张，提高 CBF，最终导致脑血容量增加。脑血容量的增加主要依靠脑脊液外流和低压的静脉血管回缩来代偿。一旦脑血容量增加超过了这些代偿机制的最大能力，颅内压（ICP）就会升高。临床上，颅内压升高可在急性脑损伤的患者中观察到，并伴有发热症状。这种颅内压升高可能是在脑代谢需求增加的情况下，为脑增加能量供给的代替手段。研究表明，发热过程中，脑乳酸和丙酮酸的比例（微渗透测定）正常表明底物供给充足。但是，一旦脑血管扩张到最大限度，脑氧消耗率会进一步升高，而 CBF 升高难以代偿，这就会导致脑细胞出现能量危机。另一方面，微渗透分析指出，诱导正常体温能减弱发热偶联的代谢危机。

当然脑温度和颅内压之间的关系远非如此简单。当脑温度和颅内压的相关数据不断积累并交互影响时，我们很难整理出二者之间清楚的关系。在人群中，颅内压由多因素决定，不能仅通过脑温度来预测。但是，相当一部分病例中，颅内压和脑温度存在可检测的关联关系。

（二）脑损伤的实验模型中高热有害

实验证明，外伤或缺血性脑损伤后，高热会加速神经损伤，即使轻微的高热也会导致恶化的结果。在局灶性脑缺血的动物实验模型中，脑梗死体积随温度变化而变化，其毒害作用与高热程度成正比。高热（和低温）对脑内出血（ICH）的影响尚不清楚。在脑内出血的老鼠研究模型中，轻度至中度的温度升高没有导致结果恶化，而诱导低温能改善结果。高热可能会伤害未受损的脑细胞，其中细胞膜和线粒体是易受损的。损伤不仅仅局限于神经元细胞，还包括神经胶质细胞和内皮细胞。高热将导致葡萄糖释放，血脑屏障破坏，上调炎性细胞因子，加重炎症级联反应，上调各种酶的表达，尤其是提高热休克蛋白的表达。

（三）严重脑损伤后发热与不良预后有关

发热通常出现在严重的脑损伤之后。但是神经损伤导致发热的精细机制还需要详细阐述。这可能涉及下丘脑体温调节中枢的直接损伤。另外，当存在颅内出血尤其是脑室出血的情况时，发热现象也很常见。其他危险因素还包括：严重损伤、意识障碍、抗癫痫药物的使用，尤其是苯妥英的使用。尽管相关的因果关系尚未整理清楚，高热和不良预后之间的关系已经被神经重症监护的病例所证明。例如，临床观察研究表明体温升高与重症监护时间及住院时间、死亡率以及不适当的医疗处理发生率之间存在剂量依赖型相关性。发热和不良预后的关系已经在蛛网膜下隙出血病例中得到验证，在急性缺血性脑卒中案例中。入院温度和死亡率有很强的关系。同时温度升高还会增加缺血性脑卒中出血性转化的风险。脑内出血的患者在入院后的 72 小时中，持续发热与较差的治疗结果相关联的。在这些病例中，发热似乎是一个独立的预后因子。在外伤性脑损伤后，发热也很常见，损伤越严重，发热越严重。

某些消遣性药物（毒品）会激活代谢神经，提高耗氧量，加速产热。代表药物有可卡因、海洛因、安非他命类似物以及氯胺酮等。研究表明在吸食可卡因的小鼠中，脑温与体温存在剂量依赖型相关性。热休克导致的高热不伴有下丘脑调控温度升高它的主要特点为因暴晒导致的核心体温超过 40℃，同时有皮肤干热、神经系统损伤（包括神经紊乱、惊厥和昏迷）以及全身炎症反应等伴随症状。这将最终导致全身性多器官衰竭直至死亡。

（四）低温治疗

在缺血和创伤的模型研究中，低温对神经的保护作用已经得到了验证。在临床环境中，低温治疗有助于降低死亡率提高心脏骤停后的神经恢复效果。院前降温也对心脏骤停的紧急救治有益。因此，欧洲复苏委员会和美国心脏学会指南推荐对心脏骤停的患者使用低温治疗。低温治疗也被认为有助于提高新生儿出生窒息后神经愈后效果。保护性低体温作为外伤性脑损伤后神经保护的手段也受到广泛关注。大量单中心研究表明保护性低体温是有效的，但两个大型多中心实验没能验证其有效性。一个荟萃分析表明低温治疗不能显著降低死亡率，但能明显改善功能预后。几乎所有单中心研究均表明低温治疗能帮助控制外伤性脑损伤后的颅内压升高。但是，医学界有一个一致共识：当颅内压升高能通过其余手段控制时，低温治疗是非必需的。两个跨中心随机试验检测外伤性脑损伤中的低温治疗效果正在欧洲以及澳洲和新西兰进行。另外，尚无研究表明常规药物或物理降温对中风患者有好处。诱导低温中一个有前途的新领域是用于治疗急性肝衰竭及肝性脑病。

（五）发热控制和诱导正常体温

发热在神经重症监护室（NCCU）是很常见的，其对脑损伤的不良反应也为大众所熟知。因此在神经重症监护室，发热控制是比诱导低温更可信的治疗手段。在这个前提下，相比于常温治疗，低温治疗似乎并不能为脑外科手术患者提供更好的脑保护。临床研究表明，通过血管内降温的手段控制体温在正常水平，能显著降低重度外伤性脑损伤患者的脑温度。

近期取得的关于温度控制的研究进展表明在神经重症监护中，发热控制和维持正常体温在一致性的基础上是可行的。但是关于其应用，目前尚有一些问题无法解决，例如在什么患者中使用、使用指导以及何时开始发热控制。

四、脑温调节

（一）全身和核心温度

全身温度或者核心温度在神经重症监护中每个患者都经常被检测的指标。通过这个温度能推断出脑温度。但是，有证据表明脑温度与核心温度不同，而且脑温不能被放置在脑外的监视器准确监视到，包括鼓膜利用温度计测量温度也是十分罕见。通常是利用热电偶或热敏电阻设备、红外探测器或液晶装置检测。热电偶检测原理是基于传导材料遇到温差时会产生可检测的电压的现象来进行检测。热敏电阻是一个随温度改变电阻的半导体材料。红外探测器（例如鼓膜温度计）检测的是辐射释放的热能，因此不需要直接接触被检测物质。但是这也可能影响其精确性，因为检测装置是从耳朵外检测温度，而不是在鼓膜检测温度。新型的鼓膜温度计能达到更精确的效果。向温性液晶通常包裹在一次性塑料条中，可检测温度范围在 34 ~ 40℃。它们通常不如其他检测装置精确。

测定体温通常有几个固定位置。一般说来，这些位点可被分为如下几类：①核心或者中心位点，它们代表了灌注器官的温度，例如食道管、肺动脉鼻咽或者鼓膜，鼓膜被列为是灌注器官是因为它邻近颈内动脉；②中间位点［比如口腔（舌下腺）、直肠，或者膀胱］；③周围位点（额头皮肤、腋窝）。核心或中心位点是首要选择位点，因为他们较少受到血管扩张或是体温调节机制的影响。中间位点是次要选择位点，因为其温度改变可能受尿流（膀胱）或是直肠中的细菌影响（直肠），而外周位点会受到更多环境因素的影响。

（二）直接脑温的检测方法

脑温可以通过插入脑组织或侧脑室的探针直接测定。脑室内的监测器提供了一个全面（均衡）测量大脑温度的方法，因此脑实质温度监测器（通常与脑组织氧传感器相结合）可测到局部温度。目前市面上有多种临床商业探针可供选择。早期的 Licox 系统版本包含脑氧传感器和温度传感器。新的 Licox 探针将两种探针合二为一。利用新型 Licox 探针可以同步获得脑氧含量和脑温度并进行体外分析，发现一直以来对脑温度存在低估，测定发现相对于文献实验结果，平均低估 0.67℃（±0.22℃）。对于脑温度探针的工作还在持续进行，以求利用一根探针测定多种参数。

目前也有使用非侵入方法如磁共振波谱成像（MRS）和扩散磁共振成像（MRI）研究脑温度。在小到 4cm 的体积下，焦读数能达到有限的精确程度（近似 1℃）。另外，脑温度和颅外温度的温差随区域变化较大。相比而言，有人发现平均脑温度比在颅外位点利用 MRS 测定的温度低 0.5℃，包括口腔、鼓膜及颞动脉。在基于磁共振技术的研究中，脑和身体温差为 1.3℃（±0.4℃）。

（三）脑温监测并发症

由 Lcox 监测器包括脑温探针引起的并发症十分罕见，通常是由于插入螺栓固定探针引起的，而不是由监测器本身引起的。与颅内侵入性探测器一样，这主要的风险是脑出血和感染。

（四）脑温和脑氧分压

温度对脑组织的氧含量有影响。在脑组织中的氧含量恒定条件下，根据盖斯定律，压力和温度成正比。根据此生物物理属性，高热时氧分压升高，低温时下降。供氧不足本身容易引发低温。由于这个原因，过去 Licox 探针监测脑氧含量的时候需要利用温度探针作为校正工具辅助监测，而新型探针将脑温监测功能整合起来了。氧分压随脑温变化有以下原因，如 CBF 改变，血氧分离曲线移动，尤其是代谢速率改变。因此解释高热或低温时的脑氧分压需要考虑上述因素。类似的含氧量和温度的协同变化在正常个体中也能观察到，例如，在个体进行运动时。

（五）脑温和脑内血流量检测

脑温可用于判断 CBF。CBF 监测器（Hemedex）就是基于脑皮质组织的导热性与血流量成正比的原理设计的。因此测定皮质表面的热扩散可以用于测定 CBF。上述监测系统由插入脑组织中的两个小金属板（热敏电阻）组成。一个用于加热，用以建立两个热敏电阻的温差；而后 CBF 就能通过两个金属板之间的温差来计算。但是上述检测系统在脑温度高于 39℃ 的情况下就不能使用了。

（六）选择性的脑降温

如何降温已经超出了本章内容范围，但在此仍然对有选择性的脑降温做一个简要的介绍，因为全身性低温治疗这一临床常用治疗手段受到治疗时间、治疗深度以及并发症的限制。选择性的脑降温可以解决上述问题。许多器械均可有选择的用于脑降温，例如脑室冷却管、护颈，或是开颅手术时的冷敷的硬脑膜以及其他很多器械，它们基本被证明可以在保持相对正常体温的情况下用于脑局部降温。目前最被看好的是利用鼻旁窦降温。另外，神经调节领域里可植入的降温设备未来在临床上是可行的。

五、结论

脑温是急性脑损伤患者一个重要且动态的变量。但是脑温不能通过脑外测量技术进行可信的测量，而且它还随脑区域变化而变化。脑温的主要决定因素包括脑代谢速率和 CBF。发热对脑的毒害作用已经被很多疾病所证明。诱导低温能在心脏骤停后提供神经保护，但是它对于其他病情（如 TBI、SAH 或是中风）的作用尚不清楚。而发热控制和正常体温则是更可信的治疗选择。

脑温可以非入侵性检测，通常和其他颅内监测设备共用，如 ICP 及脑组织氧含量探针。脑温监测在需要治疗性温度调整的神经重症监护病例中有重要意义，例如控制正常体温，诱导低温，或是指导解释其他重要颅内参数（如脑组织氧含量）。

（邢萨茹拉）

第三章

脑血管病的治疗概述

脑血管病是一类主要的致残和致死性疾病。近年来，国内外就其治疗方面做了大量研究，发现了一些有效的治疗方法。现就有关的国内外资料并结合临床做以下概述。

第一节　脑血管病急性期的治疗

一、对症治疗和加强护理

脑血管病急性期，应保持患者安静卧床，减少搬动，原则上就地治疗并保证生命体征稳定。有必要转院者，转运途中尽量少颠动患者，密切观察意识、呼吸、血压、心率、瞳孔的变化。昏迷、软腭麻痹、呼吸不畅、咽喉部分泌物多及频繁呕吐者，应取侧卧位或将头转向一侧，以防窒息。瘫痪患者，要保证每2小时翻身一次，在骶部、髋部、肩胛部等骨性突起部分，经常给予局部按摩，促进血液循环，预防压疮形成。烦躁不安者，要注意寻找病因并及时处理，如膀胱充盈，要给予按压腹部排尿或保留导尿，定时更换床垫并保持通便。若未发现特殊原因，可给予镇静剂，如地西泮（安定）、苯巴比妥、水合氯醛等。禁用吗啡、哌替啶（杜冷丁）等呼吸中枢抑制剂。加强护理，防止坠床。

二、支持治疗

昏迷及频繁呕吐患者，应禁食24～48小时，有利于防止呕吐及误吸。但要静脉补足有营养的液体，每日1 600～2 000mL，呈轻度负平衡即可。老年人肾浓缩功能较差，尿量宜维持在每日每千克体重20～30mL。补液种类宜选用5%葡萄糖溶液、5%林格液、生理盐水等，以往强调高渗葡萄糖溶液对急性脑血管病的脑水肿有脱水作用，但近来证明，短期补给大量葡萄糖，会使大量乳酸堆积在病变周围组织内，加重脑细胞损害和脑水肿。葡萄糖在体内很快被代谢，引起血浆渗透压降低，水肿反跳。因此，目前不主张大量补给葡萄糖溶液。发病48小时后，如果仍不能进食，此时肠外营养很难满足患者机体需要，应给予鼻饲牛奶、豆浆、米汤等，每日1 000～1 500mL，同时适当减少静脉补液量。治疗中要注意电解质及酸碱平衡，定期检查血生化，原则是缺什么补什么，尤其注意补充钾盐和纠正酸中毒。

三、调整血压

在脑血管病急性期，脑组织缺血、水肿或出血灶的占位效应，造成颅内压增高。机体为了克服颅内压对脑供血的影响，代偿性升高血压，以保证足够的脑血流量，否则可能因脑灌流压不足导致脑缺血进一步加重。对于重症脑血管病患者，尤其是脑干功能障碍者，其脑血管自动调节机制严重受损甚至丧失，此时脑血流量与血压呈直线相关，血压的任何波动都直接影响脑血流量。因此，对于脑卒中急性期血压的处理既要防止过高导致的严重后果，也要注意低血压对脑血流量的影响，合理地控制血压是改善缺血区域血流灌注的必要条件。

关于脑血管病急性期血压的调控，多数学者主张应遵循慎重、适度的原则。对于脑血管病急性期的血压增高，大部分患者无须急于进行降压治疗，此时需分清血压是持续性改变还是暂时性改变。可以通过询问病史或寻找有无靶器官损害的依据，包括高血压性视网膜病变，心电图或超声心动图提示左心室肥大，肾功能损害导致的蛋白尿等来了解患者既往有无高血压。

脑血管病治疗中的血压调控并非简单，必须认真对待。应严密监测血压并适度调控，进行合理的个体化治疗，从而降低病死率、致残率。无高血压病史的患者，可有短暂性血压升高，一般在发病 1 周后恢复正常，无须采取干预措施，主要是对症处理：颅内高压者应积极脱水，降低颅内压；适当给予镇静剂，缓解患者的紧张情绪；控制液体入量；镇痛及避免使用使血压增高的药物等。一般情况下，这类患者血压只要能维持在 160mmHg 以内即可。有高血压病的患者，若血压在 180/95mmHg 以下，可不必干预，超过这一范围，最好在严密监测血压下采用抗高血压药物治疗，并参考以下五方面：①开始用药时间：短暂性血压增高常在脑血管病 1 周后恢复正常，所以主张在 1 周后加用抗高血压药物，除非患者血压急骤升高而对症处理无效者。②降压应缓慢进行：脑血管病多见于老年高血压病患者，由于脑血管自主调节功能差，对于血压的急骤变化难以适应，需缓慢使其降至合理水平。一般以第 1 个 24 小时内血压降低 10% ~20% 为宜。急速大幅度地降压必然加重脑缺血损害。③降压要个体化：一般可将血压逐渐调控至患者的基础水平或临界高血压水平。由于每个高血压病患者的基础血压、并发症及原有药物反应的不同，需依据具体情况选用药物和控制降压情况。如患者并发糖尿病或心力衰竭，应优先使用利尿剂及 ACEI 类药物降压；伴有房性心动过速或心房颤动者，可选择 β 受体拮抗药降压。④平稳降压：尽量避免血压波动，使血压在 24 小时内维持稳定，对于缓解脑梗死症状及防止脑梗死复发均有意义。⑤注意保护靶器官：在降压过程中，靶器官的保护性治疗尤其重要，特别是心、脑、肾等器官，他们的功能好坏直接影响患者的预后。

在脑血管病急性期，如出现低血压，应寻找原因。血容量不足是常见的原因，必须及时纠正。对于脑梗死并发低血压的患者，可采用适当的升压措施，以保证脑的灌流。可选用小剂量多巴胺或参麦注射液等将血压逐渐升高约 20mmHg 即可。有时患者的血压不稳定，波动较大，加用调节自主神经功能的药物可能有效。同时，应注意一些降压药物的不良反应，根据具体情况合理选择用药。

1. 脑梗死的血压调控　对于原有高血压病史的患者，由于脑血流的自动调节，较能耐受高血压，而不能适应低血压。短暂性低血压也常是脑梗死的重要诱因。

（1）脑梗死早期：不论患者既往有无高血压病史，脑梗死发生的最初数小时内，机体常通过自身调节而升高血压，以代偿缺血区的低灌注状态。这时如果过急、过快降低血压，甚至使血压降至正常水平或更低，可加重脑缺血，导致梗死面积扩大。故目前主张血压如果不是过高，可暂缓降压治疗。如血压过高，收缩压 >220mmHg 或舒张压 >120mmHg 或平均动脉压大于 130mmHg，则需采用紧急抗高血压药物治疗，最好采用控制药量的降压方法，使血压维持在 160/100mmHg 左右为宜。尤其要注意脑梗死急性期尽量不要舌下含服硝苯地平或肌内注射利舍平来降压。

（2）脑梗死急性期：一旦脑梗死患者有明显意识障碍，提示有颅内压过高、脑水肿，这时血压升高是机体为维持有效脑灌流的一种生理性代偿。可通过脱水来降低颅内压，使血压反射性下降。

（3）脑梗死恢复期：如血压恢复至发病前的高血压水平，可开始口服降压药物，使血压维持在一个合理的水平。

2. 脑出血的血压调控　部分临床工作者担心血压过高会增加继续出血和再出血的机会。近年来研究认为，控制脑出血患者的高血压并不能降低继续出血或反复出血的发生率。对收缩压大于 180mmHg 或舒张压大于 130mmHg 的脑出血患者仍主张缓慢降压治疗，一般使收缩压降至 140～160mmHg 或平均动脉压降至 100～130mmHg。但是部分颅内高压患者常难以达到理想的血压水平，因机体需较高的平均动脉压来克服高颅压，以维持脑的有效灌流。这时临床上还是以有效的脱水治疗来降低颅内压为主，辅以调整血压。

3. 蛛网膜下隙出血的血压调控　对蛛网膜下隙出血患者的血压调控以个体化治疗为原则。如动脉瘤破裂引起者，应积极进行降压治疗，使血压接近正常水平，防止继续出血。但也应避免血压过低诱发或加重血管痉挛。对已进行过动脉瘤夹闭手术者，可维持较高血压，以防血管痉挛。对于没有高血压病史、非动脉瘤破裂的蛛网膜下隙出血患者，血压升高常与脑膜刺激引起的头痛、烦躁不安、失眠等不良刺激因素有关，可用止痛剂、镇静剂治疗，有时患者入睡后血压可恢复正常。

（呼格吉乐巴图）

第二节　脑水肿的治疗

脑水肿是急性脑血管病的一个共同病理过程。在脑卒中死亡的患者中，有 1/3 死于逐渐发展的脑水肿和由此导致的脑疝。脑水肿直接影响脑卒中后的脑细胞功能、临床表现和预后。因此，及时和正确地处理脑水肿是相当重要的，对有颅内高压尤其是有脑疝先兆症状者，应立即脱水。脱水剂可缓解可逆性颅内高压症状，但对已有脑干受损的重度脑水肿者，效果较差。脱水剂的用量要根据颅内压的变化来确定。用药前要检查患者心、肾功能，如果患者有心、肾功能障碍，甘露醇用量不宜过大，以免增加心、肾负担，引起心力衰竭或肾衰竭。遇这种情况时，可加用呋塞米。脱水剂一般采用静脉快速给药，对于轻型或治疗时间长的患者，可考虑口服给药，在口服和静脉用药困难时，可行灌肠治疗。常用药物有以下六种。

一、渗透性脱水剂

1. 甘露醇　近年来对其药理作用研究较多，包括以下四方面：①可提高血浆渗透压，对脑组织有明显脱水作用；②能降低血液黏度；③可清除自由基，从而减轻细胞膜的损害和细胞性水肿；④不参与机体能量代谢，脑水肿反跳现象较轻，损害肾功能。一般常用 20% 甘露醇，每次 1～3g/kg，最大量为每次 4.2g/kg，静脉快速滴注或直接静脉注射。用药 20

分钟后颅内压开始下降，以 2.5 ～ 3 小时达最低水平，可维持 6 小时以上，降低颅内压 43% ～ 66%，根据情况可每 4 ～ 6 小时用药一次。以往认为，甘露醇的用量越大，降低颅内压作用越好。但是近年来证明，小量（每次 0.25g/kg）多次用药，使血浆渗透压增加 10mOsm/L，即能达到最好的脱水作用，且还可避免严重脱水、高渗昏迷、急性肾衰竭及充血性心力衰竭等并发症。其他渗透性脱水剂，如山梨醇、异山梨醇等也可选用，多有不同程度的反跳现象。

2. 甘油果糖　甘油作为脱水剂的缺点是易引起溶血，而果糖具有细胞保护作用。甘油进入体内后一部分在肝内转化为葡萄糖，提供一定热量，另一部分由肾排出。近年来，甘油果糖因其理想的脱水作用而广泛应用于临床，它降低颅内压缓慢而持续，没有反跳现象，对机体血压影响较小，很少引起电解质紊乱和反跳现象。国内也有临床观察认为甘油果糖与甘露醇联合应用效果较好。

二、利尿剂

利尿剂作用机制为：①通过肾排出体内大量水分，提高血浆蛋白及电解质浓度，使血浆渗透压升高，以利于组织脱水；②减少脑脊液分泌，使其下降 40% ～ 70%，降低颅内压。使脑组织与脑室内的压力梯度增加，有利于脑水肿液通过脑室壁渗入脑室；③抑制细胞间液的 Na^+ 进入细胞内，减轻细胞内水肿。

常用利尿剂有：①呋塞米：在抢救颅内高压患者时，可用呋塞米 120 ～ 150mg 加入液体内静脉滴注，必要时 6 ～ 8 小时重复一次。颅内压较高者，可用呋塞米 20 ～ 60mg 直接静脉注射或加入甘露醇内静脉滴注，每日 3 ～ 4 次，甘露醇与呋塞米有协同作用。②利尿酸钠：主要抑制肾小管对 Na^+、K^+、Cl^- 离子的重吸收，产生利尿作用。其利尿作用强，短期内可使水电解质大量丢失，引起水电解质紊乱。常用量为每次 25 ～ 50mg，每日 2 次肌内注射，或加入 5% ～ 10% 葡萄糖溶液内静脉注射（浓度不宜超过 1mg/mL，以免引起血管刺激），每日 1 ～ 2 次，用药后 15 分钟显效，2 小时作用最强，可维持 6 ～ 8 小时。

三、胶体脱水剂

胶体脱水剂，如人白蛋白、冻干血浆、植物蛋白制剂（如 β - 七叶皂苷钠），可单独或与其他脱水剂联合应用。

白蛋白与呋塞米联合应用，每次应用呋塞米 0.5 ～ 1.0mg/kg，每日 2 ～ 6 次，使患者保持轻度脱水状态，既可吸收水分导致脑组织脱水，又可利尿，比单用呋塞米或甘露醇好。

近年来有人提出用白蛋白和（或）低分子右旋糖苷静脉注射使血液稀释，降低血液黏度，使血细胞比容降至正常，对脑组织供血供氧最佳。白蛋白还能与血液中的金属离子相结合，减少氧自由基对脑的损伤。

四、糖皮质激素

肾上腺皮质激素和地塞米松也有降低颅内压的作用，前者对血管源性脑水肿疗效较好，但不应作为颅内高压症治疗的常规用药。地塞米松降低颅内压主要是通过降低血 - 脑屏障的通透性、减少脑脊液生成、稳定溶酶体膜、抗氧自由基及钙通道阻滞等作用来实现。静脉注射后 12 ～ 24 小时发生作用，持续 3 日或更久。近年来主张开始应用冲击剂量，每次 0.5 ～

1.0mg/kg，每 6 小时 1 次静脉注射，2~4 次病情好转后，可迅速减至每次 0.1~0.5mg/kg。

应注意的是，糖皮质激素降低颅内压的作用较高渗脱水剂慢而弱。当原发感染的病原不明或不易控制时，要慎用激素。

五、评定脱水效果的指征

心功能不全者忌用高渗脱水剂；肾衰竭时不宜应用脱水疗法；休克者应先提高血压再用脱水剂；伴低蛋白血症者应先给予白蛋白或浓缩血浆后，再酌情用脱水剂。渗透疗法可致心力衰竭或因利尿而使血容量突然下降导致休克；可引起电解质紊乱；少数可致血尿、溶血。此外，反复使用高渗脱水剂可产生全身性高渗透压。

有效的脱水应使患者达到：①意识状态稳定，好转；②生命体征正常；③眼窝稍凹陷，眼球张力低；④皮肤弹性无明显减退。

六、抢救呼吸、心搏骤停的脑疝患者的方法

脑疝是颅内压增高发展的最后结果，是急性脑卒中死亡的最主要原因。其抢救措施如下：

（1）保持呼吸道通畅，防止舌根后坠和窒息，及时清除呕吐物和口鼻分泌物；迅速输氧，上心电监护仪。

（2）迅速建立静脉通路，遵医嘱给予快速脱水剂，降低颅内压。可快速静脉滴注 20% 甘露醇 125~250mL 于 15~30 分钟内输入体内，留置导尿管，以了解脱水效果。

（3）密切观察呼吸、心跳、血压、意识、瞳孔变化，对呼吸功能障碍者，应立即行呼吸气囊辅助通气，并立即通知手术室医师进行气管内插管，以辅助呼吸。对于心脏停搏的患者，立即行胸外心脏按压。备急救车于床旁。

（4）需手术治疗的应紧急做好术前特殊检查和手术准备。

（呼格吉乐巴图）

第三节　抗自由基治疗

一、自由基的概念

自由基又称游离基，是指外层电子轨道含有不配对电子的原子、离子、原子团或分子。人体内常见的自由基有羟自由基（$\cdot OH^-$）、超氧阴离子（$\cdot O_2^-$）、过氧化氢（H_2O_2）等。自由基活性高，极易与其他化合物发生氧化反应，反应后有的会产生新的自由基，引起连锁反应。

二、自由基的毒性作用

自由基的毒性作用有：①直接作用：使脱氧核糖核酸断裂；黏多糖和透明质酸的去聚合，胶质变性；氧化巯基，破坏膜的功能完整性。②间接作用：即氧化细胞膜多不饱和脂肪酸，损害了生物膜对物质的选择性通透能力。此外，自由基还可阻止前列环素（PGI_2）的合成，使血栓烷 A_2（TXA_2）增加，引起血小板聚集和血管收缩，造成微循环障碍。以上两

方面在脑卒中患者的脑水肿、脑细胞损害中均起重要作用。

三、自由基清除剂的应用

近年来，国内外临床及动物实验均证明，自由基清除剂能缩小脑血管病及水肿范围，对脑组织有保护作用。常用的自由基清除剂有糖皮质激素、甘露醇、维生素 E、人参制剂及巴比妥类等，可酌情选用。

（呼格吉乐巴图）

第四节　脑细胞代谢活化剂

当各种原因引起的脑功能障碍时，应用脑活化剂，可促进脑功能的恢复，改善临床症状。常用药物有胞磷胆碱、乙酰谷酰胺、细胞色素 C、氨酪酸（γ-氨基丁酸）、吡硫醇、阿米三嗪（都可喜）、脑蛋白水解物（脑活素）等。对脑血管病急性期是否应用脑代谢活化剂，意见尚不一致。有人认为，①急性脑卒中时，脑组织已处于缺血缺氧状态，再用脑代谢活化剂，增加脑组织对氧的消耗，反而加重缺氧。②代谢加速会使乳酸等代谢产物增多，从而加重组织酸中毒。③代谢活化剂具有扩张血管作用，可能会引起脑内盗血现象。有实验证明，脑代谢活化剂能改善脑循环，增加氧利用率和能量代谢，减少由缺血缺氧所造成的脑细胞损害，促进病灶周围脑细胞功能的恢复。因此，目前临床上对急性脑卒中患者均常规联合使用多种脑代谢活化剂。在脑血管病急性期应用这类药是否有利，尚需要一个全面系统的双盲对照研究。

1. 细胞色素 C　是大分子化合物，由正铁血红蛋白与 108～109 个氨基酸构成，分子相对质量为 13 000。外源性细胞色素 C 不能通过正常的细胞膜，只有在缺氧时，细胞膜通透性增高，才能进入细胞内。在脑出血时，用此药可改善脑细胞代谢，促使意识障碍的恢复。一般用量为 30mg/d，用药前先做过敏试验。

2. 三磷腺苷　参与机体的能量代谢和向生命活动提供能量。尽管临床上广泛使用三磷腺苷，但是其作为供给的治疗价值，尚无统一的意见。有人认为，正常人体内每日代谢三磷腺苷约 120g，而临床用药时应注意三磷腺苷有一定扩张血管作用，故对蛛网膜下隙出血及活动性出血患者应慎用。

3. 辅酶 A　为体内乙酰化反应的辅酶，对糖、脂肪、蛋白质的代谢起重要作用，促进乙酰胆碱的合成和催化肝糖原的代谢。临床上常以"能量合剂"联合应用，即 10% 葡萄糖溶液 500mL + 三磷腺苷 40～60mg + 辅酶 A 100～200U + 细胞色素 C 30mg + 胰岛素 8U + 维生素 B_6 100mg + 10% KCl 1.5g，静脉滴注，每日 1 次。胰岛素能加强血糖的利用，有利于蛋白质和脂肪的合成。维生素 B_6 在体内磷酸化后成为一种辅酶，参与氨基酸和脂肪的代谢。钾参与机体的能量代谢，蛋白质合成，水电解质平衡及神经-肌肉的正常电活动。因此，能量合剂可促进脑细胞的能量代谢，增加营养，加快组织的修复和再生，恢复神经细胞的功能。

4. 谷氨酸及其盐类　是一类神经递质，并参与脑细胞的蛋白质及糖代谢，促使氧化过程。各种神经元之间的活动以及神经元与效应器间的兴奋传递，是通过谷氨酸、乙酰胆碱、正肾素、多巴胺等化学递质来完成。脑组织中谷氨酸含量最高，它对各种神经细胞均有兴奋作用。因此，谷氨酸对改善神经系统的兴奋性起重要作用。目前，临床上多选用谷氨盐及其衍生物乙酰谷酰胺治疗各种脑血管病。

5. 胞磷胆碱 有改善脑组织代谢，促进脑细胞功能恢复，促进清醒及改善脑血管张力的作用。脑水肿时，由于下丘脑受压，脑血管张力下降甚至麻痹，导致脑肿胀和颅内压增高，严重影响脑循环。由于脑血液循环差，一般脱水剂对脑水肿难以奏效。而胞磷胆碱有改善脑血管张力的作用，它与脱水剂联用，可收到良好效果。用药剂量：500~750mg/d，静脉滴注。最大剂量可达 1 800mg/d，连用 3 日。对伴有惊厥、癫痫发作的患者应慎用。

6. 吡硫醇 是维生素 B_6 的衍生物，结构与维生素 B_6 相似，但作用完全不同。其基本作用是：①促进脑内葡萄糖的利用；②促进脑细胞对氨酪酸的摄入；③促进以脑呼吸链为中心的物质代谢循环；④长期给药可增加颈动脉血流量。临床上脑血管病、脑外伤、老年脑退行变性及脑炎恢复期患者，均可用吡硫醇，用量为每次 0.1~0.2g，每日 3 次口服。

7. 吡拉西坦 具有以下作用：①促进两大脑半球经胼胝体的信息传递，增强脑皮质下神经结构的联系和调节；②促使脑组织能量转换，增加大脑磷脂的新陈代谢，刺激大脑核酸及蛋白质的合成，增强脑皮质对缺氧的耐受能力；③降低脑血管阻力，增加脑血流量；④增强记忆。使用剂量为每次 0.4~1.2g，每日 3 次口服。

8. 阿米三嗪 是一种能增加动脉血氧含量，改善脑缺氧的药物。临床上主要用于：①各种脑血管病，老年性及血管源性痴呆；②对智能障碍（如记忆、思考、学习能力异常）、头晕、耳鸣、言语障碍等都有一定作用，能提高患者的精神活动及社会活动；③对血管源性前庭病变、视网膜病变也有效。使用剂量为每次 1 片，每日 1 次口服。

9. 脑蛋白水解物 是一种无蛋白质的标准化、器官特异性的氨基酸混合物，它含有各种必需氨基酸和非必需氨基酸，并包含有其他氨基酸。脑活素在临床上用途很广，可用于各期脑血管病、脑萎缩以及其他脑疾病。

（呼格吉乐巴图）

第五节 颅脑创伤后并发应激性溃疡的预防治疗

颅脑创伤后并发应激性溃疡又称 Cushing 溃疡，由 Cushing 首先发现而得名，该并发症与颅脑创伤的严重程度密切相关。据相关资料报道，颅脑创伤后应激性上消化道病变的发生率可高达91%，其出血发生率为16%~47%，出血后病死率可高达50%。因此，临床上把创伤后并发应激性溃疡视为重型颅脑创伤的标志。

颅脑创伤并发应激性溃疡，目前认为其发病机制主要有：①早期交感肾上腺系统活动异常增高，交感神经强烈兴奋，体内儿茶酚胺分泌增多，致胃黏膜血管强烈持续收缩，是胃黏膜损害的主要因素。②颅脑创伤后副交感或抑制交感中枢自主神经调节失去平衡，导致胃酸、胃蛋白酶增加，因而在胃肠黏膜缺血的基础上，促进了胃黏膜的损害。③胃黏膜能量代谢障碍，黏液屏障破坏，H^+ 逆扩散。因此，黏膜黏液屏障均受损伤，导致 H^+ 逆扩散。④颅脑创伤后应激引起垂体－肾上腺轴释放大量糖皮质激素，使胃酸分泌进一步增加，抑制蛋白质合成，又阻碍胃黏膜上皮细胞更新，进一步加重胃黏膜损害。另外，据 Hwang 等报道，颅脑创伤后并发应激性溃疡的发生与下丘脑损害引起垂体分泌激素紊乱有关，但相关文献较少，有待进一步明确。

应激性溃疡病理改变表现为圆形红色糜烂，直径 3~5mm 的黏膜下出血。严重时造成胃肠大量出血，引起出血性休克，致使机体血容量不足，颅内灌注压因而低下，加重了原发性损伤。因此，主张早期进行预防性治疗。对于已确诊患者应积极治疗原发性损伤，同时进行胃肠保护治疗，颅脑创伤患者出现应激性溃疡的危险因素包括 GCS 评分 <8 分、出现抗利尿激素分泌异常综合征（SIADH）、创伤后神经功能减退、年龄 ≥60 岁、有溃疡史、高血压患者、中枢神经系统感染、长时间呼吸机支持（>48 小时）及败血症。

大多数临床研究报道主张采用 H_2 受体拮抗药及质子泵抑制剂来早期预防颅脑创伤后并发应激性溃疡的发生，认为早期常规使用对患者的预后较好。如果应激性溃疡已经发生，可以考虑在治疗原发创伤的同时进行胃肠道保护治疗。但考虑有增加肺部感染的危险，不主张联合用药。可针对胃肠采用西咪替丁等 H_2 受体拮抗药来抑制或减少促胃液素、胃酸的分泌，或可使用质子泵抑制剂，同时可考虑使用胆碱受体拮抗药，不仅有抑酸作用而且还有改善胃肠血液循环的作用，有利于组织细胞的存活。另外，应该适当给予胃黏膜保护剂。对于药物治疗无效的严重应激性溃疡并大量出血的患者，可采取胃镜下止血或外科手术止血，可达到良好的治疗效果。

（呼格吉乐巴图）

第六节 营养支持治疗

早期积极合理的营养支持不仅能增加颅脑创伤患者的能量和氮摄入量，促进蛋白质合成，恢复氮平衡，而且可以降低感染率，促进神经功能恢复，降低病死率和致残率，提高生存质量。颅脑创伤禁食者氮丢失导致每周体重下降15%。非双盲对照研究表明，静息能量代谢率（RME）的 100%~140% 为营养替代，其中 15%~20% 为热能，可减少氮丢失。前瞻性双盲随机研究提示，颅脑创伤后禁食1周会增加患者病死率。这些资料强烈支持必须在伤后1周内给予颅脑创伤患者营养支持。根据颅脑创伤患者氮丢失以及补充营养对氮保留的效果，目前认为颅脑创伤患者在伤后第7日内必须给予全量充足的营养支持，这样能提高手术成功率，促进患者康复，显著改善治疗效果。

一、方法选择

营养支持有经胃肠外营养（PN）、胃肠内营养（EN）和经口三种方法，PN 可选用周围静脉置管或中心静脉置管，以后者为常用，包括锁骨下静脉和颈内静脉。EN 包括鼻-胃管饲、鼻-十二指肠或鼻-空肠管饲、胃或窄肠造瘘术及空肠导管穿刺术等，如短期使用，以鼻饲法最为常用。如需长期营养支持（4 周以上），以胃或空肠造瘘为首选，最好采用输液泵 24 小时连续灌注恒速饲食。

早期胃肠外营养多在颅脑创伤后48 小时内开始，在胃肠道功能有所恢复时应及早从 PN 过渡到 EN。早期经空肠行营养支持在受伤后 36~72 小时开始进行。轻型颅脑创伤患者解除禁食后即可经口进食。选择高热量、高蛋白而不升高血糖的营养用品。

国内外有关颅脑创伤后营养支持途径的争论集中在 PN 与 EN 的应用时机上。提倡早期 PN 的研究认为，伤后1~2日由于儿茶酚胺诱导糖异生、肝糖原释放以及下丘脑受创伤影响，此时机体不能吸收外界营养物质，因此把营养支持安排在伤后 48 小时进行符合临床病理机制。由于颅脑创伤早期有颅高压存在及下丘脑自主神经功能紊乱，常有呕吐和胃排空延迟等胃肠功能抑制现象，此时若给予胃肠营养，不但营养不能吸收，反易因呕吐、反流造成误吸，诱发肺部感染，增加机体负担，因而伤后 48 小时给予 PN 是合适的。提倡早期 EN 的研究者认为，早期经空肠营养支持而不是传统的经鼻 – 胃营养支持可以避免呕吐、反流等情况，从而消除伤后因胃排空延迟引起患者对 EN 的耐受性降低，早期经空肠营养对能量消耗和氮排出的补充作用与 PN 相当，感染发生率也相同，而 PN 时患者的住院费用却明显高于 EN。由于长期使用 PN 的危重患者可出现肠源性饥饿综合征，表现为肠蠕动减慢、肠黏膜细胞减少、黏膜萎缩、肠腔内分泌型 IgA 明显减少，而肠道营养有利于维持肠黏膜细胞结构和功能的完整性，减少肠源性感染的发生。因此，在情况允许下应及早从 PN 过渡到 EN。

二、基本原理

颅脑创伤特别是重型颅脑创伤的患者，机体处于高分解状态，全身代谢平衡严重紊乱，表现为：①高能量代谢：能量消耗和需求均增高；②高分解代谢：蛋白质分解代谢加快，组织成分的丢失，表现为高尿素和负氮平衡；③糖耐受力降低：对糖负荷的反应性降低，易出现高血糖。颅脑创伤后数日内，尿素、肌酸、磷、钾等排出增加，呈负氮平衡状态，中等创伤时每日尿素氮排出量为 10 ~ 15g，相当于 50 ~ 100g 蛋白质；严重创伤时每日尿素氮排出量可增至 20 ~ 30g，相当于 150 ~ 200g 蛋白质，颅脑创伤后负氮平衡维持 2 ~ 3 周，尿素氮排出峰值在伤后 10 ~ 14 日。负氮平衡产生低蛋白血症，其潜在危险包括：①加重脑水肿；②延迟伤口愈合，阻碍脑组织结构和功能的恢复；③抗体产生受到影响，免疫功能降低，对感染的抵抗力下降，感染发生率增加；④长期蛋白质缺乏将严重影响肺功能及通气量；⑤营养不足时，除肌肉蛋白分解外，体内其他蛋白质（如血浆蛋白、各种酶类）也被消耗，以致影响全身各器官的功能及机体内环境的稳定。

因此，对于颅脑创伤患者，特别是重型颅脑创伤，营养支持治疗显得尤其重要，是一种不可缺少的治疗措施。

三、热能与氮需要量的计算

颅脑创伤患者热能需要量计算：每日热能需要总量（KJ）=基础能量消耗（BEE）×静息代谢消耗百分比系数（%RME）；用 Harris – Benedict 公式计算基础能量消耗（BEE）：

男性 BEE =4.18×［5.48×身高（cm）+11.51×体重（kg）–3.74×年龄（岁）–1 891］

女性 BEE =4.18×［2.95×身高（cm）+8.73×体重（kg）–1.94×年龄（岁）+252］

用 Clifton 营养公式计算%RME：

CCS 评分≤7 分者，%RME =152–14×GCS+0.4×心率+7×伤后日数

GCS 评分≥8 分者，%RME =90–3×GCS+0.9×心率

颅脑创伤患者氮需要量可根据氮平衡公式计算：氮平衡（g/d）=蛋白质摄入量（g）÷6.25–［24 小时尿氮量（g）+4（g）］；实际上即使补充大量蛋白质和能量，颅脑创伤后近 2 周内也很难达到正氮平衡，但最好使氮平衡≥–10g/d。

四、营养液的要求

PN 最佳氮源是 L－氨基酸溶液，应包括必需氨基酸和非必需氨基酸，两者比例约为 1：2。应激状态下可选用支链氨基酸。PN 中最佳的非蛋白质能量来源应是葡萄糖和脂肪组成的双能源，两者的比例约为 4：6 或 5：5，必要时加入适量外源性胰岛素。一般非蛋白质热量与氮之比为（100～150）：1。维生素、微量元素应根据病情变化的需要给予全面、足量的补充。EN 配方应根据患者代谢和营养状况、胃肠道功能及对水摄入的限制来选择。热能浓度多为 6.27kj/mL，蛋白质含量为 25～83g/L，其热量分配为 8%～22%，糖类含量为 38%～80%，根据需要可选择高脂肪（18%～68%）或低脂肪（0.2%～2%）。国外有专门配制的标准胃肠道营养液，每升含蛋白质 42g、脂肪 10.8g、糖类 185g，并富含维生素和无机盐。胃肠道功能完全的患者可用聚合物膳食，一般由牛奶、鸡蛋、豆浆等配制，还可加入食盐和水，一般医院都能自行配制。混合奶配方为：牛奶 800mL，水 150mL，葡萄糖 200g，蛋黄 100g，氯化钠 5g，氯化钾 2g，乳酸钙 1g，酵母 10g，维生素 B_1 100mg，维生素 C 500mg，鱼肝油少许。除此之外，临床上已大多采用市售胃肠内营养制品，这些产品采用科学配方，营养成分较高，热量高，使用方便，尤其适合鼻饲法补充营养。还有专门针对高血糖的营养制品。如肠的同化作用不全，则采用要素饮食。国产营养支持用要素饮食为每 100g 粉剂中含葡萄糖 71.8g，氨基酸 18.8g，脂肪 4.4g，各种维生素和微量元素。

五、药物调控

现代观点认为，随着颅脑创伤患者营养支持的不断完善，对代谢反应的某些方面应用药物进行调控，如利用生物工程技术生产的重组人生长激素、胰岛素样生长因子等，在促进氮平衡、提高血浆蛋白水平、增强免疫及其他营养成分的补充上具有积极的作用和意义。

（呼格吉乐巴图）

第七节　高压氧治疗

一、概念

1. 高压氧　地球表面的物质都受大气层的压力作用，这种压力称为大气压。1 个标准大气压是指在 0℃ 时，纬度为 45° 的海平面上的大气压力，等于 101.33kPa（1kPa = 7.5mmHg），称为常压。在超过 1 个大气压的压力称为高压；在超过 1 个大气压的环境下吸纯氧称为高压氧。应用高压氧治疗的特殊设备称为加压舱。舱内所加压力称为附加压。附加压加上常压（101.33kPa）称为绝对压（ATA）。一般临床上以绝对压计算。

2. 氧分压和氧张力　空气是一种混合气体，氧气是空气的主要组成部分，除此还包含氮气、二氧化碳、氢气、氦、氖等。混合气体中各组成气体的压强，称为该气体的分压。各组成气体分压的总和称为混合气体的总压力。

（1）氧分压：氧正常情况下在空气中占 20.71%。故常压下空气中的氧分压为 101.33kPa × 20.71% = 20.98kPa。如果混合气中氧的百分比大于 20.71% 时，氧分压大于 20.98kPa，称为高分压氧。若常压下吸纯氧，吸气中氧分压为 101.33kPa × 100% = 101.33kPa，当在高压氧治疗、压力为 2.5ATA 时，氧分压可达 101.33kPa×2.5＝253.25kPa。

（2）氧张力：溶解于液体中的氧的分压为便于和液体外气体相区别，通常称为张力。如果液体外气体的分压高于液体内气体张力，进入液体的气体分子数高于离开液体的分子数，表现为气体不断地溶入液体。当分压等于张力，即进出液体的分子数相同，则表现动态平衡或饱和度。高压氧以提高外界氧分压，增加血液携氧而改善缺氧组织。

二、高压氧对神经系统作用原理

1. 提高血氧张力，增加血氧量　进入血液的氧，绝大部分与血红蛋白结合成氧合血红蛋白。每 1g 血红蛋白能结合 1.34mL 氧。血氧含量是血液物理溶解氧和血红蛋白结合氧的总和。血红蛋白氧饱和度取决于氧分压，所以在高压氧条件下血氧含量增加。当血氧张力达到 86.66kPa 时，血红蛋白结合而真正达到饱和。若氧的张力继续增高，血红蛋白结合氧不再增加，而溶解氧量则继续增多，且与血氧张力成正比。在 303.99kPa（3ATA）下吸纯氧，动脉氧分压能达到 292kPa，此时血浆物理氧容量比常压下吸空气增加 22 倍。在此情况下，即使没有血红蛋白，也可暂时维持动物生命。

2. 增加脑组织的氧含量和储氧量　脑为机体代谢最旺盛的器官之一，脑耗氧量相当于机体总耗氧量的 20%，其中灰质的耗氧量比白质高 5 倍。在常温、常压下，一般组织的储氧量为 13mL/kg，而脑组织储氧量仅为 7～10mL/kg。按其计算，阻断循环的安全时限为 3～4 分钟。但在高压氧下脑组织氧分压和储氧量明显增高，可迅速改善或防止脑缺氧的发生和发展，纠正脑缺血和缺氧性脑损害，促进脑复苏。

3. 提高组织内氧的弥散和有效弥散距离　气体的弥散总是从高分压移向低分压，不断趋向动态平衡，压差越大，弥散越广。在 3ATA 下吸纯氧，肺泡氧分压升高，氧向组织细胞的弥散量也相应增加 22 倍左右。

4. 减轻脑水肿、降低颅内压、改变血－脑屏障的通透性　实验发现，在 1ATA 氧下，颅内压平均降低 23%；在 2ATA 氧下，颅内压降低 31%；在 3ATA 氧下，颅内压降低 40%～50%。高压氧主要通过脑血管收缩降低颅内压，提高血、脑、组织的氧分压，减轻脑水肿，从而阻断脑缺血、缺氧的恶性循环，促进脑功能恢复。近来有报道称，在高压氧下可改变血－脑屏障的通透性，促进药物进入脑组织，增强疗效。

5. 改善脑电活动，促进觉醒状态　高压氧下脑皮质血流减少，但由于耗氧量降低更多，脑组织氧分压仍增高。实验中发现，高压氧下颈动脉血流减少，椎动脉血流增加，其所分布区（网状激活系统和脑干）氧分压相对增加，故有利于改善觉醒状态和生命功能活动，促使脑复苏。

6. 促进脊髓功能恢复　在高压氧的情况下，该区的氧分压可明显提高，在 2ATA 氧下可达 67kPa，因而有利于脊髓功能恢复，特别适用于防治外伤及局部循环障碍所致的脊髓损害。

7. 促进周围神经的再生　在高压氧的情况下，神经再生速度加快，轴突再生量也增多。实验证明，切断和缝合动物股神经，立即做高压氧治疗，用 3ATA 氧下每日 2.5 小时，连续 2～4 周，与正常情况比较有明显差异。说明高压氧对周围神经的再生及功能恢复有促进作用。

三、高压氧治疗的适应证

1. 急性脑缺氧　由于呼吸、心搏骤停，窒息，喉头水肿，挤压伤，电解质紊乱，休克，手术麻醉意外，中毒等所致血氧供应中断或减少，脑组织常首先受到损害，在治疗原发病的同时应先纠正缺氧为其重要手段之一。多年来，高压氧对一氧化碳中毒，呼吸、心搏骤停复苏后脑缺氧有其重要作用。

（1）一氧化碳中毒：高压氧可提高血氧分压和血浆中的物理溶解量，迅速减轻或消除组织缺氧；加速一氧化碳的离解和排出，使血红蛋白恢复携氧能力；防止迟发性一氧化碳中毒性脑病的发生。

（2）脑复苏：解决脑复苏关键是解决脑缺氧、脑水肿、颅内压增高等。由于时间紧，脑复苏常对疾病起决定作用，尽管以往认为心脏停搏超过 8 分钟，脑功能将发生不可逆损害，但国内外报道，在适当条件下，缺血、缺氧 20 ~ 30 分钟，脑功能仍可恢复。高压氧可提高血、脑组织、脑脊液的氧含量和储氧量；增加血氧弥散量和有效弥散距离；改善血 – 脑屏障，减轻脑水肿，降低颅内压；促进脑电活动和觉醒状态。

多数报道称，脑复苏对脑梗死治疗有效，对脑气栓栓塞，高压氧常为唯一治疗方法。主要作用是通过提高血氧含量，增加血氧张力，增加血氧弥散，降低颅内压，减轻脑水肿，促进脑血管侧支循环建立，恢复血 – 脑屏障细胞膜功能，活化缺血半暗区内的神经元。脑出血急性期，高压氧禁忌，一般在出血稳定或恢复期才进行治疗，也可用于出血手术后恢复期治疗。

2. 脑炎或中毒性脑病　高压氧疗法常作为辅助手段之一。

3. 多发性硬化症　为中枢性脱髓鞘疾病。无理想治疗方法，特点是多灶性、波动性缓解与复发呈多变性，以激素治疗为主，高压氧治疗为手段之一。

4. 脊髓病变　主要包括炎症、损伤、血管畸形、减压病、脱髓性病变等。特点包括肢体无力、瘫痪、肢体麻木、感觉异常、大小便功能障碍等。高压氧主要起减轻患区水肿，纠正缺氧和低氧，缓解症状，促进脊髓功能的恢复等作用，尤其对大小便功能障碍的恢复。

5. 颅神经和周围神经病变　对感染、中毒、营养或代谢障碍，以及循环障碍造成局部或多发性周围神经病变，适用于高压氧治疗。

6. 肌病　对多发性肌炎、进行性肌营养不良症适用高压氧。

7. 其他　对脑外伤所致脑水肿效果较好，有利于脑及脊髓后手术恢复。对老年性智力衰退、偏头痛、放射性脑病可用高压氧治疗。

四、高压氧治疗的禁忌证

（1）急性上呼吸道感染、急（慢）性鼻窦炎、中耳炎和咽鼓管不通畅。

（2）肺部感染、损伤、出血、肺气肿、肺大疱及气胸者。

（3）颅内、椎管内活动性出血者。

（4）脑脊液漏，开放性颅脑损伤、脑室引流不畅者。

（5）颅内疾病性质不明或占位病变未去除者。

（6）高血压患者血压过高，心动过缓者。

（7）原因不明的高热或急（慢）性接触性传染病者。

（8）妊娠妇女和月经期。

（9）有氧中毒史和对高压氧不能耐受者。

五、高压氧治疗的注意事项

（1）治疗前应进一步确定是否适应高压氧治疗，并确定方案。

（2）治疗前应了解供氧装置，会使用装置和会张开咽鼓管的方法。

（3）进舱前不应过多饮水或空腹，并先排大小便。

（4）防火、防爆及不安全因素。严禁携带火种（如火柴、打火机、耳机、爆竹、易燃气体等）进舱。舱内严禁吸烟；严禁穿戴和使用易产生静电的化纤服装及被褥；严禁携带腐蚀品入舱；严禁未经许可动用舱内任何装置。

（5）高压氧设备必须保持完好状态，操作前应做检查。

（6）舱内外应保持联系，随时处理任何情况。

六、高压氧治疗的不良反应和并发症

1. 气压伤　常由于加压中机体的某些空腔器官不均匀受压所致，易引起局部水肿、充血、疼痛及损害。常见鼓膜充血，出血破裂。少有鼻出血、牙痛及肺部损伤。

2. 减压病　常在高压情况下减压过快，使氮气大量逸出形成气泡，在血管内外形成栓塞和压迫，严格按操作程序使用则可防止减压病发生。

3. 氧中毒　压力在 0.6～1.0ATA 时易发生眼型氧中毒。在 2.5ATA 时易发生肺型氧中毒。在大于 3ATA 时易发生神经型氧中毒。控制压力时间和吸氧时限可防止氧中毒。

（呼格吉乐巴图）

第八节　脑出血的治疗

脑出血发病突然，病情进展十分迅速。在其一般治疗方面，如脱水剂降低颅内压，控制血压，支持治疗及用脑代谢活化剂等，在前面已做介绍。现就脑出血的止血及手术治疗方面的问题做一介绍。

一、止血疗法

因脑动脉硬化患者血管破裂并非凝血机制障碍，而且出血多在短时间内（数分钟至3小时）自动停止，故多不主张使用止血药。但是有人发现在脑出血3日内，测定优球蛋白溶解时间，结果表明纤溶系统亢进。因此，早期尤其并发消化道出血的患者用止血剂是有益的。

1. 一般止血疗法　安静卧床，稳定情绪，防止血压大幅度波动。如果血压过高，可使用降压药使血压稳定在一定水平，这样可有利于自动止血及预防再次出血。用冰帽、冰枕、冰袋等使头部降温也有助于止血，而且能降低脑代谢，提高脑细胞对缺氧的耐受力，防止脑水肿。

2. 止血药　氨基己酸每次 6～8g，加入液体中静脉滴注，每日 1～2 次。抗血纤溶芳酸 50～150mg/d，静脉滴注。此两种药都属于抗纤维蛋白溶解剂，有抑制激活因子的作用。阻止纤溶，以达到止血目的。用药时间不宜过长，一般在 1 周左右即停用。

二、手术治疗

脑出血手术治疗的目的在于清除血肿，降低颅内压，以利于止血。切断由于血肿压迫引起的脑水肿发生和发展的恶性循环，挽救患者生命和减轻脑组织的进一步损害。

1. 脑出血手术的适应证及手术时间　　手术适应证为：①术前患者意识状态属于中度昏迷，不伴脑疝者；②年龄在 70 岁以下；③无全身严重并发症。这个标准已被广泛采用。手术时期，以发病 6~8 小时超早期手术效果最好，其死亡率为 7%，神经功能恢复到能生活自理或基本自理者达 87%。非超早期手术的死亡率占 18%，能恢复到生活自理或基本自理的仅占 52%。因此，手术越早越好，尤其出血量在 30mL 以上者。

2. 手术方法　　①脑室穿刺引流术；②颅骨钻孔血肿引流术；③开颅清除血肿和减压术；④立体定向手术；⑤颅骨钻孔血肿破碎抽吸清除术。其中以第四种手术优点最多，对患者损伤小，清除血肿完全，几乎可运用于各种年龄段的患者。

三、脑出血并发脑梗死的治疗

脑出血与脑梗死可同时存在，治疗比较复杂。开始一般采用中性治疗，既不用止血药，也不用扩血管药及抗凝药。主要用脑细胞活化剂，脱水降颅压药。血肿吸收后进入恢复期，可按脑梗死治疗。

（李　立）

第九节　缺血性脑血管病的治疗

缺血性脑血管病的治疗原则是尽快地改善脑血液循环，增加缺血区的血液及氧的供应，消除脑水肿，降低血液黏度，防止血栓继续扩展，减轻脑损害，积极恢复神经细胞功能，以减轻后遗症，预防复发。

一、溶栓治疗

溶栓治疗是目前缺血性脑血管病最重要的恢复血流措施，重组组织型纤溶酶原激活剂（rtPA）和尿激酶（UK）是我国目前使用的主要溶栓药，目前认为有效抢救半暗带组织的时间窗为 4.5 小时内或 6 小时内。

（1）静脉溶栓

1）适应证：①年龄在 18~80 岁；②发病 4.5 小时以内用 rtPA 或 6 小时内用尿激酶；③脑功能损害的体征持续存在超过 1 小时且比较严重；④头颅 CT 检查已排除颅内出血的可能，且无早期大面积脑梗死影像学改变；⑤患者或家属签署知情同意书。

2）禁忌证：①既往有颅内出血，包括可疑蛛网膜下隙出血；近 3 个月内有头颅外伤史；近 3 周内有胃肠道出血或泌尿道出血；近 2 周内进行过大的外科手术；近 1 周内有在不易压迫止血部位的动脉穿刺。②近 3 个月内有脑梗死或心肌梗死史，但不包括陈旧小腔隙梗死而未遗留神经功能缺损者。③严重心、肝、肾功能不全，或严重糖尿病患者。④体格检查发现有活动性出血或外伤（如骨折）的证据。⑤已口服抗凝药且 INR > 15；48 小时内接受过肝素治疗（APTT 超出正常范围）。⑥血小板计数低于100×10^9/L，血糖 < 27mmol/L。⑦血压：收缩压 > 180mmHg，或舒张压 > 100mmHg。⑧妊娠妇女。⑨不合作者。

3）静脉溶栓的监护及处理：①尽可能将患者收入重症监护病房或卒中单元进行监护；②定期进行神经功能评估，第 1 小时内每 30 分钟 1 次，以后每小时 1 次，直至 24 小时；③如出现严重头痛、高血压、恶心或呕吐，应立即停用溶栓药物并行头颅 CT 检查；④定期监测血压，最初 2 小时内每 15 分钟 1 次，随后 6 小时内每 30 分钟 1 次，以后每小时 1 次，直至 24 小时；⑤如收缩压≥180mmHg 或舒张压≥100mmHg，应增加血压监测次数，并给予降压药物；⑥鼻饲管、导尿管及动脉内测压管应延迟安置；⑦给予抗凝药、抗血小板药物前应复查头颅 CT。

（2）动脉溶栓：指使溶栓药物直接到达血栓局部，理论上血管再通率应高于静脉溶栓，且出血风险降低，然而其益处可能被溶栓启动时间的延迟所抵消。

推荐意见：①对缺血性脑卒中发病 3 小时内（Ⅰ级推荐，A 级证据）和 3 ~ 4.5 小时（Ⅰ级推荐，B 级证据）的患者，应根据适应证严格筛选患者，尽快静脉给予 rtPA 溶栓治疗。使用方法：rtPA 0.9mg/kg（最大剂量为 90mg）静脉滴注，其中 10% 在最初 1 分钟内静脉注射，其余持续静脉滴注 1 小时，用药期间及用药 24 小时内应如前述严密监护患者（Ⅰ级推荐，A 级证据）。②发病 6 小时内的缺血性脑卒中患者，如不能使用 rtPA，可考虑静脉给予尿激酶，应根据适应证严格选择患者。使用方法：尿激酶 100 万 ~ 150 万 IU，溶于生理盐水 100 ~ 200mL 中，持续静脉滴注 30 分钟，用药期间应严密监护患者（Ⅱ级推荐，B 级证据）。③可对其他溶栓药物进行研究，不推荐在研究以外使用（Ⅰ级推荐，C 级证据）。④发病 6 小时内由大脑中动脉闭塞导致的严重脑卒中且不适合静脉溶栓的患者，经过严格选择后可在有条件的医院进行动脉溶栓（Ⅱ级推荐，B 级证据）。⑤发病 24 小时内由后循环动脉闭塞导致的严重脑卒中且不适合静脉溶栓的患者，经过严格选择后可在有条件的单位进行动脉溶栓（Ⅲ级推荐，C 级证据）。⑥溶栓患者的抗血小板或在特殊情况下溶栓后还需抗凝治疗者，应推迟到溶栓 24 小时后开始（Ⅰ级推荐，B 级证据）。

二、扩血管药物

使用扩血管药物的目的是改善侧支循环，增加缺血区的血液供应，扩血管药适用于发病早期脑水肿尚未出现前，以及发病 2 ~ 3 周脑水肿消退之后。在脑水肿期使用扩血管药反而有害。国内外先后有些报道称，使用扩血管药物可使颅内压增高，并有发生盗血综合征的可能，故在脑卒中急性期使用扩血管药物要慎重。

常用扩血管药物包括烟酸、盐酸罂粟碱、碳酸氢钠、环扁桃酯、己酮可可碱等。

三、血液稀释疗法

血液黏度是血管内血液各层之间相位多动时的内摩擦力，与血液的流动性呈负相关，血液黏度分为全血黏度、血浆黏度及血清黏度，临床上多检测全血黏度。

血液稀释疗法是通过放血＋补液或单纯输液，使全身血液黏度降低的治疗方法。也可在放血后，将分离出的血浆再给患者输回，以降低血细胞比容，改善脑血液循环。一般认为，经 CT、脑血管造影或腰椎穿刺证实的缺血性脑血管病患者，尤其是血液处于高黏度状态的急性期患者，最适于做血液稀释。恢复期的患者也可选用，其适应证主要有：①有局灶症状和体征,并进行性加重;②发病不超过 48 小时;③入院时无左心衰竭,入院前 4 周无心肌梗死或严重心绞痛史;④无严重高血压(250/130mmHg 以上)、肾功能不全、昏迷或其他危重疾病;⑤未进行抗凝治疗。

稀释液的选择:①异体血浆、白蛋白:虽较理想,但价格昂贵,供应不足。可用患者自身血浆回输。②低分子右旋糖酐:有血液稀释及抗血栓作用,用量为每次 250~500mL 静脉滴注,每日 1 次,7~14 日为 1 疗程。③706 代血浆:能扩充血容量,降低血液黏度,尤其适用于对低分子右旋糖酐过敏的患者。用量为 500mL/d,静脉滴注,7~14 日为 1 疗程。④其他药物:20% 甘露醇、甘油、林格液、生理盐水等。

四、抗血小板凝集疗法

1. 环氧化酶抑制剂 该类药通过减少体内过氧化物,从而减少 TXA_2 的合成,但是也影响 PGI_2 的生成。主要常用药物是阿司匹林。近年的研究证明:采用小剂量阿司匹林即能达到抑制 TXA_2 产生的目的,而对 PGI_2 产生的抑制作用不大。为了既要有效的抗血小板聚集,抑制 TXA_2 的产生,而无不良反应,并利于长期服用的原则,一般认为每日服用 125~300mg 阿司匹林为宜。剂量太小时,虽可抑制 TXA_2 的合成,但达不到有效抑制血小板聚集的目的。

对于阿司匹林与双嘧达莫联合应用的问题,意见不统一。单用或联合应用的确切疗效,尚待进一步研究。

2. TXA_2 合成酶抑制剂及 TXA_2 受体拮抗药 咪唑、吡啶及其衍生物(如 UK - 38485、UK - 37248、L - 8027、N - 0164、Oky - 1531、Oky - 1580、Oky - 046)均选择性抑制 TXA_2 合成酶,使 TXA_2 合成减少,而不影响 PGI_2 合成酶,不减少 PGI_2 的产生。这些药物都可用于防治缺血性脑血管病。

3. PGI_2 制剂 有抗 TXA_2 的作用,防止血小板凝集,改善脑血液循环,促进神经功能恢复。

4. 维生素 E 有保护 PGI_2 合成酶的作用,使 PGI_2 增加,从而防止动脉硬化及血栓形成,改善血液循环。而且维生素 E 是自由基清除剂,对脑损伤有保护作用。使用剂量为 0.1g 口服,每日 3 次。

5. 其他药物 如磺吡酮、氯贝丁酯、吲哚美辛、保泰松等均有抑制血小板凝集、释放与黏附的能力,可适当选用。

五、抗凝疗法

抗凝疗法是治疗脑梗死的主要措施之一,如果能掌握好用药时机及用药剂量,其疗法肯定。但一定要反复查出凝血时间及凝血因子时间,在有全身出血倾向,疑有颅内出血,消化性溃疡活动期,妊娠、产后初期,有伤口及肝肾功能不全,严重高血压(血压 > 180/110mmHg),糖尿病,年龄过大者均禁用,以免发生出血性并发症。用药后控制凝血时间在正常值的 2.5~3 倍(即 20~30 分钟)为宜。使用药物过程,如发现出血,应立即停药,并给予钙剂、维生素 C、维生素 K 等。肝素所引起的出血可给予鱼精蛋白硫酸锌(1mg 能对抗肝素 100U)进行中和。

1. 肝素 作用快而短,可在病情较急,抗凝治疗前 2 日用药,尤其适用于进行性脑梗死患者。12 500~25 000U 加入液体中静脉滴注。偶有脱发、骨质疏松和腹泻等不良反应。

2. 双香豆素 持续时间长，显效慢，48小时后产生最大效应。故前2日宜与肝素合用。使用剂量为第1日 100~200mg，分2~3次口服，维持量为每日1次，每次25~75mg。不良反应有恶心、呕吐、腹泻。

3. 新双香豆素 与双香豆素作用相似，但作用快，持续时间短，毒性小。第1日可用 0.3g，每日2~4mg。有人主张此药与双嘧达莫合用。

4. 去纤维蛋白酶 此酶使纤维蛋白原降解，形成极不稳定的纤维素，后者迅速溶解，从而出现消耗性低纤维蛋白血症而发挥抗凝作用。一次给药可维持3~5日。治疗缺血性脑血管病的用量为每日5~10μg/kg，或成人每次用药400μg，置于含葡萄糖盐液中静脉滴注，每3~5日用药1次，4~6次为1疗程。此药优点是疗效好、不良反应小、用药次数少，尤其对并发心肌损害、心力衰竭的患者不适于用扩张血管容量药物时，更值得选用。

六、钙通道阻滞药

Ca^{2+} 是细胞内十分重要的阳离子，在调节细胞代谢、兴奋、神经递质释放及维持内环境稳定等方面起重要作用，被誉为细胞内重要的第二信使。近年来认为，Ca^{2+} 与细胞的损伤及坏死有密切关系，体内任何细胞（包括脑细胞）坏死的第一个时相是细胞内钙超载，继而激活一系列酶产生细胞破坏。因此，钙通道阻滞药对脑损伤有保护作用。

1. 氟桂嗪 为哌嗪的双氟化衍生物，是细胞钙通道的选择性阻滞药，仅选择性阻滞缺血等病理状态下的钙超载，不影响正常细胞钙平衡，所以它属于超载阻滞药。

药理作用为：①改善脑血流：其作用比桂利嗪强2.8~15倍，不影响正常生理状态下的血管张力，在用于缺血性脑卒中时，有不引起盗血现象的优点。它阻止 Ca^{2+} 进入神经细胞，增加脑组织对缺氧的耐受性，阻止脑缺血后视神经细胞和星形胶质细胞水肿，减轻缺血后神经细胞损害，改善脑代谢功能和脑电活动，缩短复原期，减少脑缺血后症状。②前庭抑制作用：能增加耳蜗内辐射小动脉血流量，改善前庭器官的微循环。③抗癫痫作用：癫痫发作细胞去极化时，细胞内钙聚集，氟桂嗪可通过阻断钙超载而防止阵发性去极化和细胞放电，从而避免癫痫发作，保护心肌，减轻缺血性心肌损害。

剂量及给药方法：口服，每日5~80mg，一般维持量为5~10mg/d（或6~12mg/d）。由于其半衰期长，故每日仅需服用1次，以睡前顿服为宜。

氟桂嗪在治疗剂量内对心、肝、肾及造血系统无损害，其不良反应发生率为28.61%，比桂利嗪的不良反应发生率（44.04%）低。主要不良反应表现为嗜睡，其次为乏力、头晕、口干。

2. 尼卡地平 是二氢吡啶衍生物，作用与硝吡啶相似，是一种强效钙通道阻滞药。它选择性的作用于脑血管及冠状动脉，增加脑血管血流量，对椎动脉的选择性扩张作用明显。尼卡地平不良反应小，少数人有倦怠、嗜睡、头痛、头晕、恶心、腹胀，一般不影响继续用药，减量后多自行消失，对肝肾功能不良和低血压者慎用，颅内出血急性期，妊娠期和哺乳期妇女禁用。

3. 环扁桃酯 是一种新型钙通道阻滞药，特别对早期痴呆有显著疗效。有人对20例有记忆障碍者进行观察，每日服药 1 200~1 600mg，共6周，结果使记忆力明显改善，因此认为它是各种原因引起的记忆障碍的一种有效药物。

4. 尼莫地平 是一种易通过血－脑屏障，不引起收缩压降低，并有强烈扩张脑血管作用的药物，它能逆转由 5－羟色胺、前列腺素或纤维蛋白酶等诱发的脑血管收缩，缓解蛛网膜下隙出血患者并发的脑血管痉挛。它能使脑梗死面积缩小和减少神经后遗症，降低病死率。作用机制为：①缓解缺血灶中缺血后血管痉挛；②抑制肾上腺素的血管收缩；③增加脑组织葡萄糖利用率，使血流增加；④梗死半球的血流重新分布，缺血区血流增加，充血区血流减少，对临界区脑组织有保护作用。

5. 佩尔地平 直接作用于血管平滑肌，使血管扩张，可选择性作用于脑血管和冠状动脉，增加脑血管和冠状动脉的血流量，还具有稳定的降压作用。不良反应小，可与多种药物并用。适用于治疗脑动脉硬化和脑卒中后遗症。

七、中药治疗

1. 高脂血症的中药治疗 根据动物实验，具有改善高脂血症的中药有黄连、何首乌、枸杞、山栀、苏木、柴胡、泽泻、茯苓、人参、忍冬、木通、黄芩、甘草等，我们知道 β－谷固醇有降胆固醇作用，而含有这种活性物质的中药有地骨皮、地黄、白头翁、黄芪、枸杞、薏苡仁、乌梅、半夏等。

在中药复合方剂中有报道六味地黄丸、三黄泻心汤、大柴胡汤、小柴胡汤以及柴胡加龙骨牡蛎汤等对高脂血症有效。此外，用于治疗动脉硬化的方剂有钩藤散、防风通圣散、桃仁承气散、当归药桂、桂枝加龙骨牡蛎汤、柴胡桂枝汤等。

中药治疗高脂血症作用较慢，往往治疗 6 个月后血脂才稍有下降，可用作长期防治动脉硬化方法。

2. 中药对脑卒中的治疗 在这方面报告甚多，目前中医多在辨证论治基础上，采用活血化瘀的复方汤药来治疗，而西医多采单味或复方成药用于缺血性脑血管病，如川芎嗪注射液，它可抑制血管平滑肌收缩，增加冠状动脉和脑血流；降血压；对凝集的血小板有解集作用，并可降低血小板表面活性。每支 2mL，40mg，可用 80～120mg 加入葡萄糖溶液或低分子右旋糖酐中，每日 1 次，10 次为 1 疗程。丹参注射液，主要成分为丹参酮，是有扩张血管，增加冠状动脉及脑血流，改善心脑循环；能促进纤维蛋白原降解，降低血液黏度，加快红细胞电泳率，提高组织摄氧能力，每支 2mL，相当于生药 4g，每次 2～4mL 肌内注射，每日 1～2 次，也可用 4mL 加入 50% 葡萄糖溶液 20mL 静脉注射，每日 1～2 次。复方丹参注射液，由丹参、降香二味组成，每毫升相当于丹参、降香生药各 19g，药理作用同丹参注射液。可用 4mL 加 50% 葡萄糖溶液 20mL 静脉注射，每日 1～2 次；也可用 10～20mL 加低分子右旋糖酐或葡萄糖溶液静脉滴注，每日 1 次，10～40 次为 1 疗程，这是目前治疗急性脑梗死的常用方法之一。

3. 其他 对于有昏迷、高热、抽搐的患者，可选用安宫牛黄丸、醒脑静。

八、针刺疗法

1. 作用机制 ①改善脑血流：研究发现应用"醒脑开窍"针法、传统针法、头针等均能对脑卒中患者血液流变等产生有益影响，如降低全血黏度，加快红细胞电泳时间，降低血细胞比容及血小板聚集率，从而有助于改善脑血流。在动物实验性脑梗死中，证明电针可使脑血管阻力降低，脑血流量增加，血氧和葡萄糖供给增加，脑组织损害程度减轻。同时还发现针刺对脑血管的这些作用是通过同侧颈交感神经实现的。②改善脑电活动：针刺能使部分（33%～84%）脑卒中后遗症或脑梗死患者的α波幅升高，指数增多，α波段持续时间延长，慢波活动频率及长度延长。说明针刺可改善皮质抑制状态，增加脑血供及代谢，提高皮质细胞的基本活动，对脑功能恢复起促进作用。③降低血脂：通过对脑梗死患者对针刺治疗前后观察，发现针刺可降低三酰甘油、低密度脂蛋白的升高。④改善微循环：针刺可改善脑卒中患者的甲皱微循环，使患者毛细血管袢顶宽扩大，袢延长，输入支及输出支均增宽，血流通过毛细血管袢时间缩短，形态学的清晰度增强颜色由暗变红，血流由缓慢、淤积变成线粒流状。这些改变尤以"醒脑开窍"针法所得结果最明显。甲皱微循环的改善有助于肢体功能恢复，它与肌力、关节功能的恢复呈正比。⑤增强肌肉收缩功能，提高肌电幅度。⑥改变体内神经递质分泌及酶系统活性，促进新陈代谢，提高机体对物质的合成和利用能力。

2. 方法与效果　针刺治疗脑卒中的取穴及手法可参考针刺治疗的有关书籍。至于效果各家报道不一，在此也不便详加叙述。

九、手术治疗

对缺血性脑血管病手术治疗的目的在于重新建立缺血部位的血液循环。目前，已开展的外科治疗方法有颅内外动脉吻合术、颅内外动脉之间架桥术、大网膜颅内移植术、椎动脉减压术、动脉内膜切除术、狭窄血管内扩张术、血管内激光治疗陈旧性血栓术。

（李　立）

第十节　卒中单元

一、概述

卒中单元（stroke unit，SU）是指医院中专门为卒中患者提供治疗的特殊病区，并由多专业小组负责，包括普通病床和电动监护病床，目的是为脑卒中患者提供标准的诊断、治疗、康复和专业监护。重症监护单元（ICU）一般占20%，装备必要的生命体征监测及抢救设备。Meta分析发现，在目前脑血管病的治疗中最有效的方法是卒中单元，这可能是近年来在卒中治疗方面的最重要的进展。

1. 历史上卒中单元曾经出现七种模式　①卒中病房：地理上限定为收治脑卒中患者的区域；②卒中小组：即卒中移动单元，指一组能为卒中患者提供所有服务的医疗队伍，这个队伍把卒中服务送到患者所在的病房；③专门卒中单元：只管理卒中患者的疾病特异性单元；④评价/康复混合单元：即一般的伤残康复病房，专门致力于包括卒中在内的致残性疾病的康复；⑤急性卒中单元：收治急性脑卒中患者，为患者提供数日的服务（一般是1周内）；⑥急性/康复联合卒中单元：收治急性期患者，为患者提供数周的服务；⑦康复卒中单元：收治发病1周之后的患者，为患者提供数周的康复治疗。

2. 卒中单元与重症监护单元比较　两者都可对脑卒中患者进行一定的监测，但卒中单元不包括ICU的所有特征，大部分脑卒中患者不需要进入典型ICU治疗，主要区别是卒中单元具有处理脑卒中患者的训练和专长。

3. 卒中单元与普通病房的比较（表3-1） 如下所述。

表3-1 卒中单元与普通病房的比较

特点	卒中单元	普通病房
康复的参与		
多专业小组医疗	全部	有时
护士与卒中多专业小组结合	全部	有时
与卒中多专业小组结合的医疗	全部	有时
看护者常规参与康复	大多	有时
看护者常规参加卒中多专业小组会议	有时	有时
工作人员包括		
进行卒中治疗的临床医师	大多	有时
致力于康复的医师	大多	有时
进行卒中治疗的护士	大多	有时
致力于康复的护士	大多	有时
教育及训练		
为看护者提供常规知识	大多	有时
定期工作人员培训	大多	有时
全面实施康复		
提高患者接受理疗/职业治疗的比例	大多	无
早期进行理疗/职业治疗	大多	无
临床检查和治疗指南	有时	无
实施康复的强度		
更多使用理疗/职业治疗	有时	有时
增加护士/患者比例	有时	有时

二、卒中单元的组成及类型

（1）卒中小组的多专业成员包括医师、护士、护工、理疗师、物理治疗师、语言治疗师、神经心理医师、住院医师及主管护师等。

（2）卒中单元有效性的特色在于由专门培训的工作人员、医疗小组及患者亲属的共同参与，在卒中单元中，早期系统性康复治疗及康复方案的个体化是卒中康复的基础。

（3）卒中单元干预类型

a. 专门卒中单元：卒中小组专门治疗卒中患者，提供单一疾病的特别服务。这种服务基于地理上的专门病房或包括一个移动小组，这一组包括以下三种：①急性卒中单元：收治急性期患者，但通常在7日以内早期出院；②康复卒中单元：收治发病7日后或时间更长的患者，主要是康复治疗；③综合卒中单元：如急性卒中单元与康复卒中单元联合，收治急性期患者并在必要时可提供至少数周的康复。

b. 混合评定/康复单元：致力于伤残疾病的评定及康复的一个病房或移动小组，提供普通的伤残服务，但不包括治疗。

c. 普通医疗病房：着重治疗急性期疾病，无随后的康复，在大多数临床试验中是作为对照组。

（4）卒中单元的规模各不相同，规模大小受地区、卒中发病患者数、纳入标准、住院时间、病死率及床位利用率等多种因素的影响。有研究表明，卒中单元规模主要取决于社区人群的多少及卒中发病率。通常每25万人的社区应拥有15张床位的卒中单元，社区人群中约18%为60岁以上的老年人。卒中单元规模的大小需由深入的流行病学调查进一步确定。

卒中单元干预特征是与专业培训康复相结合，研究组全体成员对卒中或康复有兴趣专长，并在康复中给看护者提供常规知识。专业组成员如医疗、护理及治疗人员（通常包括物理治疗师、职业治疗师、语言治疗师、社会工作者等）均经过培训，专业组成员每周至少开一次联席会议，全面讨论卒中患者治疗中的问题。

三、卒中单元的治疗

不同的国家，甚至同一国家的不同地区卒中单元的治疗模式可能也不尽相同。大多数欧洲国家卒中单元为混合性卒中病房，对患者的处理从入院急救至一直康复结束；美国的一些卒中单元仅处理超急性期（卒中发生后数日）或亚急性期（病后2~4周）患者。

1. 卒中单元的一般情况　①病房面积：通常为6~15张病床，某些混合康复单元最多为30张病床；②患者选择标准：所有的卒中患者（但对TIA患者研究较少）；③住院时间：受床位数、周转率的影响，各院有所不同。

2. 治疗措施　如下所述。

（1）治疗小组：至少每周开会一次，每次1~3小时，由高年资主治医师主持。患者或看护者不常规参加。会议内容是把患者情况介绍给治疗小组，讨论病情，根据每个患者的主要问题制订长短期康复目标。有些卒中单元还留一些时间讲课，拓展治疗小组成员的知识水平。

（2）卒中单元治疗专业组成员应当在患者住院1周内主动与患者、家属及看护者接触，看护者应参与治疗，接受技能培训，协助观察病情变化等。

（3）治疗途径

a. 医师询问病史，进行体格检查，确定神经系统的损害，并进行常规检查，如血常规、血生化及头颅CT检查，并根据患者的具体情况进行颈动脉超声、ECG、MRI检查等，护士进行一般护理、测血压、观察吞咽情况，其他治疗成员评估患者的损伤和残疾情况。

b. 治疗：可静脉输液，严重偏瘫者可给予肝素、阿司匹林及退热剂等，怀疑感染者需早期使用抗生素。总之，按公认有效的治疗原则进行。注意一般护理，保持正确的体位，规律观察气道、吞咽、营养状态、大小便及皮肤状况等。护士在治疗小组与患者之间的联系上有重要作用。患者入院24小时（或第2个工作日）常规进行物理治疗，30~60min/d，专业治疗20~40min/d。

c. 预防并发症：深静脉血栓者常规使用肝素，尽可能避免导尿预防感染，经常翻身、早期活动。怀疑感染时应早期积极治疗。出院后，由一名社区工作者和一名治疗小组成员进行家庭随访。

（4）教育培训：是卒中单元的重要特点，包括病例讨论，每周进行的非正式培训活动，每年进行1~6日的正式培训等。

（5）评价指标：通常包括 BI、Frenchay 活动指数、斯堪的纳维亚卒中评分（SSS）。

3. 卒中单元的特色　如下所述。

（1）卒中单元的早期康复，包括肢体康复、语音康复，能够使患者最大限度的恢复功能，回归家庭和社会。在每周的卒中小组会上，对患者的意识水平、吞咽情况、营养水平、压疮危险度、康复情况、语言障碍、心理障碍、认知缺损等进行评价。每个患者在出院前都进行系统评价。

（2）卒中单元有完备的健康教育体系，定期通过多媒体资料、录像带、健康教育手册、病房宣传栏等方式对患者及家属进行有针对性的定期培训。

（3）为了及时了解国内外脑卒中治疗及研究进展，提高卒中单元多专业小组成员的学术水平，每年请相关专家进行为期 1 周的业务培训。

四、卒中单元的效果

不论从个人研究还是 Meta 分析都支持卒中单元治疗急性卒中的有效性。

1. 卒中单元近期疗效（随访≤1 年）　　Nikolaus 等进行 Meta 分析，报告了随机和半随机卒中单元患者治疗与现行的一般治疗对照试验结果。对临床 3 864 例患者试验显示，卒中单元比对照组病死率减少（OR0.83，95% CI 0.71～0.97），死亡或专业机构护理率降低（OR0.76，95% CI 0.65～0.90），同样死亡或生活依赖降低（OR0.75，95% CI 0.65～0.87）。结论是卒中单元治疗使卒中患者受益，增加生存机会、生活自理能力及在家生活的可能性。

2. 卒中单元远期疗效　Morten 等在挪威进行的 802 例患者（卒中单元 364 例，传统卒中病房 438 例）的半随机对照试验，得出的结论是卒中单元比传统卒中病房生存率增加。这种作用在卒中早期出现，至少持续 18 个月。Collins 等在爱尔兰应用卒中单元对初次急性卒中入院的 193 例患者进行了前瞻性试验并随访了 3 年。结果卒中单元患者预后改善，病死率呈降低趋势，但无明显住院时间改变。Stig 等研究了丹麦的哥本哈根两个相邻地区的 1 241 例卒中患者，进行了卒中单元与传统卒中病房比较，发现卒中单元病死率降低不是暂时的，卒中单元治疗 5 年内死亡危险减少 400%。Indredavik 等进行了随机对照试验。调查 10 年后患者在家或在专门机构护理的比例、病死率、BI 功能评分等，结论是卒中单元在卒中 10 年后可改善生存率和功能状态，增加回归家庭的人数，卒中单元有远期疗效。

3. 卒中单元与卒中小组的比较　Diez－Tejedor 等对卒中单元与卒中小组进行了比较，证实卒中单元住院时间减少，出院时功能状态改善，并发症及急性期治疗费用减少，患者进入康复单元增加，从而减少了去专门机构护理的比例。Evans 等研究了 267 例轻度缺血性卒中患者（164 例为大面积脑梗死，103 例为腔隙性脑梗死）。随机分配入卒中单元或有卒中小组专家指导的普通病房组。评价卒中后 3 个月和 12 个月的病死率、护理机构住院率、神经功能及生活质量评分等，结论是卒中单元改善了大面积脑梗死患者的预后，但对腔隙性脑梗死患者无差异。

五、卒中单元的疗效及产生机制

卒中单元的基本特色在于专业医疗小组、护工、患者及家属的宣教、早期康复等，这些策略能提高神经功能恢复、减少住院时间。卒中单元的有效机制包括：

1. 标准诊断和治疗 卒中单元具有更好的医疗设施和服务，标准化评估及早期处置方案使诊断更加准确，检查更为精确，更符合患者的个体化治疗原则。

2. 减少并发症 卒中后1~3周是最易发生并发症的时期，许多并发症（如肺部感染、泌尿系统感染、深静脉血栓和肺栓塞等）是可以早期发现、早期治疗的。Brott等认为，接受溶栓的患者应在卒中单元治疗，在发病的最初24~36小时内进行动态监测及检查。卒中单元中医护人员接受过特殊训练，治疗程序进行迅速，能更好地密切监测患者，增加溶栓安全性。一旦出现并发症，卒中单元的专业组成员可能采取更积极的干预措施。对深静脉血栓采取预防措施，高度重视预防卒中复发及并发症。治疗卒中后抑郁也很重要，因10%~30%的卒中幸存者可发生抑郁。缺血性卒中的癫痫发生率为5%或更多，需及时采用抗癫痫药物治疗。这些积极措施有助于减少卒中并发症，从而降低卒中单元的病死率。

3. 康复治疗 1/2~2/3的卒中后存活患者生活可以自理，80%以上的患者可以行走。多专业小组系统回顾了超过1 900篇临床研究论文，表明卒中后康复训练促进恢复。早期积极的活动和锻炼也减少了肺栓塞或心血管事件的发生率。卒中单元减少残疾（依赖性）的原因是除了常规药物治疗外，更重视康复，包括患者、看护者的更多合作，让看护者更好地参与康复计划与实施。研究表明，卒中单元的患者比传统卒中病房的患者花费更多时间锻炼，活动更恰当，目的性更强，可使患者恢复到最佳的状态。

六、卒中单元的发展前景

随机试验研究及大宗分析表明，与普通卒中病房相比，综合性卒中单元治疗的患者短期、长期病死率降低，住院时间缩短，患者回归家庭的比例提高。因此，严重卒中患者选择具有良好卒中单元的医院治疗对改善预后有重要意义。

我国是脑卒中的高发国家，卒中给患者、家庭及社会造成了巨大的负担。卒中单元是改善住院卒中患者医疗管理模式、提高疗效的系统，为卒中患者提供药物治疗、肢体康复、语言训练、心理康复和健康教育等。患者在入院后可以得到全面的评价和关注，在临床治疗方面，医师遵循标准卒中治疗指南，对每个患者进行标准化治疗。

卒中单元的发展使卒中的治疗更加科学化和系统化，今后随着对卒中发病机制探索的不断深入，卒中单元的治疗将会更加完善。

（李　立）

第四章

脑水肿与颅内高压

脑水肿（brain edema，BE）是指各种原因所致的脑组织细胞内液（intracellular fluid，ICF）和（或）细胞外液（extracellular fluid，ECF）增多造成的脑容积增加。脑水肿引起脑组织肿胀，产生压力梯度，达到一定的程度，就会出现颅内高压，严重者导致脑疝。颅内压（intracranial pressure，ICP）增高是指颅内压（侧脑室压）超过20mmHg，并持续5～10min。颅内压增高除可由脑水肿造成外，还可由颅内占位、脑血容量增多、脑脊液容积增多等所致。

第一节　临床表现

脑水肿与颅内高压的临床表现并不恒定，局限或程度较轻的脑水肿在临床上脑功能损害的表现较轻或无症状，对病情一般不会造成大的影响；严重脑水肿可导致颅内压增高，出现局灶或广泛脑损害的表现，包括各种形式的脑疝及延髓型呼吸循环衰竭等。脑水肿和颅内高压是急性脑卒中患者1周内死亡的主要原因。

（一）颅内压增高的一般症状

典型表现为头痛、呕吐、视神经盘水肿（颅内高压"三联征"）和意识障碍。

1. 头痛　是最常见和最早出现的症状。头痛多位于额颞部，也可牵涉到枕部及后颈部。性质多为胀痛、搏动样疼痛或爆裂样痛，通常在用力动作、平卧或侧卧头低位时加重。头痛特点为持续性疼痛、阵发性加剧，且多在下半夜和清晨加重、痛醒，这可能与睡眠中颅内压较高有关。

2. 呕吐　典型表现为没有恶心先兆并与饮食无关的喷射性呕吐，常发生在清晨空腹时，或出现剧烈头痛时，有时头位改变可诱发。小脑梗死时呕吐多见。

3. 视神经盘水肿　是颅内高压最重要而可靠的客观体征，常在ICP升高后48h内出现。凡伴有颅内压增高的病变皆可能引起视神经盘水肿，但并不是所有的颅内高压都有此征，其发生与颅内高压的发生发展速度和时间有关。眼底检查可见视神经盘隆起及其局部边缘模糊甚至消失、颜色发红，视网膜反光增强，眼底小静脉怒张、小动脉痉挛。

4. 意识障碍　系大脑皮质受损，或因脑疝及脑干受压等破坏了网状结构上行激活系统所致，表现为躁动不安、嗜睡，甚至昏迷等意识障碍。全脑颅内压增高不明显的患者，其意识水平的下降与中线移位的程度有明显的关系，而与下行性疝无关，其机制可能与脑干的扭曲、广泛大脑半球功能障碍或组织移位造成的压力使血管移位有关。有研究显示，中线偏移4~6mm 可引起嗜睡，中线移位6~8mm 可引起昏睡，而中线移位大于8.5mm 可导致昏迷。

颅内压增高在小儿中表现常常不典型，易误诊和漏诊。临床上常常仅有易激惹、喂食困难和呕吐，有时仅以嗜睡为唯一表现。小婴儿可以出现前囟门紧张或隆起，慢性颅内高压尚可见双眼呈落日征。

(二) 颅内压增高所致神经系统受损表现

颅内高压可通过弥漫性脑缺氧、继发性脑干轴性移位、局部血管或脑神经受牵拉或挤压、脑疝直接压迫脑组织等，出现相应的神经系统症状和体征。

1. 脑神经麻痹 ①动眼神经麻痹，可表现为瞳孔扩大、缩小或大小不等，常为脑疝发生的早期征象。②一侧或两侧展神经麻痹，较常见，但多无定位意义。③三叉神经功能障碍，引起眼周围分布区和眼后的疼痛、角膜反射减弱或消失、面部感觉障碍等。

2. 脑疝 当颅内压增高超过一定的代偿能力时，脑组织受挤压并向邻近阻力最小的方向移动，若被挤入硬膜或颅腔内生理裂隙，即为脑疝形成。疝出的脑组织可压迫周围重要的脑组织结构，当阻塞脑脊液循环时，ICP 进一步升高，危及生命安全。临床上根据症状发生的部位及疝出组织的不同分为多种类型（表4-1）。

表4-1 脑疝综合征

综合征	机制	临床发现
经天幕下行侧（钩回疝）	内侧颞叶及钩回经切进挤向下	同侧瞳孔扩大或眼肌麻痹 偏瘫（对侧或同侧） 去脑姿势 不同水平的觉醒受损 瞳孔扩大常先于意识下降
经天幕下行（两侧中央疝）	间脑及中脑向下移位	中等大小瞳孔、昏迷或意识水平下降先于瞳孔改变 去皮质姿势 陈-施呼吸 尿崩症
经天幕上行	天幕下占位病变向上突入	恶心、呕吐、呃逆 凝视不协调或眼肌麻痹 进行性昏睡 突然呼吸停止
大脑镰下扣带回	大脑镰下扣带回移位	瞳孔小、有反应 对侧腿无力
扁桃体	小脑扁桃体移位到枕大孔下压迫延髓及上颈髓	高血压、心动过缓、呼吸慢、昏迷、呼吸停止

（1）小脑幕切迹疝：最多见。为颞叶占位性病变或弥漫性脑水肿等导致的部分颞叶经小脑幕切迹向下疝出或脑中线结构经其向下疝出。动眼神经、大脑后动脉、中脑及其血管可受到严重挤压，主要表现为：①瞳孔改变，常为重要体征之一，系动眼神经受压所致。一般都从一侧开始，如病变发展会累及另一侧。开始可能表现为瞳孔缩小，如病变继续发展则瞳孔散大、光反应消失，并迅速出现双侧瞳孔散大和固定。有时可见瞳孔忽大忽小，为即将发

生脑疝的先兆或重度颅内压增高引起脑干压迫的征象。②颈强直，被认为是此疝的特征性表现，也常是其早期表现。③呼吸节律不齐，表现为过度通气、双吸气、叹息样呼吸、呼吸暂停甚至呼吸停止等中枢性呼吸衰竭。④其他：可见意识障碍、偏瘫等。早期出现双侧巴氏征阳性常提示有脑干受累。

（2）枕骨大孔疝：因小脑病变导致小脑扁桃体疝入枕骨大孔，阻塞了枕骨大孔并压迫延髓，导致延髓、后组脑神经和血管受压，故又称小脑扁桃体疝。多见于小脑梗死，也可见于小脑幕切迹疝的晚期。主要表现有：①呼吸衰竭，因延髓生命中枢受压、缺血所致，发展迅速时可引起呼吸突然停止。②瞳孔改变，系脑干受压急性缺氧，损害了动眼神经所致。③颈强直和疼痛：表现为严重的枕下痛及颈项强直。④脑神经受损，如迷走和舌咽神经受损可致吞咽困难、声嘶、呕吐、缓脉等。⑤其他，可出现意识障碍、锥体束征、肌张力及各种反射消失等。此类型脑疝最严重，发展最迅速，可因迅速压迫脑干在瞬间出现呼吸停止而死亡。

（3）大脑镰疝：又称扣带回疝，系扣带回从大脑镰下缘疝入对侧，使胼胝体受压并向下移位。易发生在大脑镰前2/3，可因大脑前动脉、胼胝体边缘动脉、胼胝体周围动脉受压而阻塞，引起大脑半球内侧面后部梗死或软化。一侧扣带回疝无神经功能障碍，严重时因一侧或双侧的大脑前动脉的分支——胼胝体周围支受压，使其供血发生障碍而导致一侧或双侧下肢轻瘫，以及排尿、排便功能障碍等。若脑干未受损，则头眼反射和前庭眼反射可保留，若病情进展尚可出现去皮质强直甚至去大脑强直。

（三）呼吸和循环障碍

颅内高压发展急速时呼吸和循环功能障碍明显，且发展迅速。典型表现为库欣反射：高血压、心动过缓、呼吸节律的改变。

1. 呼吸障碍　常见。增高的颅内压、继发性脑干轴性移位，以及脑疝压迫等，可引起各种形式的呼吸障碍。多表现为频率改变，先深而慢，随后出现周期性呼吸，也可浅而快，过度换气亦不少见。

2. 循环改变　脉搏及心率先慢（50~60次/min）而后快，血压先升而后降，系延髓中枢衰竭的表现。

3. 其他　可有体温调节障碍等，表现为早期轻度发热，随病情进展可呈持续性高热，最后随呼吸衰竭而下降，直至低温状态。

（四）内脏并发症

严重颅内高压可因下丘脑和脑干功能障碍出现内脏并发症。常见有：上消化道出血、应激性溃疡、神经源性肺水肿、急性肾衰竭、尿崩症、脑性失盐综合征等。上述内、外科ICU的临床并发症又可引起脑水肿、ICP上升（表4-2）。

表4-2　内、外科ICU中引起ICP上升的临床情况

系统	临床情况
心脏	心停搏后缺氧性脑损伤引起脑水肿 心梗手术后心脏性栓塞卒中
肺	急性肺疾病引起肺压上升，增加右→左心脏分流，导致较高危险矛盾性栓塞 严重高碳酸血症加剧ICP

续　表

系统	临床情况
胃肠道	急性肝衰引起脑水肿
肾	严重低钠血症引起脑水肿
	顽固性高血压脑病
内分泌	糖尿病性酮中毒所致脑水肿
感染	原发或继发 CNS 感染
风湿病性	狼疮大脑炎、Behcet 病及其他自身免疫病引起脑水肿
血液病性	血凝病或血小板减少引起白发性颅内出血
	高凝障碍所致硬膜窦血栓形成或动脉血栓形成
肿瘤性	原发或继发肿瘤引起局灶占位效应或阻塞性脑积水
	软脑膜转移引起 CSF 流出受阻
其他	颈内静脉插管后颈动脉夹层引起前循环卒中
	中心静脉插管相关颈内静脉血栓形成所致中心静脉淤滞
	损伤或手术颈操作后椎动脉夹层所致大的小脑卒中

（李　立）

第二节　病理生理

（一）脑水肿

脑水肿可以几种不同的形式出现，不是一个单一的病理过程或临床疾病。根据脑水肿的发生机制可分为血管源性脑水肿（vasogenic edema）、缺血性脑水肿（ischemic edema）、间质性脑水肿（interstitial edema）、渗透性脑水肿（osmotic edema）、细胞毒性脑水肿、代谢性脑水肿等。

1. 血管源性脑水肿　血管源性脑水肿的主要特点是脑组织容积增加，系血脑屏障破坏、通透性增加所致。液体和血浆大分子物质从血液漏出到细胞外液而引起脑水肿。大多数血管源性脑水肿的水肿液积聚于受损侧大脑半球的脑白质。水肿液为富含蛋白的混合液体，包括血浆成分、正常 ECF 成分及组织损伤的产物。导致血脑屏障通透性增高的相关因素包括：血管内皮转运系统代谢受损，新生血管缺乏血脑屏障的结构特征，脑内皮细胞结构受损导致紧密连接开放、胞饮作用增强和细胞破裂等。氧自由基可影响血脑屏障的通透性。缺血时兴奋性谷氨酸溢出，引起一氧化氮（NO）释放，后者可破坏血脑屏障，使其通透性增高。除自由基外，蛋白酶也可影响脑血管通透性。基质金属蛋白酶（MMP）可通过破坏围绕血管的细胞外基质而间接影响毛细血管的通透性。水通道蛋白（AQP）是具有水选择性的细胞膜转运蛋白，可以增加细胞膜对水的通透性，其中 AQP4 在脑水肿的发生发展中起着重要作用。

血浆成分从受损区进入 ECF 可引起局部受损区的脑血流量下降，同时 ECF 容积的增加也升高了局部脑组织的压力，从而造成局部脑微循环障碍。因此，血管源性脑水肿最初的损害是局部脑组织缺血。此外，尚可导致一系列继发性损伤，如病侧大脑皮质局灶性糖利用率明显下降，对侧大脑皮质和双侧皮质下结构和脑白质亦有一定程度的降低。从受损血管内漏出的生物活性物质如前列腺素和儿茶酚胺被认为与脑内葡萄糖代谢降低有关，自由基、溶酶体酶和脂肪酸等则可导致神经胶质细胞肿胀，毒性产物亦可通过增加脑内毛细血管通透性而引起或加重血管源性脑水肿。

脑水肿达到一定程度可导致颅内压增高。颅内容积和颅内压的增高可导致脑内结构移位，甚至脑干受压，出现高血压、心动过缓和心跳呼吸停止。总之，当水肿所致的局部占位效应足够大且发展迅速时，都会无一例外地引起脑组织的代谢损伤和缺血。

2. 缺血性脑水肿　与血管源性脑水肿大部分存在于脑白质不同，缺血性脑水肿最初产生于大脑皮质。在缺血性脑水肿的早期阶段，主要是以细胞内水盐增多为特征（细胞内水肿），此时血脑屏障尚保持其完整性。然而，随着脑血流量的持续减少，可引起细胞损伤，包括毛细血管内皮细胞受损，导致血脑屏障改变、通透性增加、血浆蛋白外漏，进而出现血管源性脑水肿（细胞外水肿）。一般来说，缺血性脑水肿的产生是由缺血本身所致，血脑屏障的改变是结果而不是原因。

缺血性脑水肿产生的主要原因是缺血后细胞能量代谢障碍所致细胞膜上 $Na^+ - K^+ -$ ATP 酶的受损。Na^+ 不能被泵出膜外，导致细胞内 Na^+ 累积，渗透压增高，致使水分从 ECF 进入 ICF 引起细胞肿胀。从 ECF 移出的水分又被从脑血管内移入的水分所代替，最终的结果是，ICF 水分增多而 ECF 水分相对保持不变，因而脑组织水含量的增加是绝对的增加。

细胞内水肿出现于急性缺血后数分钟到数小时，此时脑血流量下降，大脑皮质电活动减弱，水分和钠盐进入细胞内，而钾溢出细胞外，细胞内钙超载，最终可出现细胞死亡。然而，对于已完全阻断的缺血脑组织，并不会有脑水肿的发生，因为在这种完全没有脑血流的情况下，并没有额外的液体能流入到缺血脑组织。但是，当血流重新再通至原先完全或不完全阻断的脑组织时，仍可出现脑水肿，称缺血后水肿，系血流再通时水分从血管内移至细胞外液所致。若缺血时程过长或缺血后的脑循环仍有不足，则会出现水肿加重，此时已有血脑屏障的破坏，出现血管源性脑水肿（缺血后数小时至 2～5d），如不能控制，则引致明显颅高压。缺血性脑水肿与缺血后兴奋性谷氨酸释放所致的神经毒性作用有关。谷氨酸可引发钙超载、NO 等自由基的释放、黏附分子的表达等一系列的机体反应。研究表明，脑梗死后 6h 内血中谷氨酸的含量与梗死面积具有高度相关性，即谷氨酸含量越高，提示梗死面积可能越大。有人对脑缺血时各种生化指标与 CT 影像学早期表现的关系进行了研究，发现 CT 表现为低密度灶、但无占位效应时，与谷氨酸的升高具相关性；而血清细胞因子和 MMP - 9 浓度的升高则与 CT 上脑水肿的程度具相关性，当占位效应导致中线移位时，与 MMP - 9 高度相关。

总之，缺血性脑水肿的发生发展过程较为复杂，简言之，可分为两个阶段。第一个阶段是水分和钠盐移入脑皮质 ICF，此时血脑屏障尚未受损，若缺血能及时纠正，脑血流及时恢复，此过程是可逆的；若缺血时间过长，脑循环不能充分重建，则会进入第二阶段，此时出现持续性脑损害，血脑屏障受损，发生不可逆的血管源性脑水肿。

3. 渗透性脑水肿　当血浆渗透浓度低于脑组织渗透浓度时，水分就会顺着渗透梯度从血液移至 ECF，形成渗透性脑水肿。此时血脑屏障应是完好无损的，否则就不会有渗透梯度形成。导致渗透性脑水肿的原因有两个方面：一是血浆渗透浓度下降，病因包括抗利尿激素分泌异常、静脉输入过多低渗液体、特发性颅内高压、尿毒症患者血液透析不当以及心理障碍患者强迫性大量饮水等；二是血浆渗透浓度正常而脑组织渗透浓度增加，最常见于脑内出血，因血肿溶解时可释放蛋白进入脑组织 ECF，增加了其渗透浓度，从而吸引水分跨过血脑屏障进入血肿周围，形成血肿周围水肿。

高渗盐水和利尿剂可提高血浆渗透浓度，使其远大于脑组织的渗透浓度，使脑组织 ECF 容积减少，从而逆转渗透性脑水肿的发生发展过程。

4. 间质性脑水肿　又称脑积水性脑水肿（hydro – cephalic edema）。系脑脊液或淋巴排出道阻塞，使脑脊液渗入到脑室周围白质。星形胶质细胞对间质性脑水肿尤为敏感，易出现选择性细胞肿胀，并逐渐出现萎缩和死亡。在缺血性脑血管病患者中，有时可继发于大面积小脑梗死、脑脊液通路阻塞引起的急性脑积水，可导致颅内压增高。

5. 细胞毒性脑水肿　本节中所述的细胞毒性脑水肿特指神经毒性因子直接作用于脑实质，导致脑细胞能量代谢障碍，从而使所有细胞成分（包括神经元、神经胶质细胞或血管内皮细胞）肿胀、细胞膜性结构受损、转移功能障碍、通透性增加，最终使水分大量聚积于细胞内而引起脑水肿。许多因素可导致细胞毒性脑水肿的发生，如铜中毒、铅中毒、异烟肼中毒、苯海索（抗胆碱类药）中毒、二硝基苯酚中毒、氰化氢中毒、六氯酚中毒等。其中铜和异烟肼中毒易引起星形胶质细胞选择性细胞肿胀，苯海索和六氯酚中毒的水肿液易聚积在髓内裂缝，而氰化氢中毒所致的脑水肿则更易出现于轴突。

6. 代谢性脑水肿　脑细胞内代谢物质的异常贮积可致细胞内代谢性脑水肿，易导致神经元萎缩和死亡。常见于神经遗传代谢病，如半乳糖血症、黏多糖贮积症、糖原累积症、尼曼 – 皮克病、GM2 神经节苷脂贮积症等。

表 4 – 3 总结了脑水肿的类型和各类型的基本发生机制和病理生理。

表 4 – 3　脑水肿的类型

脑水肿类型	发生机制	水肿液的形成
血管源性脑水肿	血脑屏障通透性增加	液体和大分子物质从血液进入 ECF
缺血性脑水肿	细胞能量衰竭	细胞外液和电解质从 ECF 移入 ICF
渗透性脑水肿	脑组织渗透浓度高于血液	液体从血液进入 ECF
间质性脑水肿	脑脊液或淋巴排出道阻塞	液体和大分子物质从 CSF 进入 ECF
细胞毒性脑水肿	细胞能量衰竭	细胞外液和电解质从 ECF 移入 ICF
代谢性脑水肿	细胞内代谢物质蓄积	ICF 容积增加

（二）颅内高压

颅内压增高是因颅内容物（脑组织、脑脊液、脑血容量）的体积增加，和（或）颅内有占位性病变引起。颅内压增高的原因有很多，包括脑组织容积增大（脑水肿）、脑血容量增多、脑脊液增多、颅内占位性病变以及颅腔狭小等。颅内容物体积增加所导致的脑水肿和颅内高压可迅速进展，严重者导致脑疝发生。

1. 正常颅内压　颅腔（包括与之相连的脊髓腔）是一个基本密闭的骨性体腔，其内有脑组织、脑脊液和血液。成年人颅腔容积约为 1 600mL，脑组织平均约为 1 400mL，约占颅腔容积的 87.5%。单位时间内潴留在脑血管内的血液约为 60mL，但因颅内血容量变动较大，可占颅腔总容积的 2% ~ 11%，平均约 4%。脑脊液在脑室、脑池和蛛网膜下隙共约 140mL，约占颅腔容积的 9%。

颅内压是指颅腔内容物对颅腔壁上所产生的压力，它是由液体静力压和血管张力变动的压力两个因素所组成的，通过生理调节，维持着相对稳定的正常颅内压。正常人的颅内压是以侧脑室内液体的压力为标准测定，正常范围在 15mmHg，或 200cmH$_2$O，当侧脑室压力超过 20mmHg，并持续超过 5 ~ 10min 以上时则称为颅内压增高。ICP 超过 25 ~ 30mmHg 时将是致命性的打击。在脑室和椎管相通时，侧卧位腰穿的脑脊液压力与其基本相等，因此临床上亦常以此压力表示颅内压。成人正常值为 60 ~ 200cmH$_2$O （0.6 ~ 1.96kPa），女性可稍低，超过 200cmH$_2$O （1.96kPa） 则视为颅内压增高。小儿颅内压增高的标准（CSF 直接测定法）一般为：新生儿 > 80cmH$_2$O （0.78kPa），婴幼儿 > 100cmH$_2$O （0.98kPa），3 岁以上大于 200cmH$_2$O （1.96kPa）。

2. 颅内压增高的发生机制　颅腔虽是一个不能伸缩的容器，其内脑组织、血液及脑脊液的体积也都不能被压缩，但在一定范围内仍可相互代偿。首先，颅腔空间有一定的代偿能力，正常人的颅腔容积较这三种内容物的总体积要大 8% ~ 15%；其次，在有限范围内，三种内容物可以互为置换，以保持颅内容积恒定，即如果其中一种成分的体积增加，相应另外两种成分的体积则减少，称 Morno – Kellie 理论。在脑组织、血液和脑脊液这三种成分中，脑组织的可压缩性最小。在正常生理情况下，脑组织体积相对较恒定，颅内压的调节就在脑血流量和脑脊液间保持平衡。

我们可以用压力 – 容积曲线进一步说明这个问题。如图 4 – 1 所示，当病程初期（Ⅰ期），脑组织体积的增加相对较小时，颅内压并不立即升高或升高幅度很小，因为此时增加的容积可以通过颅腔中脑脊液向椎管腔内流动、轻度的脑组织变形以及有限度的硬脑膜皱褶伸展（大脑半球以及小脑之间的大脑镰）进行代偿。若脑体积进一步增加（Ⅱ期），颅内血液尤其静脉及硬脑膜静脉窦内血液体积则减少，同时脑脊液的生成速度减慢，以进一步发挥有限的代偿作用，但此时颅内压升高已较前明显，颅腔的顺应性（intracranial compliance）已下降。随着病情的进展（Ⅲ期），这种缓冲作用逐渐耗尽，代偿机制失去作用，此时只要脑体积有轻微的增加，都会导致颅内压急骤升高。

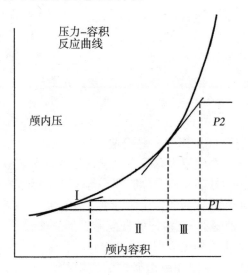

图 4 – 1　压力 – 容积图

颅内压的逐渐增高将导致脑灌注压下降（脑灌注压＝平均动脉血压－颅内压），而脑灌注压的下降则导致脑血流量的下降，从而使脑组织出现缺血性损害。广泛而严重的脑组织缺血将导致脑死亡，脑疝尚可对脑组织形成机械性损伤。

脑梗死和颅内血肿所致的颅内高压不同之处在于，梗死引起的脑水肿是在脑梗死之后才发展起来的，故其导致的颅内压增高比颅内血肿所导致的要晚一些。无论哪种情况，都有一个颅腔内的高压区，形成不同部位间的压力差，易于引起脑组织的移位而发生脑疝。这些脑疝均可使脑干受压和移位，加重脑脊液循环障碍，导致病情急剧恶化而死亡。一旦由于颅内压增高引起脑组织移位，死亡率将超过 50%。

（萨仁图雅）

第三节 监测

在当今医学科技高度发展的时代，有效的脑水肿与颅内高压的床旁连续监测显得尤为重要，虽然进行临床观察，Glasgow 昏迷评分（GCS）非常有用，但仍希望能有客观的监护仪器。目前诊断颅内压增高唯一可靠的方法是 ICP 的直接测量，但其有创性限制了其广泛应用。CT 和 MRI 有助于早期发现脑水肿，卒中后数小时，在 CT 和 MRI 上就可以显示脑水肿征象，但无法进行床旁连续监测。近年来陆续出现了一些新的无创性脑水肿和颅内高压的床旁监测技术，但由于种种缺憾均无法大规模应用。以下作一简要概述。

（一）有创 ICP 监测技术

目前，此类技术均需要进行外科手术在颅骨上实施造口术以放置监测探头，因而属有创性操作，其最大的不良反应就是有招致继发感染的潜在危险，可能反而对疾病转归不利。因此，虽然本技术已应用了 20 年，但对是否常规进行有创性 ICP 监测仍存在争议，只有当监测的目的是在于指导内科治疗和判断外科减压时，才被认为是合理的。一般来说，对头部创伤或其他颅内占位性病变引起的颅内结构移位的年轻患者可进行 ICP 监测及脑脊液引流，而对患者检测并不具有特别的作用。总的来说，安置有创 ICP 监测仪的适应证是：①头部影像学检查显示有颅内占位性病变或脑池消失，提示有颅内压明显升高征象；②患者意识水平下降，GCS≤8 分；③病情进展迅速，需行重症监护和治疗；④暴发性肝衰伴 3 级或 4 级肝性脑病；⑤巴比妥诱导的昏迷；⑥多发性创伤使用神经肌肉阻滞剂者。有创 ICP 监测的方法及其优、缺点见表 4-4。

表 4-4 有创 ICP 监测分类

ICP 监测	优点	缺点
脑室造口引流	最精确，ICP 监测的"金标准"	5d 后感染的危险增加
	可排出脑脊液以降低 ICP	有出血的危险
	可将药物直接注入脑脊液	需定期重新调零、定期冲洗
	能对颅内压力容积进行测定	若脑室受压，可能操作有难度
		不能排出脑脊液
脑实质光纤传感器	感染的风险低	5d 后可因"漂移"而使精确性下降
	比蛛网膜下隙和硬膜外传感器更精确	光纤探头可能脱出

ICP 监测	优点	缺点
蛛网膜下腺栓	感染的风险低 相对易于操作	不能排出脑脊液，不能注入药物 易于出错 易于堵塞，易于移位
硬膜外光纤	最不容易出现感染 较脑室造口引流术更少出现惊厥和出血 最适用于有凝血障碍的患者	不能注入药物 传感器必须与硬膜非常贴近，且与之相平行 易于出现故障，出现"漂移"和移位

（二）ICP 监测波形

正常 ICP 波形为搏动性，可分为收缩性及舒张性组分，随心脏及呼吸而变化，正常平均 ICP ＜15mmHg，在稳定状况，该基线或平均水平，常指 ICP，并附伴随心搏及呼吸而波动。这些组分的变化可以是 ICP 开始上升的反映，压力波通过"紧张"脑使压力波的传导增加。Lundberg 首先描述 ICP 监测到三种形式的 ICP 波形。

（1）A 波：又称高原波（plateau waves），ICP 增高持续数分钟，而后自发地回到新的基线。

（2）B 波：最轻度的适时上升（10～20mmHg），0.5～2Hz，其发生与呼吸波动 $PaCO_2$ 或血管运动波相关。

（3）C 波：约每 10s 与动脉压中 Tdraube－Hering－Meyer 波动一致的较迅速的正弦形波动。

虽 ICP 波形可以每种波形的特点来评价，结合顺应性的测定，应观察较长程 ICP 资料的连续变化并包括谱分析、波形相关系数及系统熵（entropy）等作为压力反应指数（PRx）。

（三）影像学检查

1. 颅骨 X 线平片　有助于观察是否有颅骨骨折，间接提示颅内脑组织病变。

2. CT 或 MRI　可发现颅内相应的病理改变（如肿瘤、出血等），对查找颅内压增高的病变部位、性质和严重程度有重要意义。ICP 增高时 CT 或 MRI 可表现为脑沟回消失、脑室受压变小、中线移位等。中线移位的程度可通过测量松果体或透明隔的侧移尺度来表示。凡是发现第四脑室消失或在后颅窝出现任何占位灶，均属临床急症，须紧急处理。其中 CT 检查快捷、方便、应用更广，但 MRI 发现病变较 CT 更敏感，特别对后颅窝病变和颅内微小病变更具诊断意义，且 MRI 上脑水肿的出现早于 CT，水肿在 T_2 加权成像上显示为白色高信号，代表细胞毒性或血管源性水肿引起的水肿组织，在 T_1 加权成像上为等信号或低信号暗区。MRI 弥散加权成像（DWI）对检测脑水肿最为敏感，在病后数分钟即可发现脑水肿。当 CT 和 MRI 均正常时，必要时须行 MR 静脉成像（MRV）以排除脑静脉系统阻塞性疾病。

有学者研究了大脑中动脉脑梗死的患者在临床症状出现的最初 6h 之内 CT 变化的预后意义，发现了两个很强的死亡预报因子：大脑中动脉供血区 50% 以上出现低密度改变和局部脑水肿征（沟回消失、侧脑室受压）。虽然只有中度的敏感性（61%），但其特异性高达 94%。这些 CT 表现与其有占位效应的脑水肿、由脑疝所致的死亡具有相关性。

（四）脑脊液检查

腰椎穿刺可直接测定 ICP，但颅内高压时腰穿检查脑脊液应特别慎重，以免因人为制造压力梯度而诱发脑疝甚至导致死亡。一般认为后颅窝占位性病变导致的颅内压增高，不宜行腰穿检查。对怀疑颅内压明显增高者，应先用脱水剂，腰穿测压后不放脑脊液，仅将测压管内脑脊液送检。必要时可行侧脑室穿刺取脑脊液，同时还能缓解颅内高压症状。脑脊液检查内容包括常规、生化、细菌学和细胞学检查等，对明确颅内高压症的病因有一定帮助。

（五）无创性脑水肿和颅内压床旁检测技术

1. 经颅多普勒超声（transcranial Doppler，TCD）　本方法可通过床旁测定脑血流的相关指标来间接反映 ICP 的变化。其中搏动指数（PI）可代表收缩期血流（反映血压）和舒张期血流（反映脑血管阻力，主要是 ICP）之间的相关关系。但是，有时 TCD 的结果可能导致对 ICP 的错误判断，而且血管直径的小的改变可能使 TCD 计算得出的血流速度发生较大变化。

经颅彩色超声双向声谱图（transcranial color coded duplex sonography，TCCS）根据颅内静脉流速的变化与 ICP 的改变具相关性的原理，进行颅内静脉血流变化的连续监测，可以预测是否有 ICP 增高。有报道认为，利用此静脉 TCCS 系统监测基底静脉和直窦的流速可对卒中后脑水肿致中线移位的患者提供辅助检查手段。具体来说，卒中后脑水肿越重，则中线移位越明显，此时若基底静脉的流速越来越低，提示发生脑疝的可能性越大、预后就越差；而直窦的血流在中线移位 1.5cm 以内时流速逐渐加快，当中线移位在 1.5cm 以上时，则其流速亦逐渐降低。本方法的优点在于：无创性、连续性、可床旁进行，特别是对于需重症监护，不宜搬动进行头部 CT 或 NIRI 检查的患者。

2. 生物电阻抗法检测脑水肿　生物电阻抗（electric impedance，EI）是反映生物组织、器官、细胞或整个生物机体电学性质的物理量，其测定原理主要为：将低于兴奋阈值的微弱直流和交变电流施加于生物组织后，测量其表面的电位差来间接测量 EI。在硬膜外或脑表面放置电极测定脑 EI 能灵敏地反映脑组织水分的迁移与总量的变化，因而可用于检测脑水肿的变化。亦有人提出电场"异物扰动"概念，即根据电磁场的基本原理，如果在头颅表面向颅内注入电流，颅内就会形成一个相对稳定的电流场，但当场中导电物质的结构和几何形状发生改变时（如出现血肿或水肿），会使电流场发生改变，从而对电流场产生扰动，这个扰动必然会引起电流场的重新分布，通过 EI 的测量就可以了解其组织生理和病理状态。本方法是一种新的无创脑水肿检测技术，具有无创性、床旁即时性、简单、成本低廉、安全性等特点，若能广泛开展于临床，将是对目前临床上缺乏有效的床旁脑水肿无创检测技术的一个很好的补充。神经病学研究所通过该系统对一百余例脑卒中患者的脑水肿进行了检测，并与头颅 MRI - DWI 或 FLARE 及 CT 相比较，发现脑出血患者血肿侧脑阻抗值与血肿周围组织水肿体积呈正相关；脑梗死患者的病侧脑阻抗值亦与病灶体积呈正相关，提示水肿体积愈大，脑阻抗值就愈高。脑 EI 的连续监测也为脱水剂的使用与否提供了理论依据：对于脑出血的早期，当血肿侧 EI 值低于对侧时，此时由于血肿占优势，水肿并不严重，故除非有严重的颅内高压或脑疝，否则应不用或慎用甘露醇；而当血肿侧 EI 值开始高于对侧，说明血肿周围组织水肿占优势，此时则应积极脱水治疗。总之，无创脑阻抗法检测脑水肿可有效补充头颅 CT 或 MRI 不能进行床旁实时、连续监测的不足，从而指导脑水肿和颅内高压的治疗。不过，本检测系统对位于中线（如脑干）或靠近中线的病灶不敏感，对体积 15～20mL 甚至更小的病灶亦不敏感。

（萨仁图雅）

第四节　治疗

脑水肿和颅内高压的治疗应是一个综合治疗的过程，包括一般处理、适当的护理、积极降颅压等，并应针对病因进行特殊处理，如切除肿瘤、血肿清除等。临床上依据病因采用相应治疗策略（表 4-5）。

表 4-5　不同类型 ICP 上升的病因学及治疗策略

区间	机制	类型	治疗
脑组织	占位性病变	局灶	占位病变的手术切除
	肿瘤		开颅减压
	脓肿		
	血肿（硬膜外、硬膜下、实质内）		
	脑组织梗死		
	脑水肿	局灶或全脑	渗透性治疗
	血管源性		皮质类固醇（肿瘤相关水肿）
	细胞毒性		开颅减压
CSF	CSF 流出受阻	局灶或全脑	脑室外引流
	非交通性脑积水		腰穿引流
	CSF 吸收降低（如蛛网膜下出血）		手术切除引起 CSF 阻塞占位病变
	静脉流出阻塞（如静脉窦血栓形成）		肝素
	CSF 生成过多	全脑	乳头瘤的
	脉络丝乳头瘤		切除乳头瘤
			乙酰唑胺
			脑室腹腔引流
血液	充血	全脑	避免过度脑灌注压
	自动调节受损（如创伤性脑损伤、暴发性肝衰竭、动脉内膜切除术）		巴比妥、异丙酚
	高碳酸血症		低温
	脑代谢增加		过度换气
	（如痫性发作、发热）		痫性发作治疗

（一）处理原则

（1）降低颅压：使颅内压（ICP）降至 20mmHg 以下。

（2）维持脑灌注压（CPP）：使 CPP 控制于 70～120mmHg。

（3）预防脑疝。

（二）一般治疗

1. 体位 头位抬高30°有利于静脉回流从而降低脑血流量和ICP。体位降压平均可降低颅内压0.8kPa（6mmHg），维持6h左右而后又逐渐回升至原水平。但值得注意的是，抬高头位在降低脑血流量的同时亦可有降低CPP的危险，当CPP下降到使脑血流量达到缺血的临界水平时，可激活脑内血管舒张因子，反而会增加ICP、加重病情。因此，头位抬高的利弊必须权衡，在CPP小于70mmHg时建议将头置于水平位置，条件许可应根据ICP的监测结果来进行调整。侧卧位有利于排痰，避免头颈部位置过于扭曲。保持安静，避免用力屏气排便，以防颅压突然变动而诱发脑疝。

2. 营养 保证足够的营养供应。清醒患者给予普通饮食；昏迷时间长或不能由口进食者应给予鼻饲流质饮食；频繁呕吐者应暂禁食，以防引起吸入性肺炎，可酌情给予静脉输液及静脉营养。禁食超过3d者应给予补钾。有肝功能衰竭或肾功能衰竭的患者应给予特殊的饮食成分。

3. 对症处理

（1）镇静：患者由各种原因引起的紧张、挣扎等，可以通过升高胸内压、颈静脉压而使ICP增高。交感神经兴奋引起的高血压和心动过速亦可引起颅内高压。因此，在进行其他治疗之前，躁动不安者须尽快给予镇静剂，有惊厥者须及时止惊处理。这是控制颅内压的首要步骤之一。

（2）血压管理：降低动脉血压可以降低ICP。但目前研究认为，血压升高是机体维持足够CPP的代偿反应，故不主张积极降压治疗。对于重度弥漫性脑水肿，应保持平均动脉血压在正常范围内。在有监测条件的情况下，应使CPP维持于70~120mmHg；如果CPP＞120mmHg，ICP＞20mmHg，则可以使用短效的降血压药物；若CPP＜70mmHg，则应使用升压药如多巴胺［从2μg/（kg·min）开始逐渐加量］。应避免使CPP＜70mmHg，这样可以引起脑缺氧及反射性脑血管扩张，反而加重ICP的升高，尤其对于老年患者或既往有高血压病史者，降压更应谨慎。

（3）液体疗法：液体疗法的原则是"边补边脱"，保持轻度脱水的状态，目的在于保证脑灌注、及时补充能量，应尽可能避免过度脱水引起低血容量，因低血容量可以导致CPP的下降，从而造成脑组织进一步缺氧缺血。应使用等渗溶液，避免使用低渗液体如5%葡萄糖溶液、0.45%氯化钠溶液等，因可加重脑水肿。避免血清的低渗状态（渗透压小于280mmol/L），保持轻微的高渗状态（渗透压300mmol/L）有利于减轻脑水肿。

（4）其他：①吸氧，保持呼吸道通畅，必要时气管插管或气管切开，进行人工通气。②积极处理发热，因发热可增加血流量，从而升高颅内压。有研究认为，卒中后发热与病死率和致残率的明显增高有关。常用对乙酰氨基酚（扑热息痛）和冰毯降温处理，亦可考虑使用吲哚美辛。③积极防治感染，预防继发呼吸道感染，减少肺炎的发生。④保持水、电解质、酸碱平衡，尽量维持血压、血糖、血气等在正常范围，及时处理尿潴留和便秘等。

（三）降颅压药物治疗

1. 20%甘露醇 是目前应用最广的高渗性脱水剂，可有效、快速降低颅内压，但不应预防性使用。

（1）作用机制：甘露醇减轻脑水肿和降颅压的作用机制。①使血浆渗透压迅速增高，在血脑屏障良好的情况下，形成血液与脑组织液及血液与脑脊液之间的渗透压差，从而促使脑组织液体（包括 ECF 和 ICF）转移至血管内，最终由尿排出。②血渗透压的升高反射性地减少脑脊液的产生，而吸收量暂时增加，使脑脊液容积下降。③降低血黏度，短暂性的升高脑血流量，从而反射性的刺激脑血管收缩，使脑血容量减少而降低颅内压。④清除组织中的羟自由基。离体实验显示，甘露醇可阻止绝大部分 N - 甲基 - D - 天冬氨酸受体的氧化活性，但并不增加由黄嘌呤/黄嘌呤氧化酶所产生的超氧化物阴离子和过氧化物的数量。

（2）用法：通常建议应用小剂量甘露醇以避免电解质紊乱，常用 0.25 ~ 1g/kg，30 ~ 40min 内滴完。一般 10min 即可起效，20 ~ 60min 达到高峰，3 ~ 6h 作用消失。使血浆渗透压较前上升 10mmol/L 时，甘露醇的疗效较佳。大量动物及临床研究显示，甘露醇在连续多次用药（一般在 5 次以上）后，其降压作用明显衰减，但停用一段时间后再使用又恢复疗效。因此在多次使用该药后，应注意与其他降压措施交替使用。

（3）不良反应：理论上认为，甘露醇会加重脑组织移位，因为它可能只能从正常组织中脱水。但一项前瞻性研究发现，伴有脑组织移位的脑梗死给予甘露醇 1.5g/kg，给其做系列 MRI 检查并未发现中线移位有改变。甘露醇常见不良反应有以下几点。①充血性心力衰竭：为机体突然吸收大量组织水分使血容量骤然增多，加重心脏负荷所致。②水电解质紊乱：甘露醇有强烈的利尿、利钠、排钾、排钙、排镁等作用，故可导致脱水、低钾血症、低钙血症等。③可有反跳现象。随着甘露醇部分通过血脑屏障入脑，脑组织渗透压也跟着逐渐增高，可导致水分从血浆逆转流向脑内，使其含水量再度增高，颅内压回升，出现所谓"反跳"现象。④长期、大剂量使用可导致肾功能损害。接受渗透性脱水治疗时，应定期监测血清渗透压，控制其在 300mmol/L。而对于由血浆低渗所致的渗透性脑水肿来说，控制液体入量和保持水电解质的平衡才是更为有效的治疗措施。

2. 甘油　为高渗性脱水剂，有 50% 制剂。

（1）作用机制：主要机制与甘露醇类似，均是通过药物的高渗性，改变组织间的渗透压而发挥其降压作用。其他尚可改善脑代谢及脑血流量、增加脂质合成，以及提高心钠素的水平。甘油在代谢中不需要胰岛素参与，对糖尿病患者尚有抗酮体作用。甘油降颅压的开始时间与高峰时间均比甘露醇稍迟，但降压的持续时间较甘露醇持久；而且，甘油的降压作用较为温和，当其透过血脑屏障时可以被脑组织代谢，因而无明显反跳现象，故常与甘露醇交替使用。

（2）用法：维持时间可长达 24h。但静脉内滴注甘油可能诱导溶血，因此滴注时速度不能太快。口服：50% 甘油每次 1.5 ~ 2mL/kg，6 ~ 8h 一次，可较长期使用，极少出现不良反应，也很少会出现反跳现象，可用于轻症颅高压、颅高压恢复期，或与甘露醇交替使用。但口服甘油常常使患者难以耐受。

（3）不良反应：静脉使用浓度过高或滴注速度过快可出现溶血、血尿，甚至肾衰竭。口服甘油可致腹泻，故有腹泻者慎用。另外，糖尿病患者需慎用。

3. 呋塞米　为高效利尿性脱水剂。特别适用于颅内压增高并发心力衰竭、肺水肿、肾衰竭者。与甘露醇联合应用可延长作用时间和减少不良反应的发生。

（1）作用机制：通过增加肾小球滤过率，抑制肾小管对 Na^+、K^+、Cl^- 等的重吸收而利尿；抑制 Na^+ 进入水肿的脑组织、减少脑脊液的产生而降低颅内压。

（2）用法：每次 20 ~ 40mg，肌肉或静脉注射。静脉注射后 5min 起效，1h 内发挥最大效能，维持2～4h。

（3）不良反应：相对较少，以水电解质紊乱最多见，如低钠、低钾、低钙、低镁等，个别长期应用者偶可导致听力减退或肾功能损害。

4. 20%人血清蛋白　作用机制、用法及不良反应如下。

（1）作用机制：20%清蛋白可显著且较持久地提高血浆胶体渗透压，能缓慢地吸收脑组织水分进入血管内，可减轻脑水肿和降低颅内压。同时可使血容量增加，血液黏度降低，有助于增加脑能量，改善脑循环，尤其适用于脑水肿伴低清蛋白血症或休克患者。有研究报道，清蛋白尚有抗自由基的作用，它能与血液中金属离子（如 Fe^{2+}、Fe^{3+}）相结合，阻止它们对脂质过氧化物的催化作用，亦可直接与氧化剂发生作用，减少自由基的损害。本药单独使用效果并不很明显，若与高渗性脱水剂或利尿剂合用，则可起到缓慢而持久的脱水与降颅压效果。

（2）用法：人血清蛋白每日 10～20g，静脉滴注，可连用 3～5d。

（3）不良反应：较少，并发心力衰竭者慎用。

5. 高渗盐水

（1）作用机制：高渗盐水可使血浆渗透压迅速增高，形成血液与脑组织液及血液与脑脊液之间的渗透梯度，从而促使脑组织液体转移至血管并排出体外。高渗盐水有双重利尿作用，一是直接使尿钠增多，二是间接通过心钠素的释放来起作用。此外，高渗盐水尚可减轻脑低灌注和血管痉挛现象。目前越来越多的文献提及使用高渗盐水治疗脑水肿和顽固性颅高压，一般用于甘露醇疗效不佳或甘露醇引起急性肾衰竭的患者。高渗盐水降颅压效果明确，且较甘露醇更不易引起反跳现象。现已不主张使用高渗葡萄糖来进行脱水治疗，因高渗葡萄糖液不仅容易出现反跳现象，而且可出现脑内乳酸酸中毒和血糖增高，从而加重脑组织损害。

（2）用法：7.5%或 10% NaCl 每次 1.5～5mL/kg，或 23.4% NaCl 每次 0.5～2mL/kg 静脉滴注，时间大于 30min。一般认为给予 3% NaCl 可能起不到迅速降低颅内压的目的。高渗盐水应间隔多长时间重复使用尚无统一规定，须进一步研究。一项小样本（22 例）的对卒中后颅高压甘露醇治疗无效的患者的研究显示，单次给予 10% NaCl 75mL 静脉滴注后，所有患者 ICP 均至少下降10%以上，在开始静脉滴注后35min 左右达到最低水平，此后 ICP 逐渐回升，持续 4h，脑灌注压则缓慢上升，对平均动脉压（MAP）无明显影响，亦未发现有特殊的不良反应。

（3）不良反应：高渗盐水的潜在危害是由于血钠浓度的快速改变导致的惊厥和脑桥中央髓鞘溶解症，但目前尚无引起脑桥中央髓鞘溶解症的报道。其他可能的不良并发症包括心力衰竭、肺水肿、肾功能不全、溶血和凝血异常等。

6. 巴比妥类药物

（1）作用机制：可降低脑代谢率和耗氧量，加强 Na^+-K^+-ATP 酶的功能，降低全身动脉压，使脑血容量减少，清除氧自由基，从而减轻或逆转血管源性脑水肿的形成，在高剂量时尚可降低脑容量和 ICP 等。常用大剂量苯巴比妥治疗，称为"苯巴比妥昏迷"疗法。亦可选用硫喷妥钠。高剂量的苯巴比妥治疗并不是标准治疗方法的一部分，只是在上述各种治疗方法均告无效时的一种选择。

（2）用法：临床试验表明，苯巴比妥钠静脉注射，每次 3～5mg/kg，负荷量为 5～

20mg/kg，维持量为 1 ~ 4mg/kg，使苯巴比妥的血药浓度 ≤60mg/dl；硫喷妥钠的负荷量为 20mg/kg。应达到使脑电图呈爆发抑制（此时神经细胞代谢仅够维持其生存需要）、机体各种神经反射减弱或消失的状态，才能够有效降低其他治疗无效的脑水肿和颅内高压。使用本疗法时必须进行气管插管和机械通气，并需静脉营养，同时应连续进行如下监测：脑电图、血气、血压、中心静脉压以及 ICP 测定。

（3）不良反应：本疗法最容易出现的并发症是低血压，故治疗中常需给予升压药；肠梗阻亦是常见并发症之一。此外，虽然苯巴比妥疗法确实能防止患者因顽固性颅内高压而死亡，但其总体预后并不一定理想。有研究显示，苯巴比妥可使部分患者出现血管过度收缩，从而引起脑缺血导致预后不良。

7. 皮质类固醇激素　激素可改善血脑屏障的功能，降低毛细血管通透性，减少脑脊液生成，改善脑微循环，稳定溶酶体膜等，同时又有强烈的抗炎、抗渗出、抗过敏、抗毒、抗休克等作用，故可用于脑水肿和颅内高压的治疗。但是，激素并不常规用于所有类型的脑水肿。激素对肿瘤和脓肿周围水肿、硬膜下血肿、细菌性脑膜炎和结核性脑膜炎等引起的血管源性脑水肿有效，对中毒和过敏引起的脑水肿亦有效，但对闭合性脑外伤和脑出血无效，而且用于缺血性脑卒中和脑外伤时可能加重病情，因为激素可增加脑组织氧耗、引起血糖增高和乳酸堆积。临床试验已经对常规剂量或大剂量激素的使用进行了评价，发现它并不能改善卒中后的转归。同时，由于不良反应大，易致感染，卒中患者应避免使用皮质类固醇激素。此外，激素对渗透性脑水肿和间质性脑水肿（脑积水）的治疗作用亦不明显。常用药物为地塞米松，应在发病 24h 内给药，剂量每次 8 ~ 32mg，酌情重复使用。激素的不良反应在此不再赘述。

由于激素存在较严重的不良反应，有学者因而提出使用非激素类抗炎症药物来代替激素。此类药物如吲哚美辛（消炎痛）、布洛芬等在治疗全身炎症性疾病中疗效肯定，且比较安全，能为大多数患者所耐受。实验研究显示，非激素类抗炎药可通过减轻脑血管通透性而治疗血管源性脑水肿，且其降低程度与地塞米松相似。一项临床试验显示，静脉注入 30 ~ 50mg 的吲哚美辛可降低脑外伤患者的脑血流量和 ICP，从而改善 CPP，但目前尚无大规模临床研究证实。

（四）过度换气

过度换气是治疗急性颅内压增高症的急救措施之一。

1. 作用机制　①过度通气可使肺泡与血液中的二氧化碳分压下降，使细胞外液 H^+ 浓度亦下降，导致低碳酸血症，从而使脑小动脉收缩，几乎可以立即引起脑血流量的下降，使脑容积缩小，ICP 降低。②过度换气增加了呼吸的负压，使中心静脉压下降，促进脑静脉血回流至心脏，可减少脑血容量。③减少脑脊液的生成。④防止高碳酸血症引起的血脑屏障功能障碍。

2. 方法　将潮气量提高到 12 ~ 14mL/kg，使二氧化碳分压降低，一般当二氧化碳分压降低 15 ~ 20mmHg 时，30min 后脑血流量可下降 40%。应避免使二氧化碳分压降低。时间以不超过 1h 为宜。当 ICP 已被控制后则应使之缓慢回升以防突然血管扩张致 ICP 反跳。

3. 不良反应　过度通气时间过长，可导致缺血脑组织的血液灌注减少而引发新的损伤，同时可引起组织内乳酸堆积。过度通气对于脑血流的作用是短暂的，在脑水肿和颅内高压远未消除时，其作用就已经不复存在。另外，快速撤下正在使用的过度通气会造成颅内压的反跳。这些因素说明，过度通气应该只能作为病情恶化时的一项紧急的临时措施，必须用另一种或几种可明确控制脑水肿和颅内压的治疗方法来补充。而且，在颅内高压的晚期，血管反应性完全消失时，此治疗方法无效。

（五）亚低温疗法

1. 方法　常采用亚低温治疗，即目标温度达到 32～34℃。在已做的研究中多通过使用低温毯来降温，也有使用冰水洗胃来降低脑的温度，整个躯体的降温效果优于单纯的头部降温，但在低温治疗时要注意使用药物以防寒战发生。

2. 不良反应　温度过低或持续过久易发生心律失常、肺炎、血压下降、高凝状态等。最近一项大规模随机对照试验显示，亚低温疗法虽可降低脑外伤患者的 ICP，但总体预后并未改善。

（六）手术治疗

1. 脑脊液分流术　对于脑积水不能解除的患者，特别是动脉瘤性蛛网膜下隙出血或小脑肿胀所致的急性脑积水，给予脑脊液分流术是非常必要的，能迅速降低 ICP；对于有些难治的特发性颅内压增高，亦可考虑使用脑脊液分流术；对于严重颅脑外伤的患者，本方法的有效性尚有争议。

2. 开颅减压术和（或）部分脑组织切除术　对于脑肿瘤、脓肿和硬膜下血肿患者，移除肿块可明显减轻脑水肿和颅内高压；较大的小脑梗死可行后颅窝开颅减压或（和）直接切除部分小脑，以解除脑干压迫。最近，去骨瓣减压术又开始应用于大脑半球大面积梗死的患者。该手术使水肿的脑组织膨胀至颅腔外，从而逆转脑组织移位并降低颅内压。但去骨瓣减压术仍有大量问题有待解决：病例选择、最佳的手术时机、优势半球梗死的患者是否更应该采取这种积极的治疗措施、是否能改善预后等。对于急性缺血性脑水肿，到目前为止，还没有随机对照试验证据支持将手术减压用于急性缺血性卒中患者脑水肿的治疗，尚需要随机对照试验证据来精确评价手术减压的作用。

总而言之，在有 ICP 监测的条件下，当 ICP 大于 20mmHg 且超过 10min 时，可依次采用如下 7 个处理步骤：

（1）考虑复查头部 CT，并需注意是否须行外科手术移除占位灶或行脑脊液引流以迅速降低 ICP。

（2）静脉注入镇静剂以尽快使患者进入安静状态。

（3）当 CPP > 120mmHg 时使用降压药，当 CPP < 70mmHg 时使用升压药。

（4）当患者处于安静状态且 CPP 已维持在合适范围后，ICP 仍明显升高，此时应使用 20% 甘露醇 0.25～1g/kg 快速静滴，视病情每 1～6h 重复使用。

（5）上述治疗无效时采用过度通气治疗，使二氧化碳分压降低。

（6）上述治疗仍无效时可采用苯巴比妥静脉注射疗法。

（7）以上治疗均无效时可使用低温治疗，使目标温度达到 32～34℃。

（七）预后

ICP 持续超过 20mmHg 的患者预后差。一项针对重度脑损伤的研究显示，ICP 分别为 < 20mmHg，大于 20mmHg，大于 40mmHg，大于 60mmHg 时，其死亡率分别为 18%，45%，74% 和 100%。ICP 升高的水平与患者的病因及病理生理状态有关，包括是否存在单纯疱疹

病毒感染。另外，使 ICP 下降也并不都意味着能改善所有患者的预后。

（萨仁图雅）

第五节　特发性颅内压增高

特发性颅内压增高（idiopathic intacranial hypertension，IIH）又称良性颅内压增高（benign intracranial hypertension）、假性脑瘤（pseudotumor cerebri），是一种原因未明的不伴有颅内占位和其他脑组织异常病理改变的颅内压增高综合征，主要表现为头痛、双侧视神经盘水肿、严重者导致失明。据国外统计资料，本病在女性普通人群中发病率为 1/100 000，而在年龄为 20~44 岁的高于理想体重 10% 的肥胖女性中发病率则为 13/100 000，当高于理想体重 20% 时，则升至 19/100 000。男性普通人群的发病率仅为 0.3/100 000，若为肥胖患者（高于理想体重 20%），发病率升至 1.5/100 000，男、女发病比例为 1 ：（4.3~8）。本病在儿童中发病率约为 1/100 000，男女无差异。

本病发病机制不甚明了，可能与脑脊液循环失调导致脑脊液吸收障碍有关，也可能与内分泌和代谢异常有关（如艾迪生病、库欣病、甲状旁腺功能减退症等），服用某些药物如四环素、维生素 A 和避孕药亦可能引发本症，但以上假设均未得到最终证实。最近的两项临床研究显示，仅有肥胖（特别是近期体重增加）与本病的发生呈正相关，有统计学意义。肥胖可能通过增加腹压导致右心压力升高，从而引起中心静脉压上升继而颅内压增高。

（一）临床表现和诊断

几乎所有患者均有头痛（占 90%~100%），常常是疾病的首发症状，可为双侧或偏侧头痛，典型表现为发作性、搏动性头痛、清晨加重，有时伴有恶心和呕吐。其后出现一过性视物模糊（60%~70%）、搏动样客观性耳鸣（60%）、闪光幻觉（50%）、展神经麻痹所致的复视（20%~40%）、视敏度丧失（20%）甚至失明（5%）。其他尚可有颈肩疼痛、肢体麻木、共济失调、嗅觉下降、头晕等表现。面神经麻痹在成人中少见，但有时在小儿中较常见。小婴儿和幼儿不能表达头痛，常可表现为易激惹或情感淡漠。眼底检查时几乎所有患者可发现双侧视神经盘水肿，这是本病最重要的标志，但有报道极少数患者视神经乳头检查正常。视神经盘水肿可能是特发性颅内压增高患者唯一阳性的体征，双侧可以不对称甚至是单侧的，视神经盘水肿的严重程度与颅内压的增高程度并无明显相关。

（二）实验室检查

1. 视野检查　可显示早期盲点扩大和周围压缩，特别是鼻侧下方。视野检查是监测本病病情变化和进展的最敏感和有效的手段之一，但应进行正规的自动定量视野检查法（如 Humphrey 视野检查法），而不是简单的手指对诊的粗略视野检查。

2. 脑脊液检查　脑脊液压力增高是诊断本病的必要条件。腰椎穿刺示脑脊液压力通常大于 250mmH$_2$O（肥胖者）或 200mmH$_2$O（无肥胖者）。脑脊液常规、生化及其他诊断性检查均正常。若诊断存在疑问，偶尔须行脑室内测压。

3. 头部影像学检查　对所有怀疑特发性颅内压增高的患者，均应在腰穿前进行 CT 或 MRI 以及 MR 静脉成像（MRV）检查。进行 MRV 检查的目的主要是能更明确地排除颅内静脉血栓形成的可能。由于颅压增高，约半数患者 CT 和 MRI 可见空蝶鞍，多数脑室大小正常，有时蛛网膜下隙扩大。MRI 对显示视神经的解剖结构有其优势，有时 MRI 上可见视神经鞘扩大、迂曲，眼球后部变平坦及横窦远端狭窄。

IIH 患者的脑与血管成像发现：

（1）眼球后极平坦。

（2）视神经鞘扩张及迂曲。

（3）空蝶鞍。

（4）一或两侧脑静脉窦横窦狭窄。

（5）虽常见于 IIH，但这些发现对 IIH 为非特异性，亦可发现其他原因的颅内压增高，正常 ICP 者偶可发现全部或一种上述放射发现。

（三）诊断

对本病的诊断须慎重，应根据临床症状、体征、实验室检查和连续随访，并排除引起颅内压增高的其他病因才能诊断，采用修订的 Dandy 诊断标准。

特发性颅内压增高的诊断标准：

（1）颅内压增高的症状和体征（如头痛、恶心、呕吐、一过性视物模糊、视神经盘水肿）。

（2）无局灶性神经系统异常体征（除单侧或双侧展神经麻痹）。

（3）脑脊液压力增高，>250mmH$_2$O，但脑脊液细胞学及生化检查均无异常。

（4）正常神经影像，足以排除可导致颅内压增高的其他疾病，包括颅内占位性病变、颅内脑静脉血栓形成，脑 MRI 常附加序列（CTV 或 MRV）。

（四）IIH 的病理生理

IIH 的颅内压增高的病理生理机制仍未清楚，包括脑含水量增加，CSF 产生过多，CSF 吸收降低及脑静脉压增高。任何病理生理必须与 IIH 好发于年轻肥胖妇女有关。多发共存的机制可能产生孤立性颅内压综合征。这些病例伴随远端横窦异常，导致两侧横窦狭窄（transverse sinus stenosis，TSS）而易发生 ICP 上升，可能由体重增加，内分泌改变，高凝状态，特殊药物及 OSA 所激发。

（五）治疗

治疗的目的主要是防治失明。由于本病的发病机制不明，各种治疗手段主要是针对如何降低颅内高压来进行的。治疗对象是有症状的患者，如视力模糊、视力丧失、复视、持续性头痛等；对那些无症状的患者，一般无须治疗，但需定期（每 2~4 周）进行视野和视敏度等检查以早期发现是否有视神经功能受损。引起本症的任何病因都应给予积极处理。对症治疗手段包括如下几方面。

1. 减轻体重　由于肥胖与本病有密切关系，因此减轻体重可减轻因颅内高压所致的视神经盘水肿并可预防复发，但似乎并不能有效降低脑脊液压力。减轻体重的方法主要通过节食，所有超重的患者最初摄入的热量应控制在 5 024.16 × 10^{3}J，并予高纤维素膳食。但有时仅仅通过节食很难达到目的，对一些病态肥胖患者有时需要更加苛刻的方法如通过外科手术途径才能解决问题。

2. 药物治疗　最常使用的药物是碳酸酐酶抑制剂乙酰唑胺，可有效减少脑脊液的产生，剂量为500～1 000mg，每日两次口服。乙酰唑胺的主要不良反应是可能引致代谢性酸中毒和电解质紊乱，在动物中还有致畸的报道，因此孕妇应尽量避免使用。呋塞米虽对脑脊液的产生并无明显作用，但亦可用于不能耐受乙酰唑胺者。皮质激素也曾被广泛用于各种原因所致的颅内压增高，如泼尼松每日60～80mg口服可迅速降低ICP，但因其长期使用时的不良反应（特别是体重增加和减量过程中易复发）而限制了激素的应用，故不宜长期使用，仅短期应用于因重度视神经盘水肿所致的急性视力丧失。某些高渗性脱水剂如甘油也有人使用，但亦因其潜在的不良反应而限制其使用。

3. 反复腰椎穿刺放出脑脊液　可有效降低脑脊液压力。治疗方法：开始每日放出脑脊液约25mL，直至脑脊液压力降至180mmH$_2$O；然后每周或每月腰穿一次以监测脑脊液压力。但本方法有其缺点：①绝大多数肥胖患者行腰穿较困难。②患者通常不愿行连续腰椎穿刺。

4. 外科手术　如果经上述保守治疗病情仍继续恶化，出现失明或进行性视力下降，则应进行外科治疗。外科治疗方法包括视神经鞘开窗术和脑脊液分流术（腰部脊髓腔－腹腔分流术，lunboperitoneal shunting）。脊髓腔－腹腔分流术可在短期内缓解头痛和视乳头水肿，但约半数以上的患者术后仍需一次或多次进行校正，以防神经根刺激症状或低颅压头痛。国外一个多中心回顾性研究显示，脊髓腔－腹腔分流术成功率仅为27%，且有较多的不良反应。故有学者主张，对于视力不断下降和失明的患者，若经药物治疗和反复腰穿放液后无效时，应首选视神经鞘开窗术。但目前仍有一些学者持不同意见，认为脊髓腔－腹腔分流术术后效果较视神经鞘开窗术好，且严重并发症相对较后者为少。

（六）预后

本病一部分患者在临床上有自限性倾向。此外，大多数患者经药物治疗可控制颅内压增高从而阻止视神经盘水肿的进一步发展。但是少部分患者虽经治疗，颅内高压仍可维持多年，而且30%患者治疗好转后可能再次复发。如未经治疗，特发性颅内压增高可出现继发性视神经萎缩和永久性失明。永久性失明是本病的最主要危害，可发生于5%～10%的患者；而20%～70%患者可遗留有不同程度的视野缺损。导致视力丧失的主要危险因素是颅内高压，而似乎与症状的持续时间和视神经盘水肿的程度无明显相关。

（彩　霞）

第五章

神经系统感染性疾病

第一节 细菌性脑膜炎

一、发病率

工业化国家每年脑膜炎球菌疾病的发病率是（0.5~4）/100 000，在德国，2010年有383人登记患有脑膜炎球菌疾病，这和（0.5~0.6）/100 000的发病率相符。最近几年血清学分型显示B（约2/2）和C型（约1/4）脑膜球菌血清型最常见。

肺炎球菌脑膜炎的发病率是（1~2）/100 000，在发展中国家可以达到20/100 000。

通过嗜血流感B型接种的广泛应用，侵入性嗜血流感B型疾病明显减少，如脑膜炎和败血症。

二、病因学

成年人细菌性脑膜炎的致病菌最常见的是肺炎链球菌和脑膜炎双球菌。此外细菌性脑膜炎可以由如下病原引起，Listerien菌（<5%），葡萄球菌（文献报道1%~9%），G⁻肠杆菌包括绿脓杆菌（<10%）和嗜血流感杆菌（1%~3%）。

在儿童，最常见的引起化脓性脑膜脑炎的是肺炎球菌和脑膜炎球菌，在新生儿期为无乳链球菌（B族链球菌），G⁻肠杆菌和Listerien菌。

脑膜球菌脑膜炎流行主要通过A血清型脑膜炎球菌引起，并且常出现在发展中国家，如在非洲"脑膜炎区域"（Sahara以南，赤道以北，由东至西海岸），以及南非和亚洲。脑膜炎球菌通过飞沫传染，潜伏期一般是3~4d，然而也可以是2~10d。

在免疫抑制患者细菌性脑膜炎最常见的病原体是G⁻肠杆菌。包括绿脓杆菌，还有肺炎链球菌和单核细胞增多性Listeria菌（Listeria momocytogenes）。

医源性细菌性脑膜炎的病原体主要为葡萄球菌（金黄色葡萄球菌和表皮葡萄球菌，包括耐甲氧西林葡萄球菌）和G⁻肠杆菌。

厌氧型细菌是脑脓肿常见的致病菌，而很少成为脑膜炎的病因（<1%）。混合细菌感染出现在约1%的脑膜炎情况下，特别是有在免疫抑制，创伤后或者术后脑膜炎或者脑膜旁（parameningeal）感染灶的患者。

超过 50% 的细菌性脑膜炎的成年患者有易感因素或者基础疾病，特别是脑膜旁感染（如耳炎或鼻窦炎、乳突炎、脑脓肿或硬膜下积脓），有神经外科手术史，病史表明有或者没有硬膜瘘的颅脑损伤，有败血症感染灶，如肺炎或者败血症性心内膜炎或者免疫减弱的表现（糖尿病、慢性酒精中毒、脾切除术后、免疫抑制药治疗、HIV 感染）或者恶性疾病。

三、病理生理

近几年，通过动物实验和细胞培养研究结果，我们提高了对细菌性脑膜炎脑损伤过程的复杂病理生理机制的理解。颅内并发症的原因除了细菌毒素的直接毒性作用外，在很大程度上为机体自身免疫介导的 CNS 损伤。

首先，细菌能够通过脑膜旁病灶、血源或医源性进入 CNS，进一步无限繁殖，因为在 CNS 仅存在很少的调理毒作用物质如抗体或者补体。自由释放的细菌细胞壁成分（如脂多糖、壁酸或肽聚糖），以及微生物毒素（如肺炎链球菌溶血素）最后能被免疫细胞的病原识别受体（如 Toll 样受体）所识别，激活产生转录因子（如肺炎链球菌脑膜炎时 NF - kappaB）、细胞因子和趋化因子，导致了炎症反应。进入 CNS 的炎症细胞（主要为粒细胞）被活化后产生毒性物质如反应性氧和氮分子，CNS 对此没有相应防御机制。

本是针对细菌的免疫应答却损伤了机体自身的 CNS。由于内皮功能受损可以导致脑血管自主调节损害，脑血管二氧化碳反应障碍和血脑屏障破坏。血管源性脑水肿的产生是脑膜炎进程中颅内压增高的最重要原因。增高的颅内压通过脑疝形成和脑灌注压的减少，则有发生脑缺血的危险。

四、症状

细菌性脑膜炎的临床主要症状为：①头痛；②脑膜刺激征；③高热。

主要症状的缺少并不能排除细菌性脑膜炎的诊断。

除了上述症状外，还有精神错乱综合征、定向障碍、恶心和呕吐、畏光和癫痫发作等。约 10% 的患者有脑神经受累，常见的是第 3，第 6，第 7 和第 8 对脑神经。听力障碍出现为化脓性迷路炎所致，见于 10% ~ 20% 的细菌性脑膜炎的患者，在肺炎性脑膜炎的患者甚至占到了 30%。约 75% 的脑膜炎球菌引起脑膜炎患者在入院时证实有皮疹（范围从点状出血到广泛紫癜并发皮肤坏死）。

约 50% 侵入性脑膜炎球菌疾病为化脓性脑膜炎，25% 主要为败血症，另外 25% 是混合形式（脑膜炎和败血症）。在 10% ~ 15% 的败血症常出现感染性休克，称为 Waterhouse - Friderichsen 综合征，死亡率极高。

五、病程

在约 50% 的患有细菌性脑膜炎的成年患者，急性期都有不同严重程度的并发症（表 5 - 1，表 5 - 2）。

表5-1 成人细菌性脑膜炎的脑部并发症

并发症	发病率
伴有脑疝风险的脑水肿	10%~15%
涉及脑血管的:	
·脑动脉性血管并发症:动脉炎(狭窄、血管内径变化)、血管痉挛、局灶皮质高灌注、大脑自主调节功能障碍	15%~20%
·败血症性窦静脉血栓(主要是上矢窦)和皮质静脉血栓	
脑积水(阻塞性脑积水、吸收不良性脑积水)	10%~15%
涉及前庭耳蜗神经的(听力障碍、前庭病)	10%~30%
脑神经瘫痪(第Ⅱ、Ⅲ、Ⅵ、Ⅶ、Ⅷ对脑神经)	约10%
脑炎(脑蜂窝织炎)	<5%
无菌性硬膜下积液[a]	约2%
脑脓肿,硬脑膜下积脓[b]	极少

a 特别是两岁以下的儿童

b 尤见于差异柠檬酸杆菌性或变形杆菌性脑膜炎的新生儿

表5-2 肺炎球菌性脑膜炎的并发症

并发症	n(%)
弥漫性脑水肿	25(28.7)
脑积水	14(16.1)
动脉性脑血管并发症	19(21.8)
静脉性脑血管并发症	9(10.8)
自发性颅内出血:	8(9.2)
—蛛网膜下隙出血(血管炎)	2(2.3)
—蛛网膜下隙和脑内出血(血管炎)	2(2.3)
—窦静脉血栓所致脑内出血	1(0.9)
—不明原因脑出血	3(8.4)
脑炎	4(4.6)
癫痫发作	24(27.6)
脑神经瘫痪	4(4.6)
脊髓并发症(脊髓炎)	2(2.3)
听力障碍	17(19.5)[a]
感染性休克	27(31)
消耗性凝血病	20(23.0)
肾功能不全(血液滤过)	10(11.5)
成人呼吸窘迫综合征(ARDS)	6(6.9)

65名患者(74.7%)发展为脑膜炎相关性颅内并发症,33名患者(37.9%)发展为全身性并发症。

a 涉及所有患者(约25.8%的幸存者)

最重要的脑部并发症是脑水肿（血管源性、细胞毒性或间质性），脑积水（阻塞性和交通性）和脑血管并发症。

右侧大脑后动脉狭窄，左侧大脑后动脉不显示。

动脉（动脉炎、血管痉挛）和静脉（败血症性静脉窦和皮质静脉血栓形成）范围脑血管并发症能导致并发脑梗死性严重的不可逆性脑损伤。脑动脉血管并发症能在患者临床好转后几天至 1~2 周出现（迟发性卒中）。颅内压增高的重要原因是颅内脑血容量的增加，这是由于损害的脑血管自主调节或者败血症性静脉窦或静脉栓塞形成，以及脑脊液循环紊乱并脑积水所致。

除了颅内并发症外，在细菌性脑膜炎急性期还有下列颅外并发症：感染性休克，消耗性凝血病，ARDS，关节炎（败血症性和反应性），电解质紊乱如低钠血症，SIADH，脑盐耗综合征或中枢性尿崩，横纹肌溶解，胰腺炎，单侧（双侧少见）败血症眼内炎症或全眼炎症，失明等由血管炎和脊髓并发症（如脊髓炎或脊髓血管炎）所致。

六、诊断

对细菌性脑膜炎的诊断最重要的是脑脊液检查。脓性浑浊脑脊液表明粒细胞性细胞增多超过 1 000 细胞/μL，严重血 - 脑脊液屏障障碍和脑脊液糖降低（大多 <30mg/dl；脑脊液/血清糖比值 <0.3），脓性脑脊液糖浓度 <5mg/dl，患者通常脑脊液中存在大量细菌（革兰涂片为菌苔 Baketrienrasen）。在个别中心也测定脑脊液乳糖（大多 >3.5mmol/L）。脑脊液细胞数 <1 000/μl，常见于疾病病程很早期，抗生素治疗的患者，爆发性病程和抵抗力低下如白细胞减少的患者等。

证实脑脊液中病原菌可有不同的方法：

（1）通过革兰染色或亚甲蓝染色辅助检查。

（2）细菌培养。

（3）分子生物学 PCR。

占 70%~90% 的化脓性脑膜炎患者可用上述方法找到脑脊液中细菌的证据。约 50% 的细菌性脑膜炎的患者血培养阳性，血培养应在抗生素治疗开始之前做。此外，还应对脑膜炎奈瑟菌、肺炎链球菌、嗜血流感菌和无乳链球菌进行抗原检测。

在血中有白细胞增多和升高的 C 反应蛋白（CRP，可能例外：免疫抑制患者）。一项 Meta 分析显示临床上表现为脑膜炎而 CRP 阴性的患者有 97% 的可能性说明是非细菌性的，而阳性的结果却不是很有帮助。

此外，对于区分细菌性与非细菌性脑膜炎可以测定血清降钙素原（procalcitonin），降钙素原在细菌性脑膜炎具有较高的敏感性（可达 99%），但特异性却在 85% 之下。在疾病早期，降钙素原（在脑膜炎症灶和非原发血源性形成的脑膜炎）可以正常，以致阳性降钙素原不能排除细菌性脑膜炎。

对于每个患脑膜炎的患者，在入院当天必须进行影像学检查，通常为颅脑 CT 加骨窗。在颅脑 CT 或 MRI 上细菌性脑膜脑炎显示的可能表现概述如下。

细菌性脑膜炎在颅脑 CT 或 MRI 上可能表现：

（1）脑肿胀（脑水肿，在窦或者静脉栓塞时颅腔内容物增加）。

（2）脑积水。

（3）梗死（可能转化成出血性），脑血管炎或感染性栓塞灶性脑炎或窦/静脉血栓时淤血性梗死所致。

（4）脑内出血（消耗性凝血病出血，静脉血栓时淤血性出血）。

（5）脑炎（脑蜂窝织炎）。

（6）脑室炎（脑室积脓）。

（7）脑脓肿或者硬膜下积脓（脑膜炎继发形成）。

（8）脑膜旁感染灶（鼻窦炎，乳突炎）。

（9）硬膜瘘时颅内积气。

（10）增强片上脑膜和室管膜强化。

与耳鼻喉科（HNO）医生会诊决定，必要时行 CT 冠扫以及薄层 CT 扫描岩骨和乳突。

对脑血管并发症的诊断有如下检查：

（1）TCD。

（2）CTA 和 CT 灌注。

（3）MRI（特别是 T_2 像，灌注和弥散加权 MRI）。

（4）MRA，必要时 DSA。

脑膜炎病程中前庭耳蜗功能障碍可通过下列检查证实：

（1）电测听。

（2）脑干听觉诱发电位。

（3）耳声发射技术。

（4）电眼震图并冷热试验。

七、一般措施

成年人疑似有细菌性脑膜炎的患者时，院内一般措施如下：临床检查后，在高度怀疑细菌性脑膜炎而患者没有意识障碍和局灶性神经系统功能缺失时，应直接行腰穿（图 5-1）。在抽血做血培养后，要立即给予地塞米松和抗生素（表 5-3）。

在有严重的意识障碍和局灶性神经系统功能缺失（如偏瘫）的患者，当高度怀疑细菌性脑膜炎时，应在脑脊液检查前行颅脑 CT 以明确是否存在颅内压增高（如脑脓肿、脑积水）。为了不因为等待 CT 而浪费时间，这些患者应该在抽血行血培养后立刻给予地塞米松和抗生素。然后要尽可能快的进行颅脑 CT 检查，如果 CT 结果无异议，立即进行脑脊液穿刺。

脑脊液穿刺的禁忌证是 CT 显示的颅内压增高的征象和临床有脑疝表现（如昏迷、瞳孔单侧散大且无光反应）的患者。当然，显著颅内压增高不一定能通过 CT 排除。

在患者入院后，应尽可能地请 HNO 医生会诊。如果临床（耳炎）或 CT 显示脑膜旁的炎症灶（鼻窦炎）可能是细菌性脑膜炎的原因时，应该尽可能快（如果可能应在入院当天）地手术清除病灶。根据既往史和临床检查结果应进行一些其他的感染灶的检查（例如胸片，腹部超声或 CT，超声心动图）。

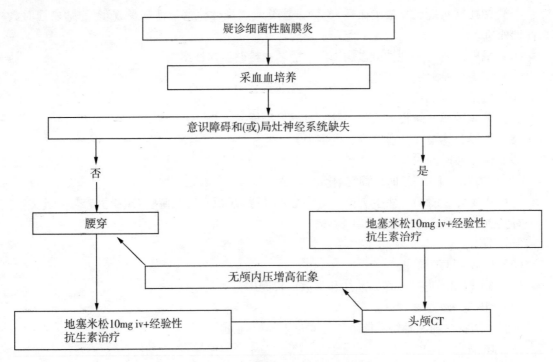

图 5-1 怀疑细菌性脑膜炎时的流程图

八、治疗

(一) 细菌性脑膜炎的抗生素治疗

如果病原体不明确，就要在考虑患者年龄，易感因素和可能的细菌下根据经验进行治疗（表5-3和表5-4）。在成年人，门诊获得性细菌性脑膜炎最常见的病原体是肺炎链球菌和脑膜炎奈瑟菌，在50岁以上的成年人 Listerien 菌则起重要作用占很大一部分。因此，在成年人门诊获得性脑膜炎从经验上推荐使用头孢曲松和氨苄西林抗生素治疗。

表5-3 细菌性脑膜炎（无病原体证据）的初始抗生素治疗

年龄组	推荐使用抗生素方法
新生儿	头孢噻肟＋氨苄西林
幼儿和儿童	三代头孢菌素[a]
成人	—三代头孢菌素＋氨苄西林[b]
—健康、无免疫功能低下、门诊获得性（"社区获得性"）感染	
—医院获得性（如神经外科手术后或颅脑损伤）感染	—万古霉素＋美罗培南（或万古霉素＋头孢他啶）[c]
—免疫功能低下、老年患者	—三代头孢菌素＋氨苄西林
—分流感染	—万古霉素＋米诺配能（或万古霉素＋头孢他啶）[c]

注：[a] 如头孢噻肟或头孢曲松。

[b]在一些地方（如法国、西班牙、匈牙利、奥地利、新几内亚、南非和部分美地区）有很多青霉素抵抗的肺炎球菌，初始治疗应该使用两种药物联合治疗，如头孢曲松＋利福平或头孢曲松＋万古霉素。

[c]文献中还没有统一的推荐。

表 5 - 4 　细菌性脑膜炎（已知病原体）的抗生素治疗

细菌性病原体	常用的有效抗生素[a]
脑膜炎奈瑟菌	青霉素 G、头孢曲松（或头孢噻肟）、氨苄西林、利福平
对青霉素敏感的肺炎链球菌，	青霉素 G、头孢曲松（或头孢噻肟）
对青霉素抵抗的肺炎链球菌，（最低抑菌浓度 > 0.1μg/mL）	头孢噻肟（或头孢曲松）+ 万古霉素或头孢噻肟（或头孢曲松）+ 利福平
流感嗜血杆菌	头孢曲松（或头孢噻肟）、氨苄西林
无乳链球菌（B 群链球菌）	青霉素 G（+ 庆大霉素），头孢曲松、氨苄西林（+ 庆大霉素）、万古霉素
G 肠杆菌（如克雷伯菌、大肠杆菌、变形杆菌）	头孢曲松（或头孢噻肟）；美罗培南、头孢吡
绿脓杆菌	头孢他啶 + 氨基糖苷类、美罗培南 + 氨基糖苷类、头孢吡 + 氨基糖苷类、环丙沙星
对甲氧西林敏感的葡萄球菌	头孢唑啉菌素、磷霉素、利福平、万古霉素、利奈唑胺[b]（或氟氯西林）
对甲氧西林抵抗的葡萄球菌	万古霉素、磷霉素或利福平（联合万古霉素）、利奈唑胺[b]
脆弱类杆菌	甲硝唑、美罗培南、克林霉素

注：[a] 抗生素的选择要基于药物敏感试验的结果（抗菌谱）。

[b] 利奈唑胺（Zyvoxid）和万古霉素有一样的抗菌谱，并且可以通过脑脊液；曾很成功的用于 CNS 葡萄球菌感染。当万古霉素不可用或因其不良反应而放弃使用时，可以考虑使用利奈唑胺。利奈唑胺和美罗培南并不单因其药物费用而是备选药，同时也主要用于上述的适应证中。

过去几年，在一些国家如法国、比利时、西班牙或者美国出现了对青霉素和头孢呋辛耐受的肺炎球菌，如果有相应的既往史，在最初的治疗中还必须加用万古霉素。在德国，虽然东北部曾有增多的青霉素耐受的肺炎球菌，但是头孢呋辛耐受的肺炎球菌作为引起细菌性脑膜炎还没有发现。

疑似细菌性脑膜炎患者应该尽快使用抗生素治疗，尽可能在患者入院后一个小时内开始。务必要避免入院后 3h 以上才给予抗生素治疗的延迟。一个前瞻性多中心的对 156 个成年肺炎球菌性脑膜炎的患者的研究表明，抗生素治疗延迟超过 3h 则预后不良。此外，有回顾性数据分析（119 例年龄 ≥16 岁的细菌性脑膜炎患者，56% 患肺炎球菌脑膜炎）显示，入院超过 6h 进行抗生素治疗的患者，有高达 8.4 倍的风险死于脑膜炎。

如果有抗生素谱，则必须相应地调整静脉抗生素治疗（表 5 - 5 和表 5 - 6）。

表 5 - 5 　成人细菌性脑膜炎的抗生素治疗：剂量推荐

抗生素（商品名）	每日剂量（用药间期）
青霉素 G（Penicillin G）	$(20 \sim 30) \times 10^6 U/24h$（每 4 ~6h）
氨苄西林（Binotal）	12 ~15g/24h（每 4 ~6h）
头孢噻肟（Claforan）	6 ~12g/24h（每 8h）
头孢他啶（Fortum）	6g/24h（每 8h）
头孢曲松（Rocephin）	4g/24h（每 12 或 24h）
美罗培南（Meronem）	6g/24h（每 8h）
磷霉素（Infectofos）	15g/24h（每 8h）

抗生素（商品名）	每日剂量（用药间期）
利福平（Rifa）	600mg/24h（每24h）
万古霉素[a]（Vancomycin）	2g/24h（每6~12h）
环丙沙星（Ciprobay）	1.2g/24h（每8h）
利奈唑胺（Zyvoxid）	1.2g/24h（每12h）

注：[a] 必须达到特定血药浓度。

表5-6　脑膜炎球菌性脑膜炎[a] 的药物预防

抗生素和年龄组	剂量
利福平（Rifa）[b]	
青少年和成人 >60kg	600mg q12h×2d，口服
一个月以上的儿童	10mg/kg q12h×d，口服
新生儿	5mg/kg q12h×2d，口服
环丙沙星（Ciprobay）[b,c]	
成人	单次剂量500mg，口服
头孢曲松（Rocephin）	
成人和12岁以上儿童	单次剂量250mg，肌内注射
12岁以下儿童	单次剂量125mg，肌内注射

注：[a] 参考 Robert-Koch 研究所的推荐，网址：www.rki.de

[b] 孕妇禁用。

[c] 18岁以下人群、孕妇和哺乳期女性禁用。

推荐抗生素治疗时间在不复杂的嗜血流感菌脑膜炎病程是7~10d，在肺炎球菌脑膜炎是10~14d。在处理 Listerien 菌脑膜炎和 G⁻肠杆菌引起的脑膜炎和脑膜炎球菌引起的脑膜炎时通常要治疗超过3周（或更长）。

常规的脑脊液穿刺复查不是必要的。在不明病原菌和临床没有改善时，如果没有禁忌证，则可以考虑重新行脑脊液穿刺。

如果开始抗生素治疗后2d内没有临床改善，必须考虑下列原因：

（1）颅内并发症的出现。

（2）持续存在的感染灶（没有清除或手术清除不彻底的病灶，如乳突炎、鼻窦炎或中耳炎）。

（3）抗生素方案不合理（如抗生素无效或剂量不足）。

此时必须准备进行相应的诊断措施（如影像检查、HNO 会诊）。如果化脓性脑膜炎病原体不能被分离，则应该在对抗生素治疗无反应时，则考虑扩大或者更换抗生素。

（二）重颅内并发症的治疗

如果出现了颅内压增高的表现，必须采取降低颅内压的措施（如上身抬高30°，甘露醇渗透治疗，辅助通气时正常通气，颅内压无法控制时尽可能短时的过度通气使 PCO_2 降低

32mmHg，深度镇静，脑积水时行外引流术）。在昏睡或者昏迷的患者用 ICP 监测很有利。对于动脉性脑血管并发症（动脉炎、血管痉挛）目前为止还没有可靠的治疗方法。与蛛网膜下隙出血一样，血管痉挛时可给予尼莫地平，以及轻度高血容量并发血液稀释等。如果给予尼莫地平，由于存在动脉压低下的危险，必须动脉内监测血压。

在细菌性脑膜炎，尚缺乏关于针对感染性窦和静脉血栓抗凝疗效的科学证据。前瞻性对照研究目前还没有。然而在一个回顾性研究中，有感染性窦或静脉血栓的患者显示对肝素治疗效果较好。在有脑膜炎相关性横窦血栓的病例报道中出血风险增加。当 MRI（或 DSA）证实的感染性窦或静脉血栓，在排除横窦受累（脑内出血危险）后，推荐经静脉给予肝素进行抗凝治疗。

当癫痫发作或者 EEG 证明有典型的癫痫波型时，可以进行抗癫痫治疗（如用苯妥英钠、丙戊酸钠或左乙拉西坦达到快速静脉饱和）。

（三）地塞米松

一项欧洲的前瞻性安慰剂对照的随机多中心研究，对 301 个患细菌性脑膜炎的成年人进行了研究，在这个研究中，于第一次给抗生素之前 15～20min 使用地塞米松（10mg）或者安慰剂，然后每 6h 一次，总共 4d。在这个研究中显示了地塞米松治疗有好的作用。地塞米松显著降低死亡率和不利临床病程的出现。一个亚组分析显示，地塞米松只在肺炎球菌性脑膜炎患者有效，在其他病因引起的脑膜炎无效，如脑膜炎球菌引起的脑膜炎。

在医疗发达国家，糖皮质激素对病死率的良好作用在很多 Meta 分析中都得到证明。对医疗有限的发展中国家和高 HIV 阳性的部分患者，地塞米松证实对细菌性脑膜炎没有作用。

亚组分析显示糖皮质激素只有在医疗高度发达的国家对降低肺炎球菌脑膜炎死亡率有效。

总之，在德国根据现有的数据，对疑似细菌性脑膜炎（即临床怀疑加上混浊脑脊液，革兰染色脑脊液中细菌证据，或者脑脊液白细胞数 > 1 000/µl）成年患者推荐给予地塞米松。地塞米松的剂量是 10mg，i. v. 直接于抗生素使用前给药。每 6h 给予 10mg 地塞米松持续总共 4d。

在地塞米松治疗期间推荐给予胃保护治疗（如 Pantoprazol），以及低剂量肝素预防血栓。

与安慰剂相比，地塞米松不良反应的发生率（胃肠出血）似乎并没有升高。如果除了肺炎球菌的其他病原体被证实，应该停用地塞米松。

细菌性心内膜炎引起的脑膜炎和新生儿细菌性脑膜炎患者不推荐使用糖皮质激素。

至于地塞米松多大程度上影响经 MRA 或血管造影证实的动脉性脑血管并发症（动脉炎、血管痉挛），到目前还不清楚。

根据实验数据，在肺炎球菌脑膜炎的治疗中地塞米松影响了万古霉素在脑脊液中的扩散。所以在高青霉素耐受率肺炎球菌地区，如果同时给予地塞米松，则应优先头孢曲松俐福平联合治疗，而不是头孢曲松或万古霉素。

（四）卫生措施

疑似脑膜炎球菌引起的脑膜炎（点状皮疹，在脑脊液革兰染色时革兰阴性球菌）的患者，必须在足够的抗生素治疗开始后 24h 内被隔离。期间护理人员和医生必须注意卫生措施（穿隔离衣，戴口罩、手套，手消毒）。在已有依据的疑似脑膜炎球菌脑引起的膜炎患者应该在相关负责的卫生机构登记，这样能够统计一个地区的患病率。密切接触的人员要进行追踪，宣教脑膜炎球菌脑膜炎增高的风险和可能的症状（如发热、寒战和头痛），并且推荐他们使用药物预防（表5-6）。

根据 Nationale Referenz Zentrum 对脑膜炎球菌的建议，密切的接触者为：

（1）所有家庭成员。

（2）有依据的疑似人员，如接触了患者的口咽分泌物如性伴侣，亲密的朋友，学校的同桌，医疗人员，例如对患者口对口人工呼吸，没有戴口罩进行插管和吸引。

（3）在幼儿园和6岁以下小孩密切接触的人员，分组隔离良好时，仅接触小组。

（4）其他社会机构的密切接触人员，如学生宿舍、兵营。

如果和源患者在发病开始的7~10d有密切接触，就应药物预防。并且应该尽可能快的实施。

如果是可以预防接种的脑膜炎球菌株引起脑膜炎球菌病，对于近期与源患者（血清型A、C、W或Y）有密切接触者（家庭成员），推荐接种相应疫苗。

九、预后

超过20%肺炎球菌性脑膜炎和李斯特细菌性脑膜炎患者将死亡。脑膜炎双球菌性脑膜炎的死亡率是3%~10%（表5-7）。神经系统后遗症（尤其听力障碍，神经精神症状，偏瘫，癫痫发作，极少共济失调，脑神经瘫痪和视力障碍，如同侧偏盲）的比例是20%~40%。

表5-7 成人细菌性脑膜炎的病死率

细菌性脑膜炎的类型	病死率
肺炎球菌脑膜炎	15%~30%
脑膜炎球菌性脑膜炎	3%~10%
李斯特菌性脑膜炎	20%~30%
金黄色葡萄球菌性脑膜炎	20%~40%
革兰阴性菌脑膜炎	20%~30%

（彩 霞）

第二节 脑脓肿和脊髓脓肿

一、脑脓肿

脑脓肿的发生率约每年4/10 000 000，男性多于女性，平均年龄30~45岁。除了原发性感染，如外科手术或穿透性颅脑损伤（高达20%）外，还有心脏疾病和其他感染灶（心、肺、肾、皮肤）所致的继发感染（25%~30%），以及高达50%的接触传染（中耳炎、乳突炎、鼻窦炎、牙髓炎）。

单独的脑脓肿出现在原发感染或者接触传染，通常为多种微生物感染，常发生在额叶和颞叶（偶尔小脑）。继发感染多为单微生物感染所致，脓肿多发。

特殊的脑脓肿情况见于免疫抑制的患者（AIDS，器官移植后状况，免疫抑制治疗，细胞生长抑制治疗等），这些常为多发性脓肿，没有明确的解剖部位，其致病菌与免疫正常的人完全不同。

（一）病因和发病机制

易感因素与脑脓肿的部位和致病菌谱有关。最重要的易感因素、感染途径、典型致病菌谱以及相应典型的脓肿部位见表5-8，表5-9和表5-10。

表5-8　周围组织蔓延性脑脓肿：易感因素、典型的病原体、特征性部位

易感因素	典型病原体（大多数是多种病原体同时感染）	特征性部位
中耳炎/乳突炎	链球菌	颞叶
	拟杆菌	
罕见：蝶窦炎	肠杆菌	
	流感嗜血杆菌	-
	金黄色葡萄球菌	
额窦炎	梭杆菌属	额叶
筛窦炎、牙源性	拟杆菌属	额底
蝶窦炎	链球菌	-

表5-9　原发性脑脓肿：易感因素、典型的病原体和特征性部位

易感因素	典型病原体	特征性部位
神经外科手术后的状态	金黄色葡萄球菌、链球菌	手术区域
贯穿性颅脑损伤后的状态	肠杆菌、梭状芽孢杆菌属	受伤区域

表5-10　继发性脑脓肿：易感因素、典型的病原体和特征性部位

易感因素	典型病原体	特征性部位
先天性心脏病（右-左分流）	草绿色链球菌、链球菌（尤其是厌氧性）、流感嗜血杆菌属	多发性、可能是相应的血管供血区
细菌性心内膜炎	草绿色链球菌、肠球菌、金黄色葡萄球菌、念珠菌属、曲霉菌属	-
菌血症（无特定来源）	沙门菌属、金黄色葡萄球菌、单核细胞增多性李斯特菌	多发性脓肿
肺部感染（肺脓肿、支气管扩张）	梭杆菌、需氧性和厌氧性链球菌、拟杆菌、金黄色葡萄球菌、肠杆菌、放线菌属、星形诺卡菌	
泌尿生殖道	肠杆菌	-
胃肠道	金黄色葡萄球菌	-
皮肤感染	肠杆菌	-

经接触传染引发的脑脓肿大多是多微生物所致，是脑脓肿最常见的病因。20%的脑脓肿为原发性，是外科手术，或是穿透性颅脑损伤带入；这些脑脓肿多是单一细菌性，但也可以是多细菌引起。继发性的脑脓肿，发生率为25%～30%，为典型的多发性，通常分布在血管供应区，单一细菌引起为特征。10%～15%的患者发病机制不清。

（二）症状

仅在约 50% 的患者有典型的临床症状，如发热、头痛和局灶性神经系统功能缺失（表5－11）。脑脓肿诊断前症状持续的时间可以仅几小时，也可以几周。从首发症状出现后到诊断为脑脓肿通常平均持续 1～2 周。局部脑组织的液化和周围的水肿是神经系统症状的主要原因；20% 的脑脓肿的患者诊断时已经有了明显意识模糊，标志着预后不佳。发热见于50% 的患者。

表 5－11　脑脓肿的临床神经系统症状

症状	发生率
头痛	70%
发热	50%
局灶性神经功能缺失	50%
恶心、呕吐	20%～50%
脑痉挛发作（往往是局灶性开始，继发全身性发作，也有原发性全身性发作）	25%～45%
颈项强直	25%
颅内压增高（包括视盘水肿）	25%

PET 和特殊的 MRI 技术（如弥散加权 MRI）的进一步检查有利于脑脓肿的鉴别诊断，但不能从病因上对病原体特异分类。

脑脓肿的鉴别诊断：

（1）急性细菌性脑膜炎。

（2）硬膜外或硬膜下积脓。

（3）病毒性脑膜脑炎。

（4）原发性脑肿瘤（高度恶性星型细胞瘤）。

（5）原发性脑内淋巴瘤。

（6）颅外恶性肿瘤转移。

（7）吸收期脑内血肿。

（8）窦或脑静脉血栓时出血性静脉梗死。

（9）脑缺血亚急性期。

（10）放射性坏死。

（三）诊断

诊断方法可选择脑 CT 或者 MRI。脑炎期后，脑脓肿表现为由结缔组织包膜形成的典型环形强化并灶周水肿和占位效应。同时在接触感染引起的脑脓肿对于脑组织的评估中，必须仔细观察脑膜旁结构的变化（如鼻窦，乳突等）。耳鼻喉医生和口腔医生的会诊检查很重要。

原发或继发脑脓肿影响检查时，可能提示颅骨骨髓炎，颅骨缺损或骨折，以及术后改变（operation sresiduen）。继发性脓肿还需要胸片或胸部 CT，腹部超声或腹部 CT，超声心动图，心脏、肺、内科的，泌尿科和（或）皮肤科等检查。

对于有占位效应的脑脓肿患者进行腰穿为禁忌证（脑疝危险，脑室内破裂危险），大多情况下，脑脊液为非特异性改变，因此，脑脊液检查的说服力不大。

其他的诊断方法（表5-12），如PET或特殊MRI技术（如弥散加权MRI）在脑脓肿与其他占位效应的鉴别诊断，病因学的鉴别帮助也不大。

表5-12　CT（MRI）确定的脑脓肿处理方法

影像学检查结果	处理方法
脑脓肿（直径大于1cm）、位置较好（表浅）、危及生命的神经系统症状	CT（MRI）引导的立体抽吸＋经验性（也许已经局限）抗生素治疗
脓肿位置不佳、脓肿直径小、轻微的神经系统症状	经验性（也许局限了）抗生素治疗
创伤后脓肿腔内异物（骨头）的证据	神经外科病灶清除术＋经验性（也许局限了）抗生素治疗
免疫功能完好的多环形占位	CT引导的立体活检（也许经验性/局限性抗生素治疗）
免疫功能抑制的多环形占位	弓形虫特异性治疗、影像学监控

从脓肿抽吸（立体定向下）的脓液应立即行革兰染色和细菌的常规培养（厌氧和有氧）。对免疫受损的患者，应进一步进行真菌和支原体培养。

（四）治疗

抗生素治疗应尽可能早开始，即直接在"获得病菌"（抽吸，神经外科病灶清除）后根据经验原则选择抗生素足量使用。

这种经验性抗生素治疗主要根据所产生的感染途径（表5-13）。

表5-13　针对感染灶的相应经验性抗生素治疗

感染途径	抗生素治疗
周围组织蔓延	
中耳炎、乳突炎、鼻旁窦炎（引流后）	三代头孢菌素（如头孢他啶，3×2g静脉滴注）＋甲硝唑（4×500mg静脉滴注）
牙源性病灶、鼻旁窦炎（非未引流）	青霉素G（3百万单位静脉滴注）＋甲硝唑（4×500mg静脉滴注）
原发性CNS感染	
贯穿性颅脑损伤后	三代头孢菌素（头孢他啶3×2g静脉滴注）＋甲硝唑（4×500mg静脉滴注），也可能使用万古霉素、利奈唑胺、磷霉素
长时间的重症监护	三代头孢菌素，备选：美罗培南（3×2g静脉滴注）
神经外科手术后	青霉素酶抵抗的抗葡萄球菌青霉素［苯甲异噁唑青霉素、甲氧苯青霉素（3×4g静脉滴注）＋甲硝唑（4×500mg静脉滴注）］
继发性CNS感染	
血源性、积脓、肺脓肿	三代头孢菌素（头孢噻肟3×2g静脉滴注）＋甲硝唑（4×500mg静脉滴注）＋可能使用氨基糖苷类（阿米卡星4×500mg静脉滴注）
泌尿生殖道感染	
—急性	—头孢呋辛或甲氧苄啶-新诺明
—慢性	—三代头孢菌素

感染途径	抗生素治疗
心内膜炎	青霉素 G（6×5 百万单位静脉滴注） 葡萄球菌时：苯甲异噁唑青霉素、甲氧苯青霉素 甲氧苯青霉素抵抗的葡萄球菌时：磷霉素（3×8g 静脉滴注）＋利福平（600～1 200mg 静脉滴注） 备选：万古霉素（4×500mg 静脉滴注）

注：长时间重症监护的患者（开放性颅脑损伤、颅底骨折伴面颅骨骨折）注意：肠杆菌、耐甲氧西林的金黄色葡萄球菌（MRSA）、念珠菌感染。

1. 多学科治疗　立体定向抽吸或开放式神经外科病灶清除术的适应证见表 5 - 12。在阻塞性脑积水或脑室积脓（Pyozephalus）可行脑室外引流。接触感染或者继发感染导致脑脓肿形成时，力争尽可能快行最初感染灶清除，这点十分重要。

2. 辅助治疗策略　糖皮质激素效果从未前瞻性研究过。在 ICP 增高时，个别情况下可以考虑，同时还可以考虑短期使用高渗性物质以及神经外科减压手术。反复脑性抽搐发作的清醒患者应使用苯妥因钠（Diphe - nylhydantoin）或卡马西平（Carbamazepin）抗痫治疗。更新的抗痫药物如托吡酯（Topiramat）或左乙拉西坦（Levetiracetam）的价值在增加，但尚未完全确定。

联合传统的高压氧治疗（HBO）虽在应用，但也有争论。

（五）预后

约 10% 患者，在抗生素治疗结束后几周内可出现复发。与脑脓肿大小和部位相关的，10%～70% 患者有残留癫痫发作。死亡率为 5%～10%，其与意识障碍状况直接呈比例（表5 - 14）。

表 5 - 14　早期意识状态对脑脓肿病死率的影响

意识状态	病死率（%）
意识清楚（GCS≥14）	0
嗜睡（GCS10～13）	4
昏睡（GCS7～9）	59
昏迷（GCS＜7）	82

约 65% 存活患者五年后神经系统至少基本上康复。但最新的神经系统检查表明，即使十年后，在大量的脑脓肿患者仍存在广泛的神经精神缺失表现，而且与脓肿大小和部位不相关。

前不久发表的"影像学严重程度指数（Imaging Severity Index，ISI）"则支持早期潜在预后评估。

二、脊髓脓肿

椎管内脓肿主要位于硬脊膜外，典型常为胸和（或）腰脊髓背侧。高龄（70 岁）患者最常见，通常仅延伸少数脊柱节段，但在个别情况下也呈广泛延伸，少见病例也可见到硬膜下积脓以及髓内脓肿。通常为每3个病患中可能伴有脊椎炎（椎体骨髓炎）或椎体炎。

只在这些少数情况下，脊髓脓肿患者需要重症治疗，例如脓肿向上颈髓范围扩散或者并发脑膜炎时。

据此，这些复杂的疾病表现也仅短期考虑重症监护治疗。

（一）病因和发病机制

脊髓腹侧硬脊膜外脓肿（包括硬膜下积脓）病因常为脊柱炎或椎间盘炎。背侧硬脊膜外脓肿形成常由于神经外科手术或者由于血源性形成。只有20%的脊髓脓肿或硬膜外脓肿位于颈部。

许多普通医学疾病对脊髓或硬膜外脓肿有易感作用。

容易导致脊髓或硬脊膜外脓肿的普通医学疾病：

1. 继发性

（1）酒精性疾病并肝硬化。

（2）恶性肿瘤。

（3）肾衰竭。

（4）糖尿病。

（5）静脉内毒品依赖。

（6）慢性阻塞性肺疾病。

2. 接触传染（per continuitatem）

（1）咽后壁脓肿。

（2）脊柱炎。

3. 原发性　脊柱和脊髓部位神经外科或骨科手术。

2/3的脊髓脓肿是由于金黄色葡萄球菌导致，而20%由于革兰阴性厌氧菌导致。多细菌性脊髓脓肿可达10%，每个脊髓脓肿都要与结核分枝杆菌进行鉴别诊断，个别病例中也发现罕见细菌、真菌或者指形长刺线虫（Helminthen）等。

（二）症状

脊髓脓肿可以发展成为急性的、危及生命的神经系统疾病，例如发生透壁性脑膜炎（Durchwan – derungsmeningitis），或者脓肿在颈椎扩散导致面瘫及呼吸功能不全时。

脊髓脓肿的初始症状大多常缺乏特异性，表现为严重背痛和发热。

症状持续时间可由几天或几周到几个月。当非特异性症状持续几周到几月时，病程就可以出现急性甚至超急性的危及生命的疾病表现，例如进展为急性高位截瘫和（或）急性细菌性脊膜炎。因为占位效应很少发生因继发性缺血（动脉炎性）或血栓静脉炎（静脉血栓）所致的继发性动脉或（和）静脉性梗死，以及局部毒性作用导致的快速且完全性相应节段脊髓功能障碍。占位效应很少成为发病机制（而且是可治疗的）。

（三）诊断

不同时期多模式的神经放射学检查对于怀疑脊髓脓肿时的诊断十分重要。脊柱X线平片可以显示椎间盘炎或椎体炎，增强CT可以显示相应脊柱平面脊髓或硬膜下脓肿或积脓。如果可能，MRI为最好的影像诊断方法。伴随的脊髓旁、椎旁脓肿可以用MRI和CT明确，尤其可以清晰显示其解剖关系。

结核性椎体炎与化脓性椎体炎的鉴别似乎较难。几项可以区分的 MRI 指标列于表 5 - 15。在临床已明确的透壁性脑膜炎，脑脊液可以表现出细菌性脑膜炎的典型特征。

表 5 – 15 MRI 对结核性脊椎炎和化脓性脊椎炎的鉴别

	结核性脊椎炎	化脓性脊椎炎
椎体局部明显异质性强化	100%	6%
增强扫描时椎体弥散均质性强化	0%	94%
增强扫描时骨内脓肿灶环形强化	79%	0%
增强扫描时椎间盘内脓肿环形强化	9%	64%
明显局限的确切脊柱旁信号强度异常	82%	18%

脊髓脓肿最重要的鉴别诊断：

（1）进行性椎间盘改变。

（2）非感染性炎症性脊柱疾病。

（3）脊柱结核。

（4）个别情况如横断性脊髓炎或者脊柱肿瘤或脊柱或脊髓范围恶性占位性病变。

（四）治疗

当脊髓脓肿或积脓的占位效应导致急性、进行性恶化的神经系统症状时，应立刻进行急诊手术减压，并应同时针对最可能的病原菌进行抗生素治疗。

由于葡萄球菌为大多数脊髓脓肿的病原体，经验性的抗感染药物治疗应首先考虑针对葡萄球菌。金黄色葡萄球菌（革兰阴性菌同样）通常通过血源扩散，见于穿透性损伤和神经外科手术后（含局部浸润）以及感染病灶的局部扩散。在血源性控制时，经验性应用抗菌药物治疗需用耐青霉素酶（Penicillinasefest）青霉素（如苯唑西林 Oxacillin, i. v. 氟氯西林 Floxacillin i. v. 4 ×4g 每天）或第一代头孢菌素（如 3 ×2g 头孢唑啉 Cefazolin i. v.），最好联合磷霉素（3 ×8g, i. v.）。可以选择的治疗药物为万古霉素，利福平，可能的话，还有利奈唑胺，这些主要在已经长时间住院且在多耐药或青霉素耐药的葡萄球菌时选择。在感染性局部扩散时，同样在神经外科或有创性手术后（除了葡萄球菌外，还有革兰阴性菌）应采用头孢三代或甚至甲硝唑（4 ×500mg i. v.）。

（五）预后及临床进展

当出现 CNS 缺失症状，特别是脊髓横断症状，超过 2d 或者更长时，仅有 50% 的患者有恢复可能。当出现完全偏瘫并以血液循环障碍事件突发表现时，神经康复的概率最低。

在所有脊髓脓肿，总的来看，仅 40% 完全康复，25% 有根性或分离性横断症状，20% 则遗留完全横断综合征，死亡率为 10% ~ 15%，尤其出现在脑膜炎，败血症综合征或重症医学并发症时。

（彩　霞）

第六章

神经系统疾病血管介入治疗

第一节 脑动脉瘤

一、概述

脑动脉瘤（cerebral aneursm）是颅内动脉主干或分支弹力层阙如或损伤所致的局限性囊状或梭状扩张的器质性病损。好发于颅底动脉及其分叉处，病理学基础是动脉管壁中层缺陷、动脉粥样硬化和高血压等。发病率为0.2%~2%，破裂发生率约万分之一，好发于40~60岁的人群，女性多于男性。发病原因尚不完全清楚，多数学者认为是先天血管壁发育不良加上后天各种因素所致。它是引起蛛网膜下隙出血最常见的原因，俗称颅内不定时"炸弹"。近十年来诊治水平已获得显著提高，预后也较乐观，是颅内最有治疗价值的一种疾病。

二、病因

1. 血流动力学因素　如下所述。

（1）部位：在颅底动脉分叉部、分支开口部或转弯部，搏动压力分布不均匀，引起局部内弹力层变性或损害。

（2）血流量：远端动静脉畸形所致的近端动脉的血流量增加；对侧同部位血管阙如、发育不良或被结扎，持续存在的颈动脉－基底动脉吻合（三叉动脉、耳动脉、舌下动脉、颈椎前动脉）和基底动脉－脑膜中动脉吻合所致的血流量增加；颅内主干血管病理性闭塞或医源性结扎所致的其他血管血流量增加。

（3）血压：因主动脉缩窄、多囊肾、肾动脉纤维肌肉变性等所致的血压升高以及相伴随的血管内膜的病损。

2. 病理结构因素　病理结构因素主要有：①中膜和弹力层缺损。②瘤前期病变：包括漏斗样改变、局部变薄、微动脉瘤。

3. 遗传因素　遗传因素见于家族性颅内动脉瘤或遗传性血管异常，常用CTA可以筛查检出。

4. 外伤因素　外伤因素如颅骨骨折、异物穿入、手术损伤等因素所致的假性动脉瘤或夹层动脉瘤。

5. 感染因素　感染因素如梅毒感染后所致的动脉内膜及管壁的病损所致或细菌感染所致。

6. 肿瘤因素　肿瘤因素常见绒毛膜上皮癌、心房黏液瘤或未分化癌所致的动脉瘤，还有某些肿瘤对颅底动脉的压迫所致的近心端动脉膨大或梭状动脉瘤等。

7. 其他疾病因素　其他疾病因素如肉芽肿性（巨细胞型）脉管炎、系统性红斑狼疮、烟雾病等所致的病理性囊状突起。

三、脑动脉瘤的临床分类

（一）根据形态分类

（1）囊状动脉瘤。

（2）梭形动脉瘤。

（3）夹层动脉瘤。

（二）根据大小分类

（1）小型（<5mm）。

（2）中型（5~10mm）。

（3）大型（11~25mm）。

（4）巨大型（>25mm）。

（三）根据部位分类

1. 前循环动脉瘤　①颈内动脉（颈动脉岩段、海绵窦内、床突旁或眼动脉、后交通动脉、脉络膜前动脉、颈内动脉分叉部）；②大脑前动脉（A_1段、前交通、A_2段）；③大脑中动脉（大脑中动脉主干、分叉部、周围部）。

2. 后循环动脉瘤　①椎动脉（主干、小脑后下动脉）；②基底动脉（分叉部、小脑上动脉、小脑前下动脉、基底动脉干、两侧椎动脉结合部）；③大脑后动脉（P_1段、P_2段和P_3段等）。

（四）临床分级可分为（蛛网膜下隙出血 Hunt－Hess 分级）

1. Ⅰ级　曾有短暂意识丧失（<5分钟），神志清醒，仅有轻度头痛，无神经系统功能障碍。

2. Ⅱ级　曾有意丧失（>5分钟），意识和神经系统功能无障碍，有中、重度头痛、颈抗、眼球运动麻痹。

3. Ⅲ级　意识模糊、嗜睡，不能完成简单指令，用词不确切，瞳孔不对称或无反应，轻度局灶性神经功能缺陷。

4. Ⅳ级　昏迷，中重度偏瘫，早期出现脑强直，生命体征不稳定。

5. Ⅴ级　重度昏迷、去脑强直状态和濒死状态。

四、脑动脉瘤发病率和自然转归

（一）发病率

1. 年龄　10岁内动脉瘤破裂极为少见，但以后每过10年动脉瘤发病率都有增加。据统计每过 10 年的发病率如下：第一个 10 年 <1%；第二个 10 年 2%；第三个 10 年 6%；第四个 10 年 15%，第五个 10 年 26%；第 6 个 10 年 28%；第 7 个 10 年 16%；第 8 个 10 年 6%。还有人证明，如果扣除老年人占人口比率逐渐减少的因素，那么动脉瘤发病率是随着年龄增加而上升的。高峰期主要集中在 40～60 岁的人群，根据我院近 3 000 例动脉瘤资料显示，40～60 岁人群占 68.2%。

2. 性别　统计资料表明女性动脉瘤更为多见（56%），50 岁左右女性即开始超过男性，这可能部分是由于老年人女性比率较高之故，主要原因可能与女性动脉管壁中层发育有关。

3. 破裂发生率　脑动脉瘤尸检发现发生率明显与尸检人员技术水平有关，亦与某一机构所收容患者的年龄有关。据尸检统计发现有动脉瘤者为 1.43%～1.6%，已破裂者为 1% 左右。每年发生蛛网膜下隙出血者，每 10 万人口为 6～10.9 人（约万分之一），而动脉瘤破裂出血占蛛网膜下隙出血的 77.2%，我院资料显示占 78.4%。McCormick 等对 136 例动脉瘤进行病理学研究，发现已破裂者约为 40%。

（二）自然转归

脑动脉瘤是蛛网膜下隙出血最常见的原因，早期死亡率高达 36%。脑动脉瘤破裂后在 72 小时内死亡者 90% 并发有颅内血肿。据近期文献报道，单个动脉瘤第一次出血患者的死亡率为 20%～30%，第二次出血的死亡率为 40%～50%，实际上有很多患者出血后没到达医院即死亡，故有人估计第一次出血的死亡率高达 40%，第二次出血的死亡率为 60%。又据 Pakarinen 统计，第一次出血后经保守治疗存活下来的患者，有 35% 将在一年内因再出血而死亡，51% 将在 5 年内死亡。有学者统计未破的动脉瘤随访 1～10 年，每年有 1%～2.2% 的患者发生出血，出血后发生严重病残或死亡者超过 60%。归纳大致如下：第一次出血患者的死亡率为 30% 左右，第二次出血的死亡率为 60% 左右，第三次出血的死亡率为 90% 左右，即使存活的病例生存质量也极差。

五、临床表现

（一）未破裂动脉瘤

（1）一般无任何症状：少数患者有轻微头痛。

（2）颅神经麻痹：眼睑下垂。

（3）占位效应。

（二）破裂动脉瘤

（1）蛛网膜下隙出血表现：剧烈头痛、呕吐和颈抗最常见。

（2）颅内压增高表现：头痛、呕吐和视神经盘水肿。

（3）脑血管痉挛表现：从出血的打击中恢复过来的患者，死亡和残废最重要的原因是脑血管痉挛。出血后 3～4 天内较少见，而破裂出血后的 4～12 天内 30%～70% 的患者可发现有脑血管痉挛。但仅有 20%～30% 的患者有延迟性缺血所致的临床症状恶化（症状性脑血管痉挛）。这些患者在血管造影上均显示严重的局限性或普遍性脑血管痉挛。其中半数死亡，半数虽存活但遗有严重神经功能障碍。血管造影上的痉挛常可持续 3～4 周，多数有头痛症状，少数病例出血后的 10～12 天内也很少出现症状。动脉瘤的部位与痉挛似乎无明显关系。脑血管痉挛发生后 4～6 天或出血后 10～12 天达其高峰，并常由血管近端向远端发展。

主要临床表现为：①头痛加重；②意识障碍加重；③颈项强直加重；④神经系统体征明显；⑤低热（可能由于脑脊液中含血、丘脑下部散热中枢及汗腺功能受损所致）。

六、脑动脉瘤的诊断

（一）CT 扫描

CT 扫描是诊断蛛网膜下隙出血的最常用的方法（图 6-1，图 6-2）。遇有怀疑为 SAH 的患者应首先进行 CT 平扫，其准确率与出血量、出血距检查的时间和扫描的质量有关，时间越短，阳性率越高。Kassell 等报告 1 553 例已确诊为 SAH 的患者中，在 SAH 发生后 24 小时内行 CT 扫描，仅有 3% 为阴性。我院类似的资料统计阴性 2% 不到。

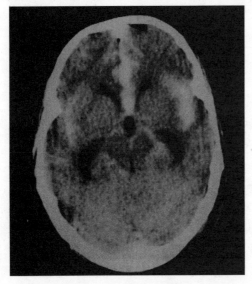

图 6-1 典型蛛网膜下隙出血

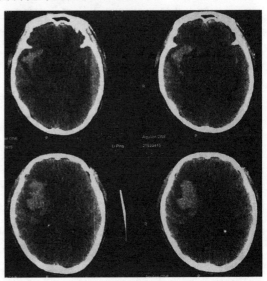

图 6-2 蛛网膜下隙出血伴侧裂血肿

（二）CTA

CTA 是筛查颅内动脉瘤的主要手段（图 6-3~图 6-5），具有无创、及时和费用便宜等优势。

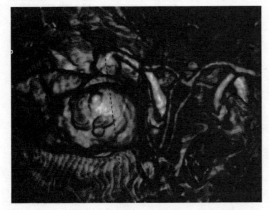

图 6-3 64 排 CTA 示大脑中巨大动脉瘤

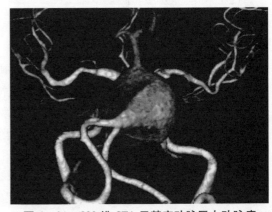

图 6-4A 320 排 CTA 示基底动脉巨大动脉瘤

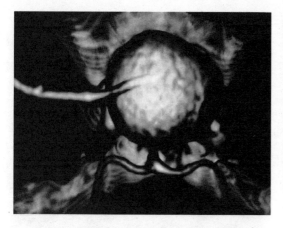

图 6 -4B　320 排 CTA 示颈动脉巨大动脉瘤

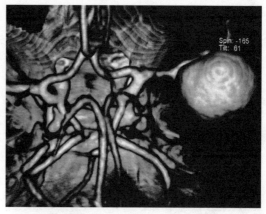

图 6 -5　320 排 CTA 示大脑中动脉巨大动脉瘤

（三） MRA

MRA 在筛查颅内动脉瘤中有一定价值（图 6 -6，图 6 -7），尤其 3.0T 高场强磁共振。

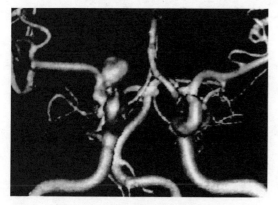

图 6 -6　MRA 示大脑中动脉瘤

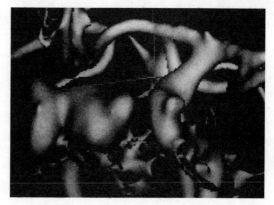

图 6 -7　MRA 示颈内动脉动脉瘤

（四）腰椎穿刺

腰椎穿刺是诊断 SAH 的直接证据，当疑有 SAH 但 CT 为阴性时可行腰椎穿刺加以确定或者用 CTA 和 MRA 等工具排除是否有脑动脉瘤即可。SAH 后腰椎穿刺的禁忌证有：凝血功能异常、颅内压增高、疑有脊髓血管畸形和穿刺部位有感染。SAH 后常会有颅内压增高，故必须行腰椎穿刺时应特别谨慎，放液宜少宜慢，放液过多过快容易导致脑疝。如颅内压降低过多可增加动脉瘤壁的穿壁压（transmural pressure），即动脉瘤壁内外压力差，导致动脉瘤破裂。据报告，SAH 后行腰椎穿刺者，有 10% 的患者在 24h 内病情发生恶化，不可不慎。鉴于上述风险，目前腰椎穿刺来诊断 SAH 或明确动脉瘤很少使用。

（五）DSA

DSA 是确诊颅内动脉瘤的金标准（图 6 -8，图 6 -9），3D -DSA 不但能够显示动脉瘤大小，还可了解其周围的三维解剖结构，对治疗有很大帮助。

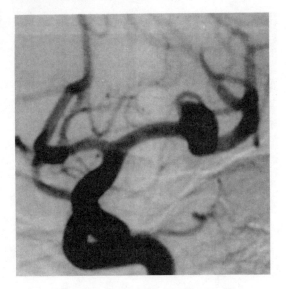

图 6-8　DSA 示大脑中动脉动脉瘤

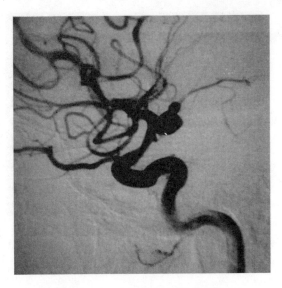

图 6-9　DSA 示颈内动脉动脉瘤

七、脑动脉瘤的血管内介入治疗

（一）介入治疗简史

　　最早采用可脱性球囊作为一种"血管阻塞剂"来暂时或永久闭塞脑动脉瘤，是苏联的 Hisiuk，但那时并未应用到临床。Fogarty 提出一种不可脱的球囊导管，主要用于血管内的血栓取出，同时也可连同载瘤动脉一起闭塞脑动脉瘤。Serbinenko 发明的球囊导管使这项工作迈入了一新的阶段，他可以应用不同的显微球囊导管进入动脉瘤血管内，并在确定的部位解脱，永久性闭塞动脉瘤。Serbinenko 将闭塞动脉瘤、保留载瘤动脉的通畅和功能称为"动脉瘤的重建手术"。20 世纪 90 年代 Moret 设计的机械解脱弹簧（MDS）和 Guglielmi 设计的电解脱弹簧（GDC）曾经代表着血管治疗颅内动脉瘤的新一代栓塞材料，随后新材料不断问世（图 6-10～图 6-13）。21 世纪以来，栓塞材料在广度和深度方面都有了提升，技术也有了明显的进步。从单纯栓塞技术、双导管技术、导管导丝技术、球囊辅助技术、支架辅助技术到密网支架技术都得益于材料的进步。

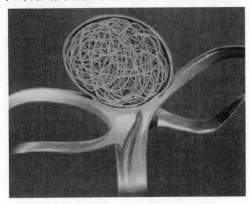

图 6-10　水解弹簧圈 DCS

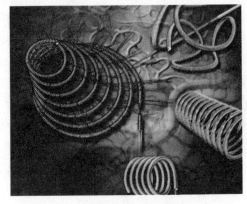

图 6-11　带纤毛弹簧圈

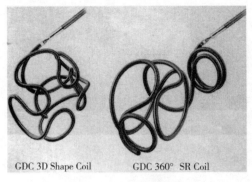

GDC 3D Shape Coil　　GDC 360° SR Coil

图6-12　三维弹簧圈

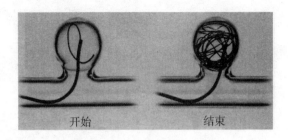

开始　　　　　　结束

图6-13　三维弹簧圈栓塞过程

（二）穿刺技术

主要是股动脉穿刺技术和颈动脉穿刺技术，前者最常采用，后者在主动脉弓大血管极度弯曲的情况下偶尔使用。本院曾采用股动脉穿刺技术处理颅内动脉瘤近3 000例，其中近20例由于颈动脉与弓的角度太弯曲而采用颈动脉穿刺技术来处理。

（三）麻醉方法

多数治疗中心采用全身麻醉为主，少数单位采用局部麻醉为主，各有利弊，视病情况而定。要采用局部麻醉必须满足以下条件：①患者一定能配合；②操作者熟练；③动脉瘤瘤颈和瘤体比合理；④动脉路径弯曲度不太大。

（四）栓塞技术

输送弹簧圈的微导管顺利地进入动脉瘤是关键。不同学者均有各自熟悉的导管技术和方法。

1. 物品准备　物品包括：①穿刺针；②6F鞘；③导引导管；④Y形带阀接头（2个以上）；⑤三通（3个以上）；⑥2mL、5mL和10mL注射各一个；⑦双标微导管；⑧压力袋；⑨输液器；⑩各种导丝；⑪各种型号支架；⑫各种型号弹簧圈；⑬各种辅助球囊；⑭各种解脱器。

2. 操作步骤　如下所述。

（1）股动脉穿刺：腹股沟区消毒铺敷后，用利多卡因封闭穿刺点，用尖刀片挑开3mm的皮肤切口，用穿刺针穿刺成功后置入股动脉鞘，静脉应用肝素以防血栓形成，从鞘中送入导引导管抵达病损血管或目标血管，采用同轴技术再于导引导管中装入微导管（塑形的微导管可用短鞘引导以免头端折断损伤），将其送至被栓的动脉瘤中，选择相应大小的弹簧圈栓塞并解脱，栓塞结束后用鱼精蛋白中和肝素。

（2）颈动脉穿刺：全身麻醉生效后颈侧前区消毒，用穿刺针穿刺成功后置入穿刺针鞘，针鞘接Y阀和滴注线从针鞘中送入微导管，将其送至被栓的动脉瘤中进行栓塞，结束后压迫止血15分钟。

3. 各种栓塞技术　如下所述。

（1）单纯栓塞技术（图6-14）：一根微导管放在瘤颈口中释放弹簧圈。

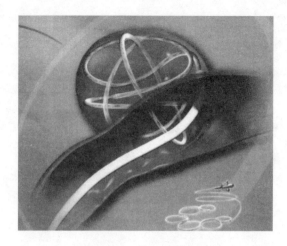

图 6 – 14　单纯栓塞技术

（2）双导管技术（图 6 – 15）：一根微导管放在载瘤动脉改变瘤颈口大小以防止脱出，另一根微导管放在动脉瘤腔中释放弹簧圈。

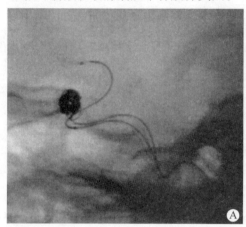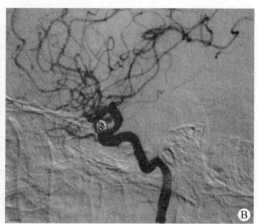

图 6 – 15　A. 双导管技术（栓塞中）；B. 双导管技术（栓塞后）

（3）导管导丝技术：一根微导丝放在载瘤动脉或者塑形成 J 形头放在瘤颈口处堵住瘤颈口防止弹簧圈脱出，另一根微导管放在动脉瘤腔中释放弹簧圈。

（4）球囊辅助技术：一根球囊导管放在瘤颈口处充盈球囊堵住瘤颈口，另一根微导管放在动脉瘤腔中释放弹簧圈。

（5）支架辅助技术（图 6 – 16）：将一个支架放置在瘤颈口处，另一根微导管通过支架网眼放置在动脉瘤腔中释放弹簧圈；或者先将一根微导管放入动脉瘤腔中释放部分弹簧圈固定微导管头端，再全部释放支架或部分释放支架覆盖瘤颈口。

（6）诱导式栓塞技术：在动脉瘤腔或载瘤动脉近心端放置 1 ~ 2 个弹簧圈，诱发动脉瘤腔血栓形成或者远心端代偿建立。具体步骤如下：①首先在全身肝素化的情况下将微导管头端放置在巨大动脉瘤腔的近心端，选择一枚又大又长的弹簧圈（有时加一个带纤毛的弹簧圈最好），使其瘤腔内具备血栓形成的基础。②将微导管退回载瘤的近心端再放置 1 个比载瘤动脉管径较大的微弹簧圈，造影观察动脉瘤显影的情况，是否有造影剂滞留或不显影的范围。③若巨大动脉瘤瘤腔仍全部显影或未见明显的造影剂滞留，还可以在第二个弹簧圈后方释放一枚弹簧圈（GDC、EDC、DCS 等均可）或比较经济的机械可脱弹簧圈（MDS），造影证实如果血流阻断 50% 以上或瘤腔内造影剂滞留或显影的范围明显缩小方可停止手术。④术后抗凝治疗 3 周至 3 月左右（第一个月每天口服阿司匹林 0.2 克、第二个月每天口服阿司匹林 0.1 克、第三个月每天口服阿司匹林 0.05 克）充分建立巨大动脉瘤远心端脑组织的侧支循环代偿，诱导其动脉瘤腔内血栓缓慢形成，达到治疗效果。

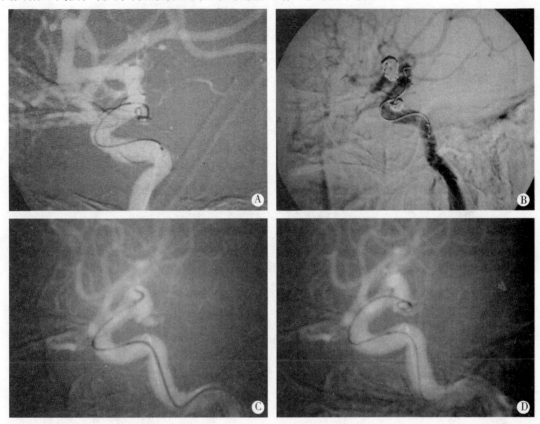

图 6-16　A. LEO 支架辅助技术（栓塞中）；B. Solitair 支架辅助技术（栓塞中）；C. Enterprise 支架辅助技术；D. Enterprise 支架半释放＋弹簧圈释放技术

（五）不同部位动脉瘤的特点及栓塞

颅内动脉瘤部位分为颈内动脉、大脑前动脉、大脑中动脉、椎基底动脉等几个部位，各部位动脉瘤有其独特性（图 6-17 ～图 6-23）。

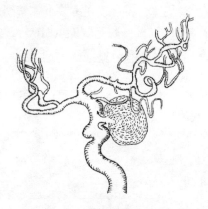

图 6 - 17　左颈内动脉动脉瘤

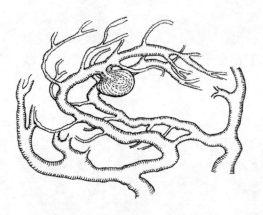

图 6 - 18　右大脑前动脉动脉瘤

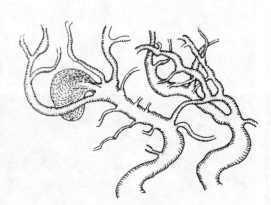

图 6 - 19　右大脑中动脉动脉瘤

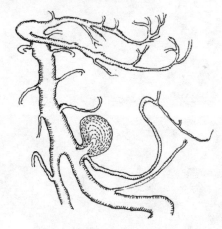

图 6 - 20　右椎动脉动脉瘤

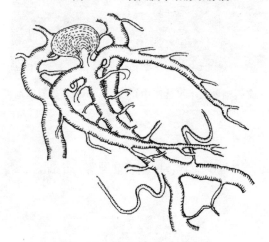

图 6 - 21　基底动脉末端动脉瘤

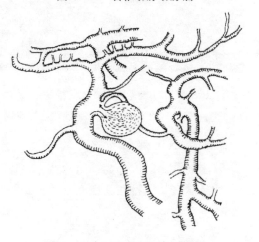

图 6 - 22　右后交通动脉动脉瘤

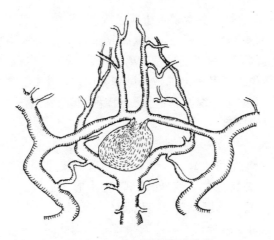

图 6 - 23　左侧前交通动脉瘤

1. 颈内动脉动脉瘤　颈内动脉动脉瘤包括岩骨段动脉瘤、海绵窦段动脉瘤、眼段动脉瘤、颈内动脉 - 后交通动脉瘤、颈内动脉 - 脉络膜前动脉瘤和颈内动脉分叉部动脉瘤，约占全部颅内动脉瘤 41.3% 是动脉瘤最好发的部位。岩骨段颈内动脉动脉瘤极为少见，主要临床表现为前庭蜗神经损害，有时易误诊为听神经瘤，该部位动脉瘤手术极为困难，介入治疗以球囊闭塞载瘤动脉为主，也有弹簧圈栓塞的报道，疗效较好；海绵窦段颈内动脉瘤占全部动脉瘤的 3% ~6%，多见于中年女性，临床表现以压迫症状为主，蛛网膜下隙出血者很少，40% 左右的病例无症状，该部位动脉瘤手术难度很大，治疗以介入治疗为主，海绵窦段颈内动脉动脉瘤大型、巨大型所占比例较高，多采用载瘤动脉闭塞术治疗，诱导式栓塞治疗也是其治疗方法之一；眼动脉段颈内动脉动脉瘤指颈内动脉分出眼动脉至分出后交通动脉之间的动脉瘤，也有人称之为眼动脉瘤、床突旁动脉瘤，占全部动脉瘤的 0.5% ~9.3%，女性多见，临床表现以视力障碍为主，该部位动脉瘤常伴有对侧相同部位或其他部位动脉瘤，且大型、巨大型动脉瘤较多见，因其与海绵窦、视神经、前床突关系密切，故手术困难，介入治疗以弹簧圈栓塞为主，巨大动脉瘤可闭塞载瘤动脉或支架辅助栓塞；后交通动脉瘤发生于颈内动脉分出后交通动脉处，占全部动脉瘤的 25%，女性明显多于男性，主要临床表现是蛛网膜下隙出血和动眼神经麻痹，后交通动脉瘤被认为是最适合手术治疗的动脉瘤之一，手术难度较小，效果较好，以前多数病例采用手术治疗，但近年来介入治疗疗效已接近手术结果，介入治疗病例逐渐增多，后交通动脉瘤以小型为主，大型、巨大型少见，介入治疗主采用弹簧圈栓塞，有时支架或球囊辅助栓塞；脉络膜前动脉瘤占全部动脉瘤的 2% ~5%，临床表现与后交通动脉动脉瘤相似，治疗方法也相似；颈内动脉分叉部动脉瘤占全部动脉瘤的 2.9% ~7.1%，男性、年轻者多见，临床表现多为蛛网膜下隙出血，大型或巨大型者可有视力障碍，该部位动脉瘤毗邻许多穿支动脉，如 Heubner 返动脉、内侧豆纹动脉、外侧豆纹动脉、丘脑前穿动脉等，手术夹闭风险较大，并发症较多，而介入治疗风险小，效果较好。

2. 大脑前动脉动脉瘤　大脑前动脉动脉瘤约占全部动脉瘤的 30%，前交通动脉动脉瘤手术或不能耐受手术的病例才采用介入治疗，但手术治疗并发症也较多，如静脉性脑梗死、嗅觉丧失、记忆力减退、精神症状等，而介入治疗随着材料和技术的进步，疗效不断提高，现在认为大多数前交通动脉动脉瘤都可采用介入治疗；大脑前动脉远端动脉瘤约占全部动脉瘤的 4.4%，常发生于胼周动脉，少数发生于额极或胼缘动脉，破裂动脉瘤占大多数，由于该部位动脉瘤破裂出血后的症状较重，且动脉瘤显露和载瘤动脉控制困难，术中破裂概率高，因此手术预后较差，同时，由于动脉瘤远离 Willis 环，微导管难以到位，栓塞术中破裂概率高，因此介入治疗效果也不及其他部位动脉瘤，但仍可接受，有的效果较好；大脑前动脉主干动脉瘤，即 A1 段动脉瘤，发病率很低，约占全部动脉瘤的 1.5%，巨大、夹层动脉瘤所占比例较高，治疗之较困难。

3. 大脑中动脉动脉瘤 大脑中动脉动脉瘤约占全部动脉瘤的 20%，大多位于大脑中动脉分叉部，少数位于其主干或远端分支。大脑中动脉分叉部动脉瘤占全部动脉瘤 12%~15%，未破裂者常常无症状或有占位症状，破裂者易形成血肿，出现偏瘫、失语等症状，CT 表现为一侧侧裂池血肿较有诊断价值，有时要与高血压脑出血血肿鉴别，由于该部位动脉瘤手术入路较近，动脉瘤较易分离，手术效果较好，因此多主张手术治疗，但在一些选择性病例，介入治疗也能达到较好效果；大脑中动脉主干及远端动脉瘤发病率很低，治疗以手术为主，未有大宗介入治疗报告，有些文献提及介入治疗的动脉瘤中包括这些部位动脉瘤，但未单独分析其疗效。

4. 椎基底动脉系统动脉瘤 椎基底动脉系统动脉瘤即后循环动脉瘤，约占全部动脉瘤的 10%，以基底动脉动脉瘤最为多见，其次为椎动脉动脉瘤、大脑后动脉动脉瘤，其他分支动脉瘤很少见，由于后循环动脉瘤手术难度大，预后差，因此介入治疗作为首选已得到公认。基底动脉瘤占全部动脉瘤的 5%~8%，最好发部位是基底动脉分叉部，基底动脉主干和基底动脉起始较少，基底动脉分叉部动脉瘤（图 6-24，图 6-25）占后循环动脉瘤的 51%，破裂者表现为头痛、瘫痪、昏迷，未破裂者无症状或有压迫症状，由于该部位动脉瘤位置深，毗邻结构复杂，手术致残致死率高达 28%~47%，而介入治疗虽然复发率较高，但可有效防止再出血，致残致死率远低于手术，因此现在绝大多数基底动脉分叉部动脉瘤采用介入治疗；基底动脉主干动脉瘤约占后循环动脉动脉瘤的 20%，多发生于分出小脑上动脉和小脑前下动脉处，基底动脉主干囊状动脉瘤可直接栓塞动脉瘤，而夹层或梭形动脉瘤可栓塞动脉瘤和载瘤动脉；基底动脉起始部动脉瘤，即椎基底动脉汇合部动脉瘤，非常少见，临床表现以压迫症状多见，由于该部位动脉瘤位置特殊，且常为梭形或夹层动脉瘤，治疗非常困难，即使是囊状动脉瘤，介入治疗风险较大；椎动脉动脉瘤占后循环动脉瘤的 20%~30%，最常见于椎动脉分出小脑后下动脉处，可表现为共济失调、头晕、耳鸣等症状，由于该部位动脉瘤多为夹层或梭形动脉瘤，而且多数病例后循环为双侧椎动脉供血，因此治疗方法与其他部位动脉瘤有所差别，对侧椎动脉发育良好的病例，可直接闭塞载瘤动脉，或动脉瘤与载瘤动脉一起闭塞，对侧椎动脉发育不良或阙如的病例，可采用支架或支架结合弹簧圈治疗；大脑后动脉动脉瘤较少见，约占后循环动脉瘤的 10%，其中巨型、巨大型动脉瘤比例较高，该部位动脉瘤的主要表现为蛛网膜下隙出血，较大者可有压迫症状；大脑后动脉近端（P_1 段、P_1 与 P_2 交界处）动脉瘤多为囊状动脉瘤，可采用弹簧圈栓塞治疗，远端（P_2、P_3、P_4 段）动脉瘤多为假性动脉瘤，可采用闭塞载瘤动脉治疗。

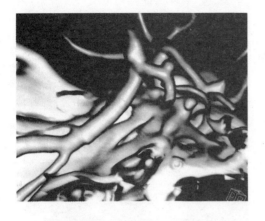

图 6 – 24　基底动脉分叉部动脉瘤

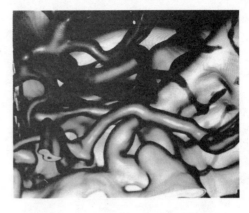

图 6 – 25　基底动脉分叉部动脉瘤

5. 多发动脉瘤　颅内两个或两个以上的动脉瘤，占颅内动脉瘤的 15% 左右，近年来 CTA 的分辨率越来越高（尤其是 320 排 CTA）（图 6 – 28，图 6 – 29），多发动脉瘤检出率越来越高。治疗应该首选介入栓塞治疗（图 6 – 28 ~ 图 6 – 40）。也可根据多发动脉瘤区域分级而定，一般将大脑镰和小脑幕的分隔把颅腔分为四个区，若动脉瘤位于 1 个区域内为Ⅰ级、位于 2 个区域内为Ⅱ级、位于三个区域内为Ⅲ级、位于 4 个区域内为Ⅳ级，除Ⅰ级外其他级别均倾向血管内介入治疗。

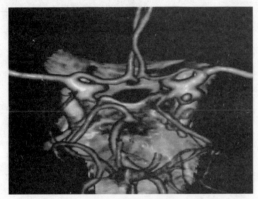

图 6 – 26　双侧后交通动脉瘤

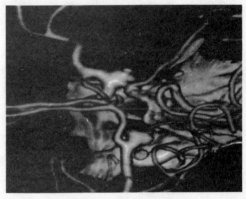

图 6 – 27　双侧后交通动脉瘤

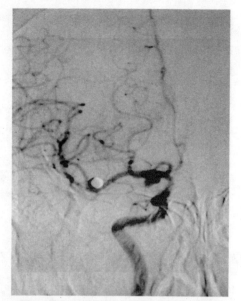

图 6 - 28　右侧后交通动脉瘤（栓塞前）

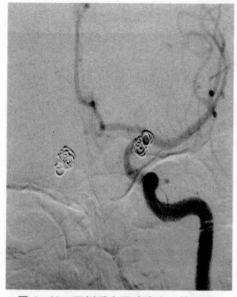

图 6 - 29　双侧后交通动脉瘤（栓塞后）

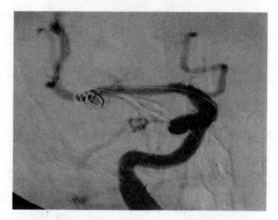

图 6 - 30　右侧大脑中动脉瘤栓塞

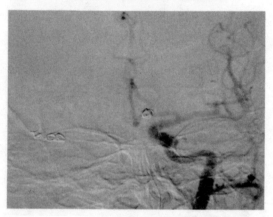

图 6 - 31　右侧大脑中动脉瘤和左侧前交通动脉瘤栓塞

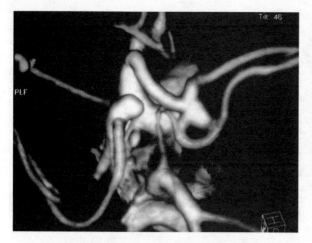

图 6 - 32　右侧前交通动脉瘤并发基底动脉末端动脉瘤

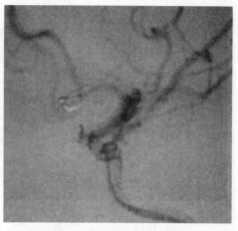

图 6 - 33　前交通动脉瘤栓塞

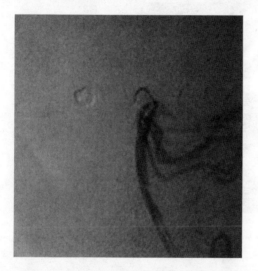

图 6 - 34　前交通动脉瘤和基底动脉瘤栓塞

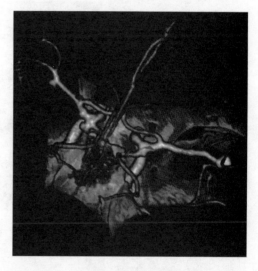

图 6 - 35　左侧后交通动脉瘤并发右侧大脑中动脉瘤三个动脉瘤

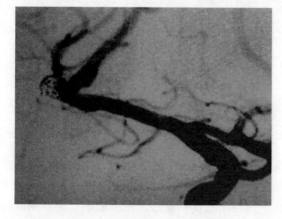

图 6 - 36　右侧大脑中动脉瘤栓塞

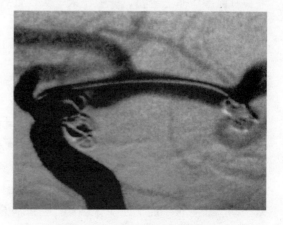

图 6 - 37　左侧大脑中动脉瘤栓塞

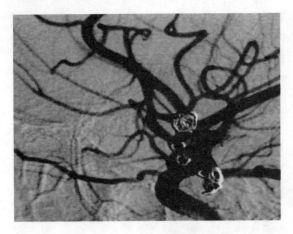

图 6-38 三个动脉瘤栓塞后

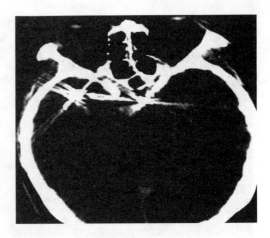

图 6-39 栓塞后 CT 影像

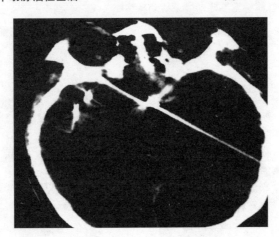

图 6-40 栓塞后 CT 的三个影像

（六）栓塞术后处理

1. 血性脑脊液的处理 腰穿释放血性脑脊液在栓塞术后数小时即可实施，为了安全最好在甘露醇脱水后进行，一般每天一次，直到血性脑脊液变为正常为止，这也是预防和减轻血管痉挛最重要的手段。

2. 控制血管痉挛 除了腰穿释放血性脑脊液以外，目前尼莫地平（尼莫同）为首选药物之一，盐酸法舒地尔也是一种有效药物。患者术后要求扩容，扩张血管，尤其要应用低分子右旋糖酐，减少血液黏稠度以防血栓形成。

3. 癫痫的预防 一些回顾性研究报道指出，癫痫事件的发生率为 6% ~18%，而迟发性癫痫的发生率为 7%，预防性应用德巴金、开蒲兰、安定等药物是有必要的。

4. 脑积水的处理 并发慢性症状性脑积水的患者，推荐进行临时或永久的脑脊液分流术，出现脑室扩大并且伴有意识障碍的患者，可以行脑室穿刺外引流术。

5. 低钠血症和血容量不足的处理 SAH 后低钠血症的发生率 10% ~30%。临床分级差、动脉瘤生长于前交通动脉以及有脑积水的患者更易出现低钠血症，而脑积水是提示预后差的独立危险因素，一般应避免给予大量低渗液体，并避免血管内容量减少，可以联合使用氟氢可的松和高渗盐水以纠正低钠血症。血容量的维持亦很重要，有助于提高脑灌注。

（七）栓塞治疗结果

破裂动脉瘤再破裂率和残死率较高，一经诊断即应积极治疗，这已得到公认，治疗的主要目的是防止再出血，降低致残率致死率。目前，采用介入治疗的动脉瘤多为破裂动脉瘤，总体结果较好，但不同时期、不同作者报道的结果有所差异，可能与病例选择或术者技术有关。随着神经影像学的进步，未破裂动脉瘤的发现率也相应增高。但由于对未破裂动脉瘤的自然史不十分清楚，手术或介入治疗又有一定风险，因此如何处理未破裂动脉瘤仍存在争议。有些学者认为，小型、无症状未破裂动脉瘤应保守治疗，而有些学者认为未破裂动脉瘤应手术治疗，但多数学者认为应行介入治疗。总之颅内动脉瘤的介入治疗虽然只有十余年历史，但其安全性和有效性已得公认，将来应该是一种首选的治疗方法。

八、并发症及其防治

（一）动脉瘤破裂

动脉瘤破裂是栓塞术中最常见的并发症。其原因可能与操作熟练程度及手术时机有关。在操作过程中，导丝或导管不慎穿破动脉瘤时，将微导管骑跨固定在瘤壁破口处，立即送入一个微弹簧圈，当送出一半微弹簧圈在导管外时，将微导管缓慢退回瘤腔内，再释放剩余弹簧圈，使弹簧圈在破口内外固定，封闭动脉瘤破口（图6-41～图6-48）。若释放弹簧圈过程中出现破裂，应尽快准确地释放弹簧圈填塞动脉瘤。另外，一旦动脉瘤破裂，应立即控制血压，中和体内肝素，给予止血药；若要继续填塞动脉瘤应尽量少用造影剂。

（二）弹簧圈脱出动脉瘤

一圈或二圈脱出问题不大，全部脱出应设法取出，若不能取出应尽量保证载瘤动脉的通畅，可给予抗血小板、抗凝和扩血管等治疗。

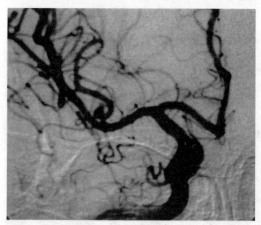
图6-41　右大脑中动脉动脉瘤

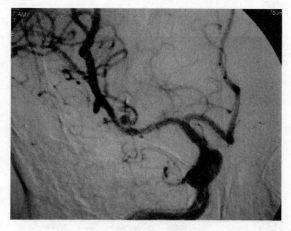
图6-42　微导管刺破动脉瘤

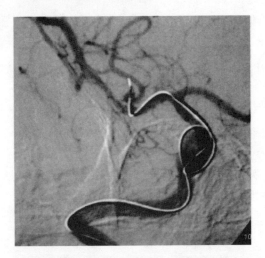

图 6-43 快放弹簧圈于动脉瘤中

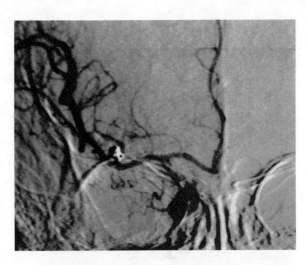

图 6-44 栓塞完毕造影剂无漏出

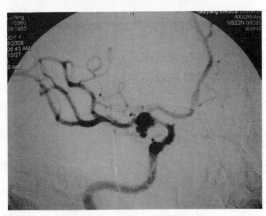

图 6-45 右后交通动脉瘤

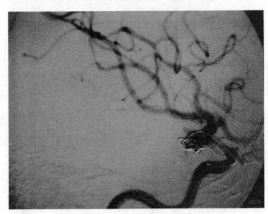

图 6-46 弹簧圈刺破动脉瘤

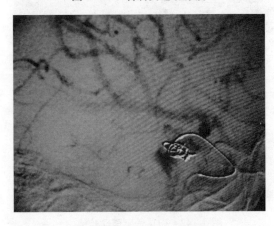

图 6-47 快速填充弹簧圈

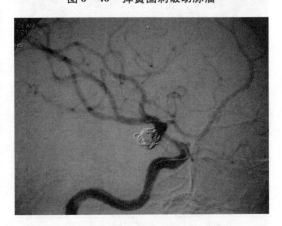

图 6-48 弹簧圈填充完毕显影较好

（三）过度栓塞

过度栓塞是指动脉瘤栓塞过密使弹簧圈团块突向载瘤动脉，使之狭窄或闭塞。一旦发生过度栓塞，应了解侧支循环代偿情况的好坏，可予扩血管、溶栓、抗凝等治疗。过度栓塞最容易发生在前交通动脉瘤，尤其是一侧 A_1 段发育不良的病例要高度警惕。

（四）血管痉挛

多因操作不当引起，可经导管注入罂粟碱等药物缓解。也可是蛛网膜下隙出血本身所致，腰穿释放血性脑脊液是缓解血管痉挛的关键。

（五）血栓形成

其原因为同轴导管操作应用不当使导管内形成的血栓进入脑血管；动脉硬化斑块脱落；瘤腔内血栓逸出；弹簧圈所致血栓。可经导管内溶栓治疗，但在未闭塞动脉瘤时，导管应超过瘤颈，同时可给予抗凝、抗血小板和扩血管治疗。

（六）脑缺血

大型动脉瘤栓塞后造成机械性压迫载瘤动脉，使其血流受阻；若侧支循环代偿不好可能导致脑栓塞。此时应采取适当升高血压、抗凝治疗；若疗效不佳应立即行外科手术。

（七）动脉瘤复发

主要是微弹簧圈栓塞动脉瘤时未达到致密性栓塞所致。因此，动脉瘤栓塞术后，应对患者进行 3 个月或 6 个月定期追踪随访；若发现动脉瘤复发，应进行再栓塞或手术治疗。

（八）再出血

很少发生，一般在栓塞一周后有血栓行成，三周后基本稳定。术后不要剧烈活动以免出血，我们发生 1 例术后一周出院后爬八楼再出血病例。

（张玉马）

第二节　脑动静脉畸形

一、概述

脑动静脉畸形（cerebral arteriovenous malformation）是一种胚胎时期血管胚芽发育异常导致的先天性血管性疾病，是供血动脉的动脉血不经毛细血管床而直接汇入引流静脉所形成的异常血管团，是最常见的脑血管畸形，尸检率 $0.2\% \sim 0.6\%$。其病理特点为脑动静脉之间缺乏正常毛细血管网而使二者直接相通，动静脉间盗血导致正常脑组织低灌注、灌注不足及高静脉压，常为一支或多支供血动脉，一个血管巢，多根迂曲扩张的引流静脉。常引起颅内出血、癫痫发作、头痛、神经功能缺损等一系列临床症状。诊断方面有 CT 和 MRI 的筛查，多数 AVM 容易诊断、DSA 普及率越来越高确诊已不成问题。未经治疗的脑动静脉畸形其大小每年以 $0.2\% \sim 0.8\%$ 的速度递增，不仅增加了出血死亡率和致残率，也给手术治疗增加一定难度，严重威胁患者的生命和生存质量。AVM 直接外科手术具有较大风险，死亡率和残疾率较高。γ 刀虽然在一些小的 AVM 治疗上取得满意效果，但对大于 3cm 以上的 AVM 仍不理想，放疗后还有再出血的风险。近 30 年随着血管介入治疗技术和导管、栓塞材料的发展，血管内栓塞治疗已成为治疗 AVM 的主要方法之一，多数病例已成为治愈 AVM 的基本方法，为 AVM 的研究和治疗又开辟了一个新的途径。

二、病因和病理

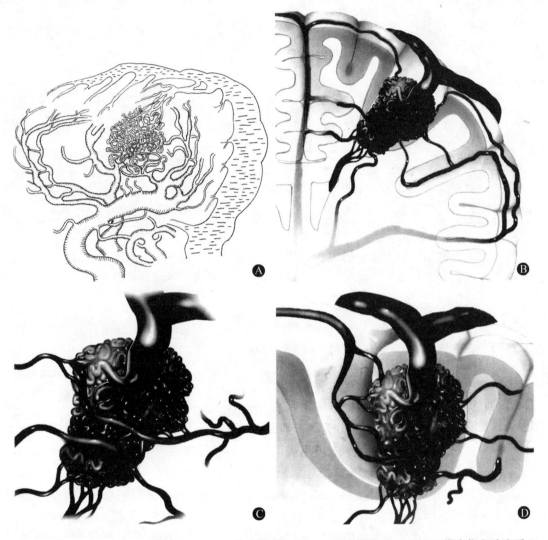

图 6 - 49　A. 颅内 AVM 模式图；B. AVM 在皮髓交界处；C. AVM 呈锥形；D. AVM 锥尖指向脑实质

血管畸形的分类主要有以下五种：①毛细血管扩张症；②隐匿血管畸形；③海绵状血管瘤；④动静脉畸形；⑤静脉血管瘤。动静脉畸形是本书要讨论的重点。在胚胎期，脑的中胚叶组织血管由细胞分化出原始的血管，进而形成原始血管网。动静脉并行，紧密相连，仅被两层细胞隔开。如果在胚胎发育第三、四周，正常发育受到阻碍，形成动静脉畸形，血液通过该畸形血管团直接进入静脉，造成血流动力学异常。脑 AVM 是一团状发育异常的血管，内含不成熟的动脉和静脉，动静脉之间存在不同程度的直接交通，没有毛细血管。畸形血管内膜增厚、变性，管腔呈节段性扩张，病变区有脑组织存在。畸形血管团大小不一，多位于皮髓质交界处，累及软膜呈锥形，锥基为软膜面，锥尖指向脑实质（图 6 - 49）。硬膜受侵为硬膜型 AVM，常规血管造影阴性者为隐匿型 AVM。大脑中动脉分布区是 AVM 好发部位，两侧大脑半球无明显差异，幕上占 70% 以上。畸形血管团内动静脉瘘形成，尤其是瘘口大者，病灶内血流阻力减低，血流量增大，造成供血动脉增粗、增多、扭曲，并窃取大量正常脑组织供血，以满足病灶的高流量血供：回流静脉腔内因压力增高、流速加快，也随之逐渐扩张。供血动脉远端、AVM 病灶内可发生血流相关性动脉瘤，瘘口远端和引流静脉狭窄段远端可引起静脉瘤样扩张。畸形血管团内可有血栓形成及钙化，畸形血管团周围可有脑组织变性、萎缩、含铁血黄素沉着。

三、AVM 的临床分级

Spetzle 和 Martin 依据 AVM 病灶大小、部位以及静脉引流方式进行分级。AVM 病灶测量需在动脉相早期进行；深部静脉引流指大脑内静脉、基底静脉和小脑前中央静脉；功能区指该部位受损会产生相应的神经功能缺陷。特殊的功能区包括感觉/运动区、语言中枢、视放射皮质区、丘脑/下丘脑、内囊、脑干、小脑脚和小脑核团。非功能区包括额极、颞叶、小脑皮质，这些部位受损产生的神经功能缺陷轻微。超选择性插管功能试验及其结合脑电图检查有助于功能定位。

颅内 AVM 的 Spetzler 分级系统（表6-1）主要是以颅内 AVM 的三方面的变化的总分而定。即为 AVM 的大小、周围脑组织是否为功能区、静脉引流的类型多项分数的总和。Spetzler 和 Martin 根据 AVM 的大小、功能区及静脉引流分项分数总和为级别，可分 1~5 级，另有单独的 6 级，不能手术的病变归为此级。

表6-1　Spetzler-Martin 动静脉畸形分级

分级的特点	分数
AVM 的大小	
小（<3cm）	1
中（3~6cm）	2
大（>6cm）	3
周围脑组是否为功能区	
非功能区	0
功能区	1
静脉引流	
仅有浅静脉	0
深静脉	1

四、临床表现

颅内动静脉畸形的人群发病率为 0.02%~0.05%，占脑疾病的 0.15~3%。男性多于女性，临床发病年龄高峰是 20~40 岁，平均 25 岁，尽管约有 1/4 的动静脉畸形出血多发生在 15 岁以内。60% 在 40 岁以前发病，大多数在 50 岁以前出现症状，60 岁以上发病者少见一据我院近 200 例 AVM 病例资料统计，60 岁以上仅占 3%，临床上以头痛为主，多数不需治疗干预。

脑动静脉畸形的主要症状是出血、癫痫和头痛，可以单独存在，也可合并发生。

1. 出血　约有 50% 的动静脉畸形患者的症状为出血引起。是 AVM 的主要临床表现，可分为脑内出血、脑室出血和蛛网膜下隙出血。经大宗病例统计，脑 AVM 患者中 68% 有出血症状。有学者在病理研究中发现，10%～15% 临床无出血症状的患者，脑 AVM 的胶质增生区周围有含铁血黄素及巨噬细胞，提示有少量、隐性的无症状性出血，这说明脑 AVM 的出血率比实际统计的还要高。我院资料显示出血率占 53%。AVM 出血的特点是：①出血年龄轻：出血的高峰年龄比动脉瘤早，为 15～20 岁，半数以上的出血发生于 30 岁以前；②出血的程度较轻：出血后死亡率只及动脉瘤的 1/3；③出血部位以脑内为多；④早期再出血发生率较低；⑤再出血的间隔时间长且无规律；⑥出血后发生血管痉挛者比动脉瘤轻。颅内出血者发病突然，往往在体力活动或情绪波动时发病，临床表现为剧烈头痛、呕吐，甚至意识丧失。体检有颈项强直、Kenig 征阳性、腰穿脑脊液可呈血性。

2. 癫痫　以癫痫为首发症状者约占 20%，国内学者凌锋教授报道 162 例中 37 例有癫痫史（占 22.8%）。我院资料显示癫痫发生率占 21.8%。主要由于脑 AVM 的动静脉短路，畸形血管团周围严重盗血，脑细胞供血不足所致。因此其发生率与 AVM 的大小、位置和类型有关。一般来说，位于皮层的大型 AVM 及呈广泛毛细血管扩张型 AVM 癫痫发生率高。出血前后多发生癫痫主要与出血后含铁血黄素沉积致周围胶质增生形成致癫灶有关；还与盗血和畸形血管团压迫有关。

3. 头痛　以头痛为首发症状的约占 15%。头痛虽不是 AVM 的特征性症状，但对患者的困扰极大，常使患者难以忍受。从畸形的部位来看，凡颞叶底面或累及到硬膜者有头痛。推测可能系硬膜三叉神经感觉支受到影响之故。某些患者有脑膜脑 AVM，仅仅栓塞了颈外动脉所供应的脑膜 AVM，头痛就能大为减轻，或可为一佐证。颅内压高也是一种引起头痛的重要因素。

4. 缺血及颅内杂音　部分患者可因盗血半球长期供血不足致进行性偏瘫，因并发有动静脉瘘可闻及颅内吹风样杂音，因引流静脉异常造成颅内压增高、占位效应和眼球突出等症状。

五、AVM 的影像学诊断

（一）AVM 的 CT 诊断

脑 AVM 伴发出血者多数表现为脑内血肿，也可表现为蛛网膜下隙出血和脑室内出血，极少的表现为硬膜下血肿（图 6-50）。CT 扫描有时脑内血肿压迫邻近组织可使 AVM 病灶显示不清，随访检查有助于 AVM 病灶的发现。

脑 AVM 内血流量增多或血栓形成、钙化，病灶内脑组织胶质增生、含铁血黄素沉积，以及新近的少量出血，在 CT 平扫像上呈现高或略高于正常脑组织的密度；病灶内慢性缺血所致的小梗死灶和小的陈旧性出血灶呈现低、等密度区。因此，脑 AVM 在 CT 平扫像上表现为一局灶性的高、等、低混杂密度区，形态不规则、大小不一。增强后 CT 扫描像显示团状强化，其内可见迂曲的血管影，周围可见增粗的供血动脉和引流静脉（图 6-51）。小的脑 AVM 在 CT 扫描呈现阴性，增强后 CT 可清晰显示病灶。AVM 病灶占位效应不明显，病灶周围不出现脑水肿，可存在不同程度的脑萎缩。

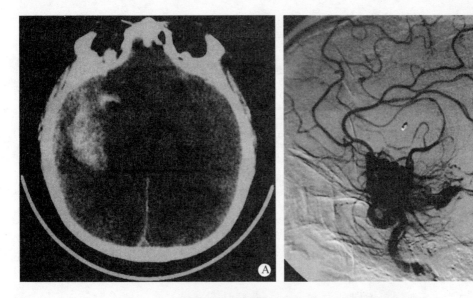

图 6 –50   A. CT 示右颞叶脑内血肿；B. DSA 证实为右颞叶 AVM

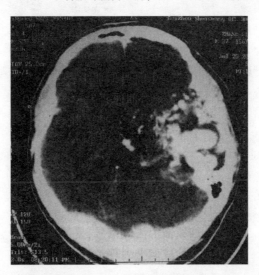

图 6 –51   CTA 示左额叶 AVM

　　CT 血管造影（CTA）是利用增强后薄层 CT 扫描，然后进行三维重建的一种血管显影技术。虽然空间分辨率较差，但确是一种创伤较小的检查方法。

（二）AVM 的 MRI 诊断

　　在血流快的 AVM 病灶、AVM 供血动脉和部分引流静脉在 MRI 上存在流空效应，T_1 加权像和 T_2 加权像上为低信号，呈条状或管状；AVM 病灶内的钙化在 MRI 上为无信号，在 T_1 加权像和 T_2 加权像上表现为低信号。在血流较慢的畸形血管、引流静脉以及在 AVM 内血栓形成时，其信号表现较为复杂，T_1 加权像和 T_2 加权像上均可表现为低、高信号并存。因此颅内 AVM 的典型 MRI 表现为以低信号为主、具流空信号特征的不均质信号，无占位效应，周围脑组织不同程度萎缩。如伴 AVM 内出血，则呈现一占位病变，以及不同时期的血肿表现，有时因血肿的占位压迫，掩盖 AVM 的特征性表现。MRA 是一无创性检查，可评估颅内 AVM 的血管构筑学以及与周围脑组织结构的关系，可精确 AVM 病灶的定位。

（三） AVM 的 DSA 诊断

选择性全脑血管造影是明确诊断脑 AVM 最重要的方法，从介入神经放射学的角度看，除了做全脑选择性动脉造影外，尚需行超选择性供血动脉造影，以了解畸形血管团的血管结构学。3D－DSA 更为直观地反映 AVM 的立体形态。

1. 选择性全脑动脉造影　脑 AVM 患者均需行选择性全脑动脉造影，选择性双侧颈内动脉、一侧椎动脉造影，怀疑有脑膜脑 AVM 者还应加做双侧颈外动脉造影。重点了解以下几个方面：

（1） AVM 的供血动脉：供血动脉的多少、深浅、粗细可决定选择介入治疗的途径。当 AVM 有颈内、外动脉联合供血时，首先应栓塞颈内动脉的供血，以免血流重新分布导致颅内 AVM 负荷过重致出血发生。在颅内的供血动脉中，单一粗大的供血动脉应首选栓塞，导管容易进入供血动脉，患者痛苦少，创伤亦小。当 AVM 有前循环和后循环供血时，亦应先栓后循环供血的 AVM。

（2）引流静脉：静脉引流方向分为三组：①浅表引流：AVM 向上吻合静脉、Labbe 静脉、上矢状窦、横窦内引流；②深部引流：向 Rosenthal 基底静脉、大脑内静脉、Calen 大脑大静脉、下矢状窦、直窦内引流；③双向引流：为兼有上述深浅两个方向的引流。具有双向引流特点的 AVM，当手术切除时，不致明显影响 AVM 的回流。单方向为主的静脉引流时，栓塞剂决不可进入引流静脉，否则回流阻塞，供血不断，很易发生畸形血管团破裂出血。对高血流的动静脉瘘，动静脉循环时间极快时，应多准备一些栓塞剂，一旦第一支注入后迅速流到静脉时，立即注射第二支，直至将供血动脉栓塞牢固；或者先用弹簧圈栓塞让血流速度减慢再行 NBCA 或 ONYX 栓塞；有时可以直接用球囊或弹簧圈将瘘口闭塞。

（3）动静脉循环时间与盗血现象：从注射开始到影像上出现引流静脉为动－静脉（A－V）循环时间。该时间越短，说明脑盗血现象越严重，影像上则显示病变侧正常脑区出现充盈不良。极少数病例可出现几乎不显影的表现。

（4） AVM 伴有动脉瘤：其影像学的特点是动脉早期尚未出现引流静脉时，供血动脉近端或畸形血管出现不规则的圆形造影剂浓集点，至少二个投影角度可看到。伴有动脉瘤的 AVM 78% 发生出血，是 AVM 出血的罪魁祸首，是栓塞治疗的首要因素。

（5）伴随的引流静脉结构异常：主要表现为深或浅静脉狭窄；弥漫性毛细血管扩张伴皮层静脉迂曲扩张；深静脉系统不显影等。上述异常造成皮层引流静脉迂曲扩张，甚至呈静脉瘤状，或通过板障头皮静脉、海绵窦向颅外引流。引流静脉异常导致长期静脉回流受阻，上矢状窦或皮层静脉充血，视盘水肿等，正常脑皮层的静脉充血，可发生癫痫等，静脉的迂曲扩张，还可发生蛛网膜下隙出血。

2. 供血动脉超选择性造影　如下所述。

（1）终末小血管团（图 6－52，图 6－53）：供血动脉直接注入小片状的畸形血管团，弥漫时间为 2~3s，然后引流入数条静脉。

（2）穿支供血：在导管不能再前进的情况下，供血动脉除了供给畸形团，同时还供应正常的脑组织。

（3）动静脉直接交通：在 AVM 内有的供血动脉不伴有畸形血管团，直接与较粗大的引流静脉交通。

（4）AVM 伴有动脉瘤：动脉瘤可在供血动脉的近端，由高血流量造成的动脉囊性膨胀，也可在畸形内，因动脉结构不良形成。

（5）AVM 内含有静脉瘤或引流静脉瘤样扩张：多数是由于静脉输出通道梗阻，或静脉壁本身结构不良造成。

（6）颈外动脉与静脉窦直接交通：可为数支颈外动脉分支同时开口于一处静脉窦壁上，或直接与基底静脉丛交通，向脊髓静脉引流。

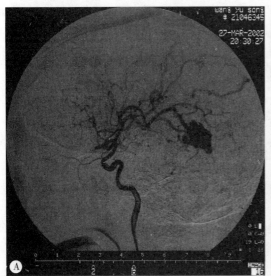 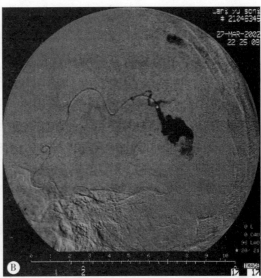

图 6-52　A. DSA 示大脑中动脉供血的小 AVM；B. 超选择性造影示终末小血管团

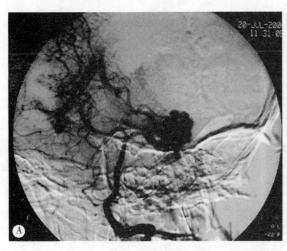 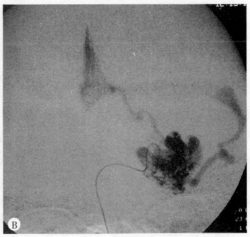

图 6-53　A. DSA 示大脑后动脉供血的小 AVM；B. 超选择性造影示终末小血管团

六、AVM 的介入治疗

曾经有学者用 3mm 直径的塑料或钢球注入颈内动脉，栓子利用血流的趋向性进入病变，有效地减小 AVM 的体积，使神经功能障碍得到改善，但并发症较多而被淘汰。后来栓塞剂改用 IBCA，直接注射到畸形血管团内，使其部分或全部闭塞，后因 IBCA 的毒性作用较大逐渐少用。当 AVM 主要由皮层动脉供血、经皮动脉插管难以到位时，许多学者又用了术中直接栓塞技术因可控性差阻碍推广。栓塞材料有明胶海绵、干燥硬膜、硅胶球和 IBCA 等。栓塞前后均有 X 线屏幕监视，防止导管进入动脉化的静脉内或栓塞剂流到静脉中。

目前在 AVM 栓塞治疗中，栓塞材料有显著进步，有 NBCA 胶、ONYX 和微弹簧圈等。最常应用的栓塞剂仍然是 NBCA，其配制简单，栓塞作用持久，但因其具有快速凝固和不可控性等特点，其使用具有一定的困难和风险，有较丰富临床经验者才能恰当地掌握浓度配制、注胶速度和确定拔管时机等，才能达到良好的治疗效果。新型液态栓塞剂 ONYX 是次乙烯醇异分子聚合物（EVOH）溶解于 DMSO 形成的简单混合体，其中加入了微粒化钽粉使其在 X 线下可视。当其与血液或任何水溶剂接触时，溶剂 DMSO 迅速挥发，EVOH 结晶析出，像熔岩一样由内向外逐渐固化，最终成为一团含有钽粉的海绵状固体。根据 EVOH 和 DMSO 的不同配方，可制成不同浓度的 ONYX，适用于不同疾病的治疗。ONYX18 是低黏滞度 ONYX 为主，适用于动静脉畸形的栓塞。其主要优点是不粘管，可以长时间缓慢注射，聚合性好，可在整个畸形血管团内充分弥散，不漂入引流静脉导致堵塞，反流也比较容易控制。

（一）NBCA 胶栓塞技术

1. 常规准备　神经安定麻醉或全身麻醉，经股动脉入路置入 6F 导引导管于颅底部患侧颈内动脉或椎动脉，并连接 Y 阀和灌注压力袋，常规肝素化，对存在多支供血动脉、高流量瘘的 AVM，可免去肝素化，改用灌注液内加适量肝素（4 000U/L）进行。肝素化一般首次动脉或静脉注射 3 000~5 000 单位，1 小时后追加半量。

2. 微导管定位　采用 Magic、Ultraflow 或 Marathon 作为漂浮和（或）导丝导向性微导管，检查无破损、溢漏后，在支撑导丝帮助下，引入导引导管内，在微导管头出导引导管头之前，拔除支撑导丝，绝对避免支撑导丝进入血管腔，以免刺破血管壁。应用 1~3mL 注射器，在注射造影剂的同时，插入微导管，有利于微导管顺血流漂入脑内血管和 AVM 供血动脉。适当升高血压也有助于微导管前进。如果供血动脉太细、血流不快，或供血动脉行径弯曲角度太小或分支太多，微导管难以到达供血动脉远端，可用 0.254mm（0.01 英寸）或（0.008 英寸）亲水膜微导丝导向，可增加微导管近端硬度和远端推力，但微导丝不宜伸出微导管头端，以避免微导丝顶破脑内小动脉壁。另外，微导丝在微导管内进出应轻柔，尤其在越过小角度弯曲的血管时更应谨慎。如微导丝在微导管内进出摩擦力增大，则易损伤微导管，给随后注射 NBCA 时带来严重不良后果，微导管头的正确位置应在近 AVM 病灶的供血动脉端或动静脉瘘口的动脉端，应避免插入过深、越过 AVM 病灶内动静脉瘘进入引流静脉端。微导管正确到位后，其近端连接 Y 阀和灌注线，保持微导管畅通。

3. 超选造影　微导管正确到位，即用 1mL 或 2mL 注射器徒手法做供血动脉造影，每秒不少于 6 帧。目的是评价该供血动脉的血流相、AVM 结构、引流静脉状况，以及 AVM 病灶的循环时间和循环量，依此决定 NBCA 的注射浓度、注射速度和注射量。具体操作为：先用肝素盐水冲洗微导管，然后在实时 DSA 状态下，用 1mL 或 2mL 注射器徒手法匀速注入造影剂，待引流静脉显影即停止注射，最后计算 AVM 病灶循环时间。在 DSA 像上供血动脉开始显影到引流静脉显影的时段，即为 AVM 病灶循环时间；在此时段注射造影剂的总量减去微导管内无效腔，即为 AVM 病灶循环量。

4. 注射 NBCA 技术（"三明治"技术）　用葡萄糖水清洗工作区的使用器皿和清洗微

导管。依据 AVM 病灶循环时间配制相应的 NBCA 浓度，如 AVM 病灶内不存在高流量瘘管，一般将 NBCA：碘苯酯以 1：1 或 1：2 比例配制混合，用 1mL 或 2mL 注射器抽取 NBCA 混合液，总量控制在约多于 AVM 病灶循环量和微导管无效腔的总和。在适当控制性降压和实时 DSA 状态下，缓慢匀速注入，完全充盈病灶，直至引流静脉显影或 NBCA 混合液反流入供血动脉即在停止注射，同时嘱助手一并拔除微导管。如果引流静脉显影，病灶未完全充盈，则停止注射 2~3 秒后断续注射，直至显示 NBCA 混合液向微导管近端反流，则停止注射后拔除微导管。一般来说，一支供血动脉内注入 NBCA 量为 0.4~0.8mL，但是，注射 NBCA 速度和量，除与 AVM 病灶流速有关外，还与操作者经验密切相关，尤其是术者推注的压力。存在高流量瘘管的 AVM，供血动脉与引流静脉直接交通，其流速极快，可先用弹簧圈栓塞以减慢流速后再注射 NBCA，或采用"三明治"技术注射 NBCA。具体操作为：将微导管头置于动静脉瘘口供血动脉端后，用葡萄糖液冲洗微导管，以 1mL 或 2mL 注射器先抽吸 0.2~0.3mL 5% 葡萄糖液，保持注射器竖直，再慢慢抽吸 0.2mL 纯 NBCA 沉在注射器出口部，连接微导管，在实时 DSA 状态下快速（1~2 秒）注射总量为 0.4~0.5mL 后，迅速拔除微导管。最后置入诊断用导管行栓塞后血管造影，以完整评价栓塞效果和侧支循环情况。如有其他供血动脉供血，则参照上述步骤再次栓塞，但是，对于多支动脉供血、大的 AVM，一次栓塞两支供血动脉、栓塞范围不超过 30% 为宜。如为分次栓塞，两次栓塞间隔时间至少为 1 周，不超过 10 周。栓塞术后 6 个月、1 年、2 年常规做 DSA 或 MRI 随访检查。

（二）ONYX 栓塞技术

1. 注射前的准备　如下所述。

（1）术前征得患者同意，使用 ONYX 栓塞时，治疗结束后有留管于体内的可能性，特别是 Spetzler - Martin 分级为 4~5 级的患者或是 3 级大型 AVM 且无深部引流静脉的患者。

（2）在术前一定要做 CT 和 MRI 检查，确认以前有出血。

（3）按照产品使用说明书准备 ONYX。

（4）如果导管室很冷，则需加热 ONYX 18，ONYX 20 和 ONYX 34（如果没有 ONYX 加热器，则可使用造影剂加热器或暖毯加热器）。

（5）ONYX 遇含水溶液会发生聚合突变。因此，准备 ONYX 时需要在干净、干燥、消毒的单独操作台上进行。需要带干净、干燥的手套。任何与盐水和血液的接触都将导致 ONYX 聚变。

（6）找到最佳参考图像/最佳工作角度（超选血管造影时可以清晰辨认出微导管头端、供血动脉、畸形团和引流静脉）。

（7）在注射 DMSO 和 ONYX 之前（图 6-54），在荧屏上检查 Ultraflow/Marathon 微导管的大部分或全部，并注射小剂量造影剂检查微导管是否因（迂曲血管导致的）缠结而发生了破裂。

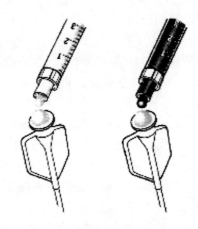

图 6 - 54　用 DMSO 充盈微导管后接 ONYX 注射器

2. 确定靶血管　如下所述。

（1）尽可能选择最粗、最直的供血动脉分支。

（2）使用 Ultraflow/Marathon 作为漂浮管和（或）导丝导向性微导管。

（3）微导管头端能真正定位于畸形团内为最理想。但是如果你只能使微导管头端到达畸形团的近端部位（多数手术是这样的），则请确保微导管头端稳定并嵌入血管，尤其是在动静脉瘘中（确保导管在造影过程中不得移动）。

（4）可以联合使用 Rebar 10/14 微导管注 ONYX 治疗颈外动脉分支供血的硬脑膜动静脉瘘，使用相同的注射技术（反流和慢推技术）。也可以从复杂畸形团的硬膜部分注射 ONYX，使之弥散到软膜部分。

3. 注射 ONYX（图 6 - 55）　如下所述。

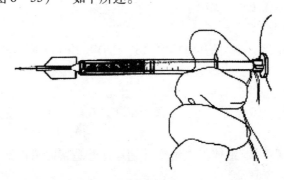

图 6 - 55　特定的注射器注 ONYX 胶

（1）在注射 ONYX 过程中调低灯光亮度以提高 ONYX 的可视性。

（2）注射速度是非常缓慢的。使有"DMSO 置换"速度作为参考，举例：0.25mL/90s = 0.16mL/min。

（3）如果 ONYX 在注射器中存留时间超过 15 ~ 30 分钟，则需要再次混合/摇晃 ONYX，使钽粉均匀悬浮在 ONYX 材料中以获得较好的显影。

（4）堵塞和前推的技术（30 秒至 2 分钟的等待）：堵塞和前推技术的要求有足够的耐心。注射应该缓慢开始。有时在开始注射阶段你就可以获得一个好的弥散效果，同时 ONYX

很快在微导管头端形成瓶塞效果，且几乎没有反流，但这种情况很少发生。通常情况下，你会在看到良好弥散效果的同时发现反流。

（5）当你发现少量反流时，你需要立刻暂停注射（不要注射太快，否则马上会造成4～5mm的反流）。等待30～45s，更换路图。十分缓慢地再次注射，如果仍有反流，则再次停顿。这个过程可以一直继续下去，保持耐心，直到ONYX在畸形团中弥散开来。在半个小时到一个小时的过程中，这样的操作（缓慢注射和30～45s的等候）循环可能需要重复30～40次。在这些操作过程中，务必确保缓慢注射并控制反流，耐心是关键。

（6）在这些操作（缓慢注射和30～45s的等候）循环之间，为防止导管堵塞，在等待过程中，其间或使用手指轻推少量ONYX，这样会有助于ONYX弥散入畸形团。ONYX在畸形团内一开始弥散，就中和肝素。

（7）注射过程中，建议反复使用新"路图"，以确认ONYX的流向。

（8）注射速度必须持续、缓慢、均匀，注射速度的变化会引起反流。

（9）当ONYX在畸形团内弥散很好时，若希望重新造影或做新路图以观察ONYX流向时，仍必须持续地缓慢注射，以确保好的弥散效果持续下去。

（10）在高流量的硬脑膜AVM中，可以使用MTI球囊来阻断血流。遇小血管时，反流控制更要小心（更缓慢地注射）。

（11）如果只存在一支引流静脉，在使用ONYX时应特别考虑到由于堵塞唯一的引流静脉而不治愈AVM则可能导致出血的情况。所以，当看到ONYX进入静脉，就马上停顿，然后再开始缓慢注射ONYX以期望其改变流向。但是，若要彻底治愈小型AVM，则需要闭塞静脉的同时彻底栓塞整个畸形团。

（12）当弥散开始，也许会发现一些畸形团内的动脉瘤被栓塞，这些是在诊断和超选造影时没有被发现的。经常可以看到畸形团内的血管连接另一部分畸形团。一定要分清什么是畸形团之间的连通血管、什么是静脉。

（13）在手术开始前记住引流静脉的主要流出口是很有帮助的，常见现象是，在AVM畸形团被有效栓塞后，你会发现引流静脉的数量往往多于首次诊断和超选造影时可见的数量。你也会看到一些病例中，AVM的供血动脉被ONYX在畸形团中的逆向流动而栓塞。这是这项技术的卓越特性，允许我们单次注射ONYX就可以100%治愈小型AVM，对于大型AVM（3～5级）通常分阶段治疗是最佳的。

4. 反流控制　尽可能控制反流，如果远端血管不是非常迂曲，则允许反流超过1～1.5cm。微导管选择一点（拐弯或打折处）作为反流参考点及反流控制点。选择可清晰辨认反流的最佳工作角度，确定可接受的反流长度。反流可能是贴壁的而不是团状的。仔细观察不同之处。OXYX是不黏性的，因此即使有反流发生，也不会粘管。通常，运用这种能产生良好弥散效果的技术时需要制造一定的反流。

5. 撤管时机　Rebar、Ultraflow和Marathon是专门为注射ONYX而设计，因此与其他微导管相比，在撤管过程中相对结实。掌握两种撤管技巧（甩腕式和缓慢牵拉式）。使用Marathon导管时，采用缓慢牵拉式撤管技术为最佳。切记ONYX的撤管技术和NBCA胶是不同的，Marathon和UltrafloW上的Hvdax涂层和亲水涂层有助于撤管，少数情况下血管迂曲过大，注胶时间过长，弥散过理想时导致拔管困难，当留管于患者体内时，如果ONYX栓塞是外科手术前的栓塞，则微导管可以通过外科手术切除，否则，一段时间后微导管也会内皮化。如果留管于患者体内，同时术后该大型 AVM 内仍有较高的血流量，则不需要采取任何措施。但是如果 AVM 被治愈（没有血流进入 AVM），同时 CT 检查显没有出血，则患者需要服用 1 个月的阿司匹林 300mg/d。临床上没有报道过有关留管于人体内会产生并发症的情况。

6. ONYX 栓塞后的注意事项　当你治愈或是大面积栓塞 AVM 后，患者需要 24 小时处于睡眠状态，以维持患者的低血压，然后让患者缓慢苏醒。这样做有助大脑逐渐调节血流。

术后常规要做 CT 扫描，在大多数病例中，你可以看到在 AVM 周围有少量无症状出血（在使用 NBCA 胶栓塞时也有同样的出血情况）。

7. ONYX 代谢　ONYX 胶的溶剂 DMSO 进入血流，被组织吸收。80% 的代谢物一周内通过肾脏排尿排出，同时也通过皮肤或是肺部排出，这样可能导致呼吸有大蒜的味道。这种气味可能导致患者有恶心和呕吐症状。DMSO 完全排出人体则需要 13 ~ 18 天的时间，肝病患者和体重少于 5kg 的儿童禁止使用 DMSO，注射 ONYX 时要考虑患者的体重和 DMSO 承受能力。

8. ONYX 的禁忌　如下所述。

（1）高流量动静脉瘘，大血管直接与静脉相连。

（2）在下列情况下，ONYX 不是最佳选择：当畸形团近端血管有分支或有穿支血管，微导管头端位置"绝对不允许反流"时；导管头端无法到达远端，使导管头端不能嵌入畸形团或动静瘘周缘血管内获得一个稳定的头端位置。不要在自由流量的情况下注射 ONYX。

（3）医生未培训。

（4）设备陈旧（可视性差）。

9. 术后用药　如下所述。

（1）ONYX 注射过程中，使有 16mg 的地塞米松为首批剂量，然后每天分 4 次服用，每次 4mg，为期 1 周，随后逐渐减少。

（2）术后或术后 24 小时内患者苏醒前，静脉注射胃复安防止患者由于 DMSO 的大蒜气味引起恶心或是呕吐。

（3）如果患者在服用抗癫痫药物，在 ONYX 注射过程中，给患者再追加 300mg 苯妥因钠，然后每天分 3 次、每次 100mg、持续服用苯妥因钠一周。如果患者已经服用苯妥因钠或其他类似药物，那么在术后只需要按常规剂量保持。如果患者没有服用过任何癫痫药，在术中当 ONYX 在畸形团内开始弥散后，则请给患者使用首剂量为 500mg 的苯妥因钠，然后每天分 3 次，每次 100mg，直到下一个疗程（以上剂量仅适用于成年人）。

总之，先进的神经影像诊断技术、显微神经外科技术、手术器械和神经系统麻醉，使深在的丘脑基底核的血管畸形能够手术切除。由于微导管技术的进步，栓塞也越来越发挥重要作用。栓塞剂如液性的丙烯酸类药品在栓塞治疗中已占有重要地位，并且已成为外科治疗或放射治疗中好的辅助手段。目前，对于深在的血管畸形，放射外科治疗显示出了较好的治疗效果，特别是对直径小于 3cm 的病灶，尤为显著。而且，对于那些没有反复出血症状的患者或单次大量颅内、脑室内出血的患者，由于需要治疗迅速起效，所以不采用放射外科治疗。当大的动静脉畸形或畸形较为分散时，可选用多层的放射外科治疗。如果动静脑畸形位于语言区或直径大于 3cm，应考虑上述方法的综合治疗。

七、AVM 介入治疗并发症

(一) 出血

Spetzler 首先提出了所谓"正常灌注压突破理论"（normal perfusion pressure break-through theory），认为是术后病情恶化的原因。多发生在多支供血动脉供血、高流量、大的 AVM（图 6-56~图 6-59）。发生机制为高流量的 AVM 病灶栓塞后，邻近长期处于低灌注状态的脑组织骤然恢复到正常灌注压，使该区域的血管不能适应如此高的灌注压，自动调节功能丧失，造成所属脑组织充血、水肿，甚至出血。为减少此类并发症，一次性栓塞范围不应超过 30%；栓塞后应控制性降压（降低原血压的 15%~20%）24 小时；如进行第二次栓塞，则间隔时间 3~4 周。Nomnes 认为供血动脉长度也是此种现象的促发因素。他发现脑肿胀多发生于供血动脉长于 8cm 的病例，而从不发生于供血动脉很短的病例。为了防止这种情况发生，不少人主张术后采用低血压治疗，对较大畸形分期手术或术前先行栓塞治疗。

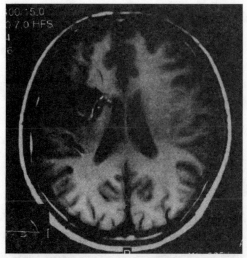

图 6-56　MRI 示右颞叶 AVM

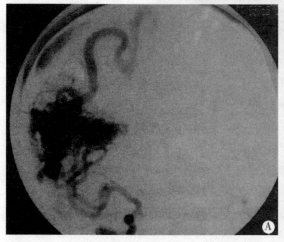
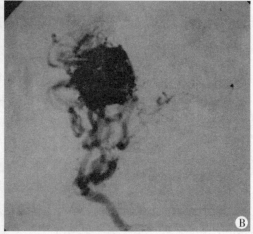

图 6-57　DSA 正位（A）侧位（B）示右颞叶 AVM

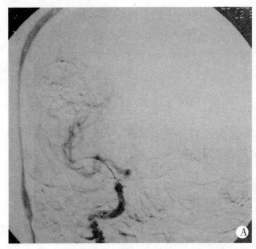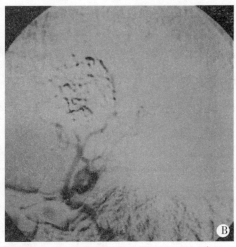

图 6-58　DSA 正位（A）侧位（B）示右颞叶 AVM 一次性栓塞后

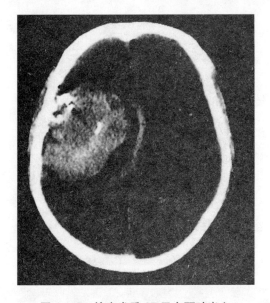

图 6-59　栓塞术后 CT 示右颞叶出血

（二）静脉输出道阻塞和血栓形成

AVM 的栓塞范围往往包含引流静脉，因此，栓塞时 AVM 静脉输出道栓塞较难预防。但是，应避免远离 AVM 病灶的静脉输出道阻塞，以免影响正常脑组织引流。血栓形成发生于 AVM 主要供血动脉堵塞后，所属引流静脉血流变慢，继发血栓形成，如该静脉引流正常脑组织，则可产生静脉性梗死。栓塞术后维持适当时间的肝素化和口服阿司匹林可防止和治疗静脉血栓形成。

（三）误栓

误栓与操作技术有关，部分为栓塞后期血流动力学改变所致。微导管头精确到位、良好的 DSA 显示装置、熟练的注射 NBCA 或 ONYX 胶技术，以及可能的区域性功能试验，可使误栓的可能性降低至最低限度。

（四）癫痫

由于胶的聚合发热反应的刺激和栓塞后的团块压迫作用容易诱发癫痫，常规口服或静脉滴注抗癫痫药可预防。

（五）粘管和断管

粘管的原因有三：一是在注射 NBCA 时，拔管不及时，NBCA 粘住微导管端于供血动脉内或病灶内；二是供血动脉痉挛卡住微导管；三是微导管行经的动脉过于扭曲成襻拔除困难。上述情况下用力拔除微导管可使微导管远端断开、滞留于脑内动脉。操作者和助手密切配合，注射 NBCA 前详细评价微导管行经的血管走行和形态是避免粘管和断管和根本措施。如发生断管，则视具体情况给予抗凝治疗、埋管或外科手术。少数行 ONYX 治疗的病例也有粘管。

（六）迟发性血栓形成

供应 AVM 的供血动脉远端栓塞后，其近端供应正常脑组织的小分支血流变慢，继而血栓形成，造成局部急性脑缺血。预防措施为术后维持肝素化几小时。如发生血栓形成，则用局部动脉内插管尿激酶溶栓治疗。

八、AVM 栓塞术后处理

（一）降低血压

脑 AVM 的血流动力学是低阻力高流量的变化，AVM 中动静脉短路的血流量是正常脑循环的 8～10 倍，大量供应正常脑组织的血流转向 AVM 中灌注，脑缺血的加重使脑血管自动调节能力受损或丧失，栓塞时如立即阻断了动静脉短路，供血动脉近端的压力突然增高，正常脑组织的脑血管不能随灌注压增高而自动收缩，而将压力直接传给毛细血管，易发生"正常脑灌注压突破现象"。引起急性血管扩张、渗出、脑肿胀，患者可发生颅内压增高症状，首先主诉头痛。因此在栓塞前均需用硝普钠降低血压。常规为 5% 葡萄糖液 500mL 中加硝普钠 25～50mg（根据患者对硝普钠的敏感和耐受情况而定），用滴数控制血压下降至原水平的 2/3，栓塞后根据情况持续 24～72h。尤其是栓塞后 A－V 循环时间比栓塞前延长 1.5～2s 者，应特别注意维持低血压，直至脑血管适应了新的血流动力学变化。

（二）抗凝

由于导管长时间在体内操作，往往同时有 3～4 根同轴导管内，极易引起血栓形成。因此在穿刺后即静脉注射肝素，按首次 4 000IU 静脉注射，后 2 小时给 0.5mg/kg，以后均以每小时 2 000IU 维持，达到全身肝素化。操作结束后根据肝素在体内每小时分解 50% 的速度，计算体内剩余肝素的余量，然后以 1mg 鱼精蛋白对 1mg 肝素的比例用鱼精蛋白中和。

（三）激素治疗

地塞米松 40mg/日，也可用细胞活化剂，如细胞色素 C、辅酶 A、ATP、脑活素等对症处理。

九、AVM 栓塞效果

行栓塞治疗的病例中，血管造影显示 AVM 或 AVF 完全消失，解剖治愈是较高的，一次性栓塞治愈率可达 30% 以上，典型 NBCA 胶一次性栓塞情况病例和 ONYX 胶一次性栓塞情况病例可说明。有些病例可多次栓塞又可治愈 30%；还有 30% 的病例可利用手术或伽马刀治疗得到满意的治疗；极少数病例疗效欠佳。

（张玉马）

第三节　脑动静脉瘘

一、概述

脑动静脉瘘是一组脑内动静脉异常沟通的先天性脑血管病变，它由增粗的供血动脉、动静脉之间异常瘘管（腔壁型或管道型）、瘘管后静脉瘤样扩张以及增粗的引流静脉组成。与脑动静脉畸形不同，脑动静脉瘘伴有血管巢样结构的异常血管团，它具有不同的临床表现，多在出生后即有临床症状，影响患儿的生理、智力发育，甚至夭折。早期发现、及时治疗可提高患儿的生存率，改善患儿的生存质量。

二、发病机制和分型

脑动静脉瘘病理改变主要是动静脉之间有瘘管形成，动脉内高流量、高流速血液通过瘘管，直接冲击瘘管后静脉使其扩张呈瘤样改变，依据其累及 Galen 静脉与否，分为 Galen 型动静脉瘘和非 Galen 型动静脉瘘，根据其瘘管部位、伴发引流静脉窦变异与否，又可分为诸多亚型。

（一）Galen 型动静脉瘘

Galen 型动静脉瘘主要有 Galen 静脉瘤样畸形和 Galen 静脉瘤样扩张。

1. Galen 静脉瘤样畸形（VGAM）　　VGAM 是一累及 Galen 静脉的血管畸形。在胚胎发育最初 3 个月内，胚胎中线静脉（亦称前脑中线静脉）雏形壁上出现一异常动静脉干，并在其壁上存在动静脉瘘管，解剖学上不存在正常的 Galen 静脉，而由并发的前脑中线静脉取代。前脑中线静脉不引流正常脑组织，不与正常脑静脉相通，仅引流动静脉瘘管。该扩张的前脑中线静脉常常引流入解剖变异和（或）胚胎结构的静脉窦，多数引流入下矢状窦再进入上矢状窦，亦有直接引流至直窦。伴发的其他变异包括枕窦、边缘窦、重复窦的存在，直窦的阙如以及乙状窦、颈静脉的发育不全。引流静脉或静脉窦狭窄或阻塞是导致前脑中线静脉瘤样扩张的直接原因，这是不同 VGAM 类型的共性征象。VGAM 的供血动脉可为单支或多支，其瘘管亦可单发或多发，多支供血动脉可由互不关联的静脉引流或共同为一支静脉引流。

据其瘘管位置不同，VGAM 可分为脉络膜型和腔壁型。

（1）脉络膜型 VGAM：其瘘口位于中间腔隙，脑外蛛网膜下，与前脑背侧静脉前端交通。供血动脉为双侧性，相当于供应脉络结构的动脉，包括脉络膜后外侧动脉、脉络膜后内侧动脉和脉络膜前动脉；胼周动脉额下分支；丘脑穿动脉的室管膜下分支。各供血动脉呈现复杂的网络样结构。此型 VGAM 常在新生儿时就出现心力衰竭。

（2）腔壁型 VGAM：其瘘管位于前脑中线静脉壁上，最常见在其外下缘。供血动脉多为四叠体和（或）脉络膜后动脉。临床上，此型 VGAM 多见于婴儿，伴有巨前脑畸形、无症状性心脏扩大或轻度心力衰竭。

Yasargil 依据 VGAM 瘘管为丛状或瘘口状，将其分为四型：Ⅰ型、Ⅱ型、Ⅲ型为瘘口状瘘管，Ⅳ型为丛状畸形，实为真性动静脉畸形。①Ⅰ型：动静脉瘘口位于扩张静脉壁上，供血动脉为脉络膜前、后动脉、胼周动脉和小脑上动脉；②Ⅱ型：动静脉瘘口位于扩张静脉壁上，供血动脉是中脑穿动脉和间脑穿动脉；③Ⅲ型：Ⅰ型和Ⅱ型的组合；④Ⅳ型中脑、间脑、小脑的真性动静脉畸形。Galen 静脉的扩张是由于引流动静脉畸形的高流量血液所致，但不引流正常脑静脉。

2. Galen 静脉瘤样扩张（VGAD）　VGAD 其扩张的静脉是真正的大脑大静脉，它既引流异常瘘管来源的血液，也接受正常深部脑组织的血液。VGAD 又可分为 3 种类型，即实质型、硬膜型和曲张型。

（1）实质型 VGAD：指深部脑实质动静脉畸形并发直窦流出道障碍。畸形血管的供血动脉是间脑穿动脉，引流入大脑大静脉属支。由于静脉输出道直窦发育异常、闭塞，导致大脑大静脉呈瘤样扩张，并可见脑内静脉反流。该型 VGAD 临床表现类似于脑深部动静脉畸形。血管造影显示大脑大静脉瘤样扩张伴直窦闭塞，以及 MRI 显示异常脑穿动脉，是与脑深部动静脉畸形的鉴别点。

（2）硬膜型 VGAD：是一获得性病变，其瘘管位于大脑大静脉的壁上。供血动脉来自硬膜动脉，多为颈内动脉和椎动脉的大脑镰天幕动脉分支。大脑大静脉瘤样扩张的原因是直窦内机械性阻塞，如狭窄或血栓形成。脑内静脉可见反流，临床表现类似于脑内静脉引流的硬膜动静脉瘘。

（3）曲张型 VGAD：是一罕见的大脑大静脉扩张类型。它不存在动静脉瘘管，大脑大静脉扩张多继发于该静脉流出道的阻塞。临床上一般无症状，往往偶然发现，不需治疗。

（二）非 Galen 型动静脉瘘

非 Galen 型脑动静脉瘘是脑内异常动静脉通道中最简单的一种形式，仅为动静脉之间的直接交通。它与 Galen 型动静瘘不一样，可发生于颅内各部位，发病年龄偏大，大多数在儿童或少年才开始有临床表现。在解剖学上，非 Galen 脑动静脉瘘的特征为单支或多支供血动脉直接流入引流静脉，致使引流静脉近端呈现瘤样扩张，其远端亦呈病理性增粗。当多支供血动脉供血时，往往存在多孔性瘘管。静脉引流通常为单一途径，偶有其他辅助回流通道。不同部位的静脉扩张有其特定的供血动脉和引流静脉：额顶内侧面的静脉扩张由大脑前动脉供血；颞叶、顶凸面静脉扩张由大脑中动脉供血；枕叶静脉扩张由大脑后动脉供血或大脑中动脉参与供血；脚间池静脉扩张由后交通动脉供血；桥小脑角静脉扩张的供血来自小脑前、后下动脉分支。纵裂和凸面静脉扩张引流入上矢状窦或通过胼胝体静脉进入 Galen 静脉；颞叶静脉扩张通过窦汇引流入横窦，部分引流入上矢状窦；后交通动脉供血者常引流入基底静脉；桥小脑角者通过中脑外侧静脉引流入 Galen 静脉，成年颞叶病变多引流入 Labbe 静脉。

三、临床表现

绝大多数 Galen 型静脉瘘见于新生儿和婴儿，而非 Galen 型动静脉瘘的 2/3 病例见于大于 2 岁的儿童或青少年患者。心力衰竭是新生儿患者的主要表现，婴幼儿患者可存在神经功能缺陷和巨脑畸形；幕上静脉曲张可出现癫痫，幕下静脉曲张压迫中脑导水管引起幕上脑积水。10% 患者无临床症状，脑出血不常见。

（一）心脏表现

其严重程度取决于动静脉瘘管大小、静脉引流类型、供血动脉形成和患者体质。充血性心力衰竭多见于出生 2 周内婴儿。脉络膜型 VGAM 发生心力衰竭要比其他类型 VGAM 和 VGAD 要早和多见。由于右房压力增高使卵圆孔不能正常发育、闭合，造成心房直接相通，保持胎儿型循环，存在右向左分流，临床表现青紫。由于主动脉弓内低氧分压和存在右向左分流，因此动脉导管未闭常见。在如此条件下其动脉导管未闭的存在，是为了适应血流变道和氧分压改变，不应视为病理性。但是，此畸形的存在有时会使患者的临床症状加重而需外科手术。

（二）脑表现

脑表现在新生儿患者少见，心力衰竭可引起脑缺血甚而脑软化，这在经颅超声和 CT 检查时可明确。在大于 1 个月的婴儿，VGAM 的最常见脑功能缺陷是脑积水和巨脑畸形，没有脑积水的巨脑畸形多为 VGAD 引起。VGAM 致脑积水的主要原因是脑内静脉高压导致脑脊液吸收障碍，而静脉扩张压迫中脑导水管被认为不是主要原因。此类脑积水不宜做脑室引流，因它会引发以下并发症：①损伤扩大的静脉并发颅内出血；②扰乱细胞外和血管内水平衡，发生脑水肿和皮质/皮质下缺血；③脑室内压力下降为 VGAM 进一步扩大提供了潜在的空间。VGAM 致脑积水的最好治疗选择是经血管栓塞 VGAM，使脑静脉压降低，而静脉压的降低有利于脑脊液的循环和吸收。

脑表现与脑静脉高压密切相关，脑动静脉瘘患者大量动脉血引流入上矢状窦和窦汇使之压力升高，影响正常脑静脉的引流。脑表静脉逆流进入海绵窦和眼静脉，出现面部静脉扩张和鼻出血。在这类患者，常伴发静脉窦发育异常甚或闭塞，颅内静脉流出道受阻，致使脑内静脉充血、淤滞，引起脑水肿、脑缺氧和脑积水，使神经系统体征明显。在未予治疗而生存的 VGAM 患者，神经生理发育迟缓和中枢性软瘫是常见的症状。癫痫常提示脑损害。

（三）脑出血

在 VGAM 患者，其动静脉瘘引流入前脑中线静脉，而该静脉系硬膜窦的蛛网膜下隙突起而不是真正的脑静脉。因此，VGAM 自发性出血罕见。但是，当脑动静脉瘘的引流静脉，因狭窄或血栓形成使之逆流入软膜静脉时，这些软膜静脉充血、压力高，类似于动静脉畸形那样发生破裂，导致脑内出血、蛛网膜下隙出血和硬膜下血肿。脑室引流后亦可并发出血，据报道实质型 VGAD 并发脑出血较为多见。

四、影像学诊断

（一）X 线片

巨脑畸形、颅压增高者在头颅 X 线平片上显示颅腔增大，颅缝增宽、延迟闭合。

（二）CT 和 MRI 扫描

CT 平扫时，在三脑室后部和四叠体池有圆形肿块影，密度较灰质略高。有时可有周边部分高密度影，提示部分血栓形成或钙化。三脑室和侧脑室扩大，脑室周围有不规则低密度影，也可以伴有广泛点状钙化，提示脑室周围白质软化及钙化。增强后，肿块影更加清楚，直径可达 3～5cm。可见扩张的供血动脉，特别是在三维重建时，皮层、脑内、室管膜下的静脉都可扩张（图6-60）。有时可误诊为三脑室后部肿瘤。在中线可见与圆形肿块影相连续直至颅骨的增强影，提示扩张的直窦，这点可与肿瘤鉴别。脑表静脉的钙化，常分布于浅深脑静脉交界处，CT平扫对此较为敏感；CT、MRI可较为清晰显示伴发的脑缺血、脑软化、脑萎缩和颅内出血。增强后CT扫描（图6-61和图6-62）和MRI可显示脑内异常血管团，特别是瘤样扩张的静脉和增粗的引流静脉（图6-63～图6-64）；CTA和MRA除显示瘤样静脉外，对与周围脑组织的关系，大致的相关血管结构亦可予以评价（图6-65，图6-66）。

（三）DSA检查

要明确脑动静脉瘘的诊断，特别是对计划治疗的脑动静脉瘘患者，数字减影血管造影（DSA）是必不可少的诊断工具（图6-69，图6-70）。DSA可显示脑动静脉瘘的部位和类型、供血动脉来源和形式，瘤样扩张静脉的大小及其引流静脉归属以及伴发的异常，从而为治疗方法的选择，介入治疗的可行性评估和实施，以及其预后估计做出全面的评价。

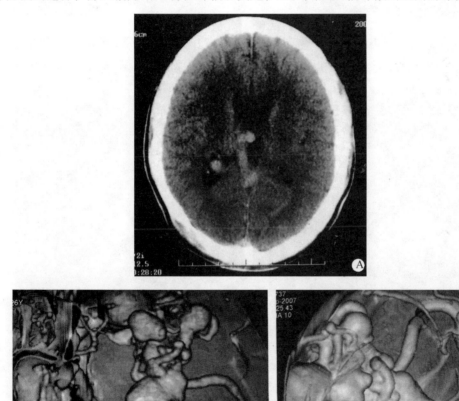

图6-60 A. CT示迂曲扩张的血管；B. CTA示扩张的静脉；C. CTA示扩张的静脉

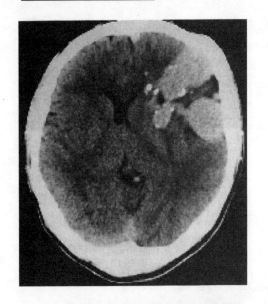

图 6-61　CT 示左颞叶迂曲扩张的静脉血管

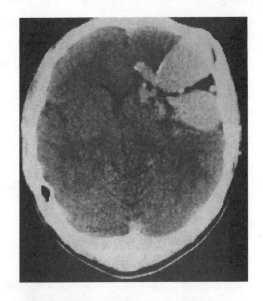

图 6-62　CT 示左颞叶迂曲扩张的静脉血管

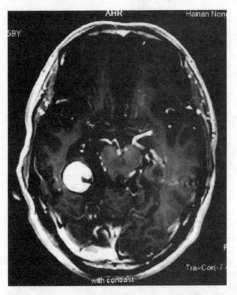

图 6-63　MRI 示瘤样扩张的静脉

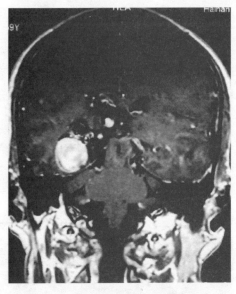

图 6-64　冠状位示瘤样扩张的静脉

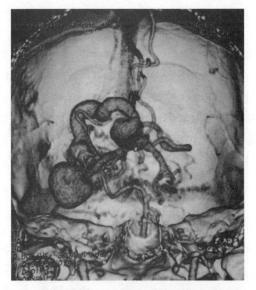

图 6 – 65　CTA 正位示扩张的静脉

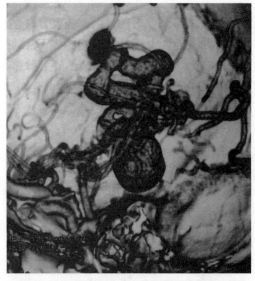

图 6 – 66　CTA 侧位示扩张的静脉与周围结构

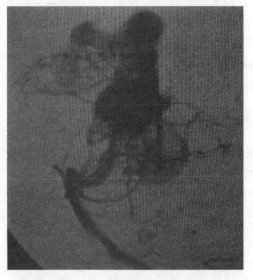

图 6 – 67　DSA 侧位示瘤样扩张静脉

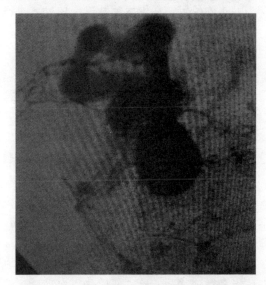

图 6 – 68　DSA 侧位示瘤样扩张静脉晚期像

五、血管内介入治疗

不存在严重充血心力衰竭的新生儿患者（6 个月婴龄前）不主张急于治疗，因为这时期是神经系统发育旺盛期；影像学显示有严重的神经学损害患者，应视为经血管治疗的禁忌证，因为即使手术成功，临床预后亦不好；对近期做脑室引流者，治疗应推迟，因动静脉瘘管堵塞使静脉曲张萎陷，加之脑室减压，可使幕上颅腔压力骤然下降，造成小脑上疝；部分 VGAM 患者发生扩张的前脑中线静脉内会自发性血栓形成而解剖自愈。因此，脑动静脉瘘的治疗应根据患者的发病年龄、临床症状、病变部位、瘘管类型而定。治疗方法包括药物治疗、外科手术和经血管治疗。药物治疗主要针对因动静脉瘘产生的继发症状，或在经血管内介入治疗或外科手术前的用药。对于非 Galen 型脑动静脉瘘，过去一直采用手术夹闭供血动脉和扩张静脉。根据临床实践，现在大多数学者认为，脑动静脉瘘的供血动脉（近瘘口处）阻断后，其病灶即萎陷，故不需切除扩张的静脉。另外，在其他类型的脑动静脉瘘，外科手术尚有以下不足：①如病变部位较深，手术则不易到达；②某些动静脉瘘的供血动脉和回流静脉较为复杂，而外科手术难以完全结扎、治愈；③手术中出血较多；④开颅后突然的颅内减压会引发天幕裂孔上疝。因此，近年来外科手术已不再是脑动静脉瘘的首选治疗方法，经血管内介入治疗技术已逐渐应用于这类疾病，并获得良好的效果。经血管内介入治疗的机制是通过血管途径阻塞动静脉瘘管，断开病理性供血动脉、瘤样扩张静脉与正常脑循环的交通，达到解剖治愈继而临床恢复。经血管内介入治疗技术分为经动脉途径、经静脉途径和直接经窦汇栓塞。

（一）经动脉途径

经动脉途径是经血管治疗技术的最常见方法。常规全身麻醉，全身肝素化（小于 3 岁者不需肝素化），经股动脉穿刺并导入 4F 薄壁的导管，选择性插管入左右颈内动脉、一侧椎动脉进行全脑血管造影，以全面评价颅内血管情况，以及病变血管及其与周围的关系。然后连接 Y 阀和灌注线，如应用栓塞剂（NBCA 或 ONYX），则置入最小型号的微导管，微导管头的正确位置应在供血动脉近瘘口处，进行超选择性血管造影，正确计算病变血管的循环时间，配制相应浓度的栓塞剂。在 DSA 状态下注入栓塞剂，栓塞范围应包括供血动脉远端（近瘘管处）、瘤样扩张的静脉及其出口处，一旦显示栓塞剂流入供血动脉，立即停止注射并拔除微导管。在应用液态栓塞剂栓塞时，切忌仅栓塞瘤样扩张的静脉流出道，这样很容易造成瘤样扩张的静脉破裂或逆流入脑内静脉。同时，也应避免液态栓塞剂漂入引流静脉远端，如矢状窦、颈静脉，甚或肺部，造成正常脑静脉回流障碍和肺栓塞。在引流静脉远端存在狭窄或闭塞患者，用液态栓塞剂栓塞较为安全，只需栓塞供血动脉近端瘘口处即可。经动脉用液态栓塞剂栓塞脑动静脉瘘的理想效果应是瘘管闭塞，瘤样扩张的静脉内血栓形成，CT 和 MRI 显示扩张的静脉萎陷。在腔壁型 VGAM 和非 Galen 脑动静脉瘘，一次治疗可完全栓塞；在脉络膜型 VGAM 和实质型 VGAD，因畸形血管结构复杂往往要分期多次栓塞。栓塞术后 36 小时镇静，控制性降血压略低于正常。手术后 1 周行 CT 或 MRI 随访，3 个月后血管造影随访。

在处理单一粗大的脑动静脉瘘患者，特别在非 Galen 脑动静脉瘘，栓塞材料可选用可脱性球囊和微弹簧圈，栓塞部位是供血动脉近瘤口处或瘤样扩张的静脉内。在部分流速快的脑动静脉瘘，可先用微弹簧圈以减慢血液流速，然后注入液态栓塞剂，可达到理想的效果，也可直接注射高浓度液态栓塞剂。有少数病例弹簧圈都不能停留在瘘口处，支架半释放加弹簧圈可以让弹簧圈停留在瘘口。

（二）经静脉途径

在部分脑动静脉瘘患者，其供血动脉多而复杂，经动脉途径难以完全闭塞；或供血动脉与供养基底节或脑干的穿支动脉共干，如行经动脉栓塞，可能会导致该结构的栓塞导致缺血损害。这样可选用静脉途径以完成经血管治疗。经静脉途径采用的材料主要是可脱性球囊和微弹簧圈，栓塞部位是瘤样扩张的静脉近瘘口处。有部分病例亦可用 ONYX 胶。

（三）经窦汇途径

存在静脉窦发育异常的新生儿患者，经静脉途径不能到达病灶部位，又不具备经动脉途径的条件，可直接穿刺窦汇通过引流静脉把栓塞材料置入病变区，以达到与经静脉途径治疗的同样目的。

随着经血管治疗技术的应用，传统认为棘手的脑动静脉瘘，尤其是 VGAM 在未产生脑损害或其他并发症之前，选择适当途径、适当材料经血管栓塞瘘口，以达到解剖和临床治愈已成为可能。当然，经血管内介入治疗也有其不足之处，包括不是所有脑动静脉瘘都能施行经血管治疗；有一定的手术失败率；不能恢复已有的脑损害；另外，还有手术并发症，如脑梗死、脑水肿、脑出血、肺梗死，甚至死亡的发生。

（张玉马）

第四节　硬脑膜动静脉瘘

硬脑膜动静脉瘘（dural arteriovenous fistulae，DAVF）是在脑膜组织上的动静脉发生短路所致的一种血管性疾病。主要分两类：一类为纯硬脑膜动静脉瘘；另一类为混合性硬脑膜动静脉瘘，包括脑膜－皮下－颅骨动静脉瘘，或脑膜－脑动静脉瘘。临床上表现为头昏、头痛，颅内杂音，出血等，病程较长的病例还表现为眶部、头皮及颜面部静脉露张。确诊还是DSA 为主。治疗上栓塞、手术和放射治疗联合有望彻底治愈。

一、病因

硬脑膜动静脉瘘同时伴有血管畸形，多认为先天因素所致，但尚有相当多的患者发病年龄在 40～60 岁之间，病史亦仅 1～2 年，则应与后天因素有关。

（一）先天性学说

该学说主要见于早期文献，其依据为：①一些 DAVF 可在新生儿或婴儿中发病；②DAVT可伴发脑 AVM、遗传性出血性毛细血管扩张症（Osler－Weber－Rendu 综合征）等遗传性疾病。Obrador 发现 3% 的 DAVF 在 1 岁以内发病。Tanska 报道一例 DAVF 伴发混合性软脑膜－硬脑膜 AVM，认为其是先天性发育异常所致。Dewton 认为，该病发生于胚胎循环系统发育的第 3 期，即血管系统分化出表浅、硬膜和软膜血管之时。

（二）获得性学说

Houser 首次提出静脉窦内血栓机化过程中，原先存在于硬脑膜上的血管发育形成DAVF。Chaudhary 认为静脉窦血栓形成或血栓性静脉炎可能是 DAVF 的成因。Sakaki 报道 5 例患者因肿瘤而切断乙状窦，2～5 年后形成 DAVF。Nakagawa 报道一例海绵窦区 DAVF 经静脉栓塞后成为乙状窦区 DAVF，再经静脉栓塞后变成横窦区 DAVF，因此医源性静脉窦栓塞亦是 DAVF 的成因。在 Cognard 和 Davies 的报道中，颅脑外伤、颅脑手术、脑血栓性静脉炎等诱发因素，分别占所有 DAVF 的 26% 和 32%。DAVF 的成因目前仍不清楚，可能是宫内感染导致静脉窦血栓形成。

目前大多数学者认为，静脉窦血栓形成后，在再通过程中，正常存在于硬脑膜上的生理性动静脉分流扩大，形成病理性的瘘。诱发因素包括颅脑外伤、颅脑手术、颅内感染、高凝状态（怀孕、口服避孕药）等，但上述因素最终导致一个共同的病理生理机制，即静脉窦血栓形成，其是 DAVF 形成的触发因素。

二、分类

硬脑膜动静脉瘘（DAVF）主要分两大类：即纯硬脑膜动静脉瘘和复合性硬脑膜动静脉瘘。

（一）纯硬脑膜动静脉瘘

根据超选择性动脉造影的表现和其静脉引流的形态，可将纯硬脑膜动静脉瘘分为四类：①典型的纯硬脑膜动静脉瘘直接引流入脑膜静脉或硬膜静脉窦。②纯硬脑膜动静脉瘘直接引流入窦，但反流入皮层静脉。③纯硬脑膜动静脉瘘伴有硬膜或硬膜下静脉湖，有占位效应。④纯硬脑膜动静脉瘘直接引流入皮层静脉。

（1）引流到静脉窦或脑膜静脉，最常见。

（2）引流入静脉窦，逆行充盈皮层静脉，长期可引起颅内压增高或其他症状。

（3）动静脉瘘伴有硬膜下静脉湖，有占位效应。

（4）直接引流入皮层静脉，是蛛网膜下隙出血的主要原因。

（二）复合性硬脑膜动静脉瘘

（1）头皮、颅骨、脑膜复合动静脉瘘。

（2）脑膜－脑动静脉瘘。

三、DAVF 的临床表现

临床症状与静脉引流的方向和流速有密切关系。男性略多，不同部位的 DAVF，其性别比明显不同；海绵窦区 DAVF 中，女性最多，可达 85%；而前颅窝区 DAVF 中，男性占绝对优势，占 90%；横窦－乙状窦区和上矢状窦区 DAVF 中，男女比例接近；DAVF 引流入脊髓髓周静脉网，男性达 83%。各年龄段均可发生，但以 40~60 岁最多；儿童少见，不足 1%。

1. 头痛　约 70% 的患者主诉头痛，多为钝痛或偏头痛。头痛原因为：①静脉压力增高致的颅内压增高；②扩张的脑膜动静脉对脑膜的刺激；③小量硬膜下出血或蛛网膜下隙出血。

2. 血管杂音　约 70% 的患者有主观和客观的血管杂音。杂音多为持续性，收缩其增强，瘘口部位杂音最响，可向周围传导。压迫同侧颈动脉、憋气或其他增加静脉压的方法，均可使杂音减弱 c 杂音终日喧闹，成为患者最不堪忍受的症状。

3. 出血　出血主要因脑膜动静脉瘘向皮层静脉引流，这些静脉周围无支撑组织，有压力增高或轻微外伤的情况下极易破裂，严重者可昏迷死亡。出血类型按发生率依次为 SAH、硬膜下血肿和脑内血肿。

4. 眼部症状　在海绵窦内的动静脉瘘可表现为明显的眼部症状和体征，出现突眼、视力障碍、眼外肌麻痹等症状。

5. 颅内压增高　原因有：①动静脉瘘的血液直接灌注到静脉窦，将未经衰减的动脉压传递到静脉窦，造成静脉窦压力升高，静脉窦高压阻碍静脉回流和脑脊液吸收；②继发性静脉窦血栓形成；③巨大的硬膜下静脉湖可产生占位效应。

6. 神经功能障碍　少数患者可发生失语、癫痫、运动障碍等。主要因动静脉瘘向皮层静脉引流或静脉窦高压，正常脑静脉回流受阻，局部充血、水肿所致。当后颅凹脑膜动静脉瘘向脊髓静脉引流时（正常后颅凹静脉与脊髓静脉有吻合网），可引起椎管内静脉高压，进而导致脊髓缺血，出现锥体束症状等脊髓功能障碍。

7. 其他 高血流的动静脉瘘还可伴有心脏扩大，心功能衰竭。

四、DAVF 的影像诊断

（一）CT 和 CTA

CT 表现与引流静脉的类型有关。无皮层静脉引流者多数 CT 正常，而有皮层静脉引流者往往有阳性发现，平扫可见：①白质中有异常的低密度影，系静脉压增高所致有脑水肿。②交通性或阻塞性脑积水。③出血者可见 SAH、颅内血肿或硬膜下血肿。④骨窗位有时可见颅骨内板血管沟的扩大，为增粗的脑膜动脉。⑤大静脉窦的扩张。增强后可见：①斑块状或蠕虫样的血管影，系扩张的引流静脉，有时可见引流静脉的动脉瘤样扩张。②脑膜异常增强。这些 CT 改变大多为静脉压升高后的继发性改变，CT 扫描仅能提供血管病的存在，而不能定性。

（二）MRI 和 MRA

MRI 表现类似于 CT，可显示脑水肿、脑缺血、颅内出血、脑积水等改变，其对显示扩张的静脉窦优于 CT，且可显示 CT 所不能发现的静脉窦血栓形成、静脉窦闭塞及静脉窦血流增加等。对海绵窦区 DAVF，MRI 可见患者海绵窦信号变低、眼上静脉扩张、眼外肌肿胀等非特异性改变，对引流静脉的动脉瘤样扩张，MRI 能清晰显示血栓并能看清周围脑组织受压情况。对引流入髓周静脉网的 DAVF，脊髓 MRI 可见扩张的引流静脉。MRA 优于 MRI，可显示增粗的供血动脉及扩张的引流静脉及静脉窦，但对细小的血管及流速慢的血管不能清晰显示。

（三）DSA

DAVF 在数字减影血管造影上表现为脑膜动脉与静脉窦之间异常的动静脉分流。供血动脉主要是颈外动脉脑膜支（如枕动脉、脑膜中动脉、咽升动脉等）（图 6-69 和图 6-70），其次为颈内动脉脑膜支（如脑膜垂体干的分支天幕动脉和眼动脉的分支筛前动脉及筛后动脉）（图 6-71）和椎动脉的脑膜支（如脑膜后动脉）（图 6-72）。单侧供血为主，但双侧也十分常见。供血动脉往往会扩张，使某些在正常脑血管造影上不能显示的血管显影（如天幕动脉等）。引流静脉有多种方式，一般顺流入邻近的静脉窦，静脉窦压力升高至一定程度后，可见逆行性皮层静脉引流，有时不经静脉窦而直接皮层静脉引流，个别可进入髓周静脉网。DAVF 常伴脑 AVM 等脑血管病，约占 3%。

五、血管内介入治疗

DAVF 的治疗的基本目的是持久、完全地闭塞动静脉分流，暂时或部分闭塞仅能暂时缓解症状，且不能防止再出血。由于 DAVF 没有单一理想的治疗方法，其治疗方法多样，目前常用的方法包括保守治疗、压迫治疗、血管内介入治疗、手术治疗、放射治疗以及联合治疗。

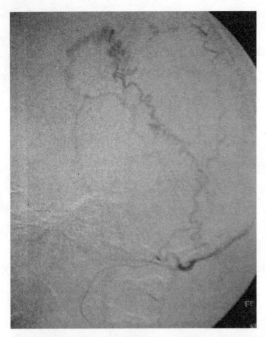

图 6-69　枕动脉供血的 DAVF

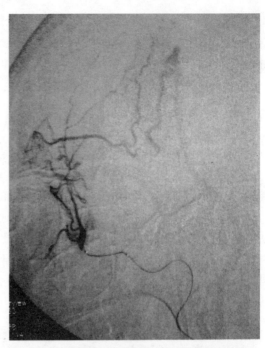

图 6-70　颈外动脉的颌内动脉分支供血的 DAVF

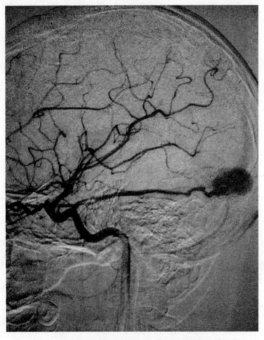

图 6-71　脑膜垂体干的分支天幕动脉瘤

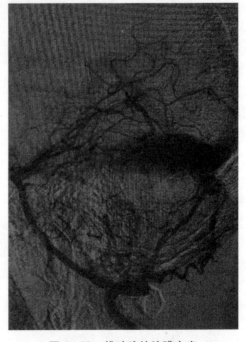

图 6-72　椎动脉的脑膜支瘘

　　近年来，随着微导管、栓塞剂以及 DSA 技术的发展，血管内介入治疗已成为 DAVF 的一种重要治疗方法。目前，除了前颅窝区 DAVF，几乎所有部位的 DAVF 均可用栓塞治疗，其中以海绵窦区 DAVF 疗效最好，横窦－乙状窦区次之。对天幕、上矢状窦区可闭塞大部分血供，甚至完全闭合。栓塞途径包括经动脉、经静脉以及联合动、静脉入路栓塞。经动脉入路栓塞要求超选择性插管，把微导管尽量插至供血动脉远端近瘘口处。如果栓塞供血动脉近端，其结果类似于结扎供血动脉，只能起到暂时作用，会导致 DAVF 的复发。经静脉入路栓塞比经动脉入路栓塞方法更简单、疗效更高、不良反应更少，故越来越受到临床重视。对一些供血动脉极复杂的 DAVF，经静脉入路有时只需 1 次即可闭塞 DAVF；最近，许多学者认为，经静脉入路栓塞的疗效优于经动脉入路栓塞。

（一）经动脉入路栓塞

经动脉入路栓塞适应证：①颈外动脉供血为主，供血动脉与颈内动脉、椎动脉之间无危险吻合，或超选择性插管可避开危险吻合（图 6 - 73 ~ 图 6 - 78）。②对颈内动脉或椎动脉的脑膜支，如超选择性插管可避开正常脑组织的供血动脉，亦可栓塞。

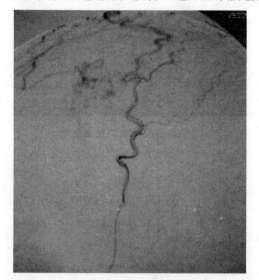

图 6 - 73　超选择颞浅动脉造影可见瘘口

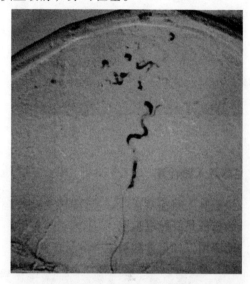

图 6 - 74　NBCA 胶栓塞铸形

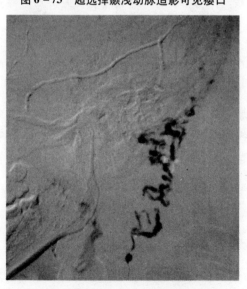

图 6 - 75　NBCA 胶枕动脉分支栓塞铸形

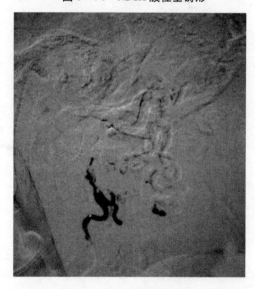

图 6 - 76　再次栓塞铸形

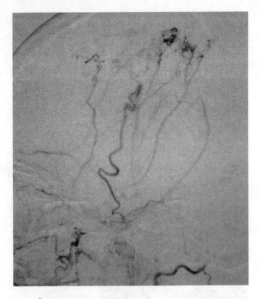

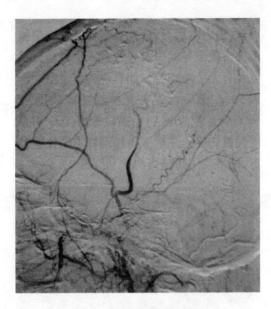

图 6-77 颈外动脉供血的 DAVF   图 6-78 栓塞后瘘口消失

经动脉入路栓塞禁忌证：①颈外动脉与椎动脉、颈内动脉有危险吻合，超选择性插管也不能避开。②颈内动脉、椎动脉的脑膜支供血，但选择性插管不能避开正常脑组织的供血动脉。具体方法：患者取平卧位，神经安定麻醉加穿刺点局部麻醉。采用 Seldinger 技术穿刺股动脉，置入 6F 导管鞘。4~6F 造影导管分别置入相应颈外动脉、颈内动脉和椎动脉，进行选择性造影，了解供血动脉、瘘口位置、引流静脉及类型、有无危险吻合。全身肝素化后，置入交换导丝，退出造影导管，把导引导管置入患侧颈外动脉。随后经导引导管置入微导管，利用血流冲击或微导丝引微导管置入供血动脉远端，尽量接近瘘口。超选择造影了解供血动脉情况及有无危险吻合。如有能确定危险吻合情况可进行功能试验，即从微导管内注射普鲁卡因 50mg，然后检查有无神经功能缺损，若有功能障碍，则放弃；若无，则把栓塞剂（如 PVA、ONYX 或 NBCA）由微导管内注入，并随时注入造影剂以了解栓塞情况，一旦造影剂速度缓慢就应停止注射。再用同样方法栓塞其他供血动脉。栓塞完毕后，拔出导管鞘，压迫穿刺点，酌情使用鱼精蛋白中和肝素。

（二）经静脉入路栓塞

经静脉入路栓塞适应证：经静脉入路栓塞的适应证目前尚未统一，但大多数学者认为，最佳的指征是静脉窦阻塞，且不再引流正常脑组织的血液，也可根据静脉窦球囊阻塞试验选择性地应用。如正常脑引流静脉被阻断，则为禁忌。具体方法：

（1）经股静脉（或颈内静脉）入路插管栓塞：患者取平卧位，神经安定麻醉加局部麻醉。Seldinger 技术穿刺股静脉并置入 8F 导管鞘。全身肝素化，将 8F 导引导管经股静脉、下腔静脉插管至颈内静脉的 C_2 段；或采用 Seldinger 技术直接穿刺颈内静脉，置入导管鞘和送入导引导管。对侧股动脉穿刺并置入导管鞘，用于术中造影。经导引导管把可脱式球囊导管或可放微弹簧圈的微导管，在微导丝的导引下送入要栓塞的静脉窦。对海绵窦区 DAVF，通常采用颈内静脉、岩下窦、海绵窦入路；亦有采用颈内静脉、面静脉、眼上静脉、海绵窦的入路。对横窦-乙状窦区 DAVF，微导管由颈内静脉、乙状窦到达瘘口听在的静脉窦。对上矢状窦区 DAVF，由颈内静脉、乙状窦、横窦、窦汇入上矢状窦。当静脉窦有血栓形成时，通常仍可通过微导管。在插管通过岩下窦时，务必要仔细，以免刺破窦壁。微导管头端到位后，即可释放球囊或微弹簧圈。如有必要，可进行球囊阻塞试验，以确定有无正常脑引流静脉受阻。最近有学者报道，经受累的静脉窦逆行插管至供血动脉，注射 NBCA 或 ONYX 栓塞供血动脉。这种方法可保留静脉窦，但其插管难度较大。栓塞完毕后复查造影，拔管，局部加压，酌情使用鱼精蛋白中和肝素。

（2）经眼上静脉入路插管栓塞：用于海绵窦区 DAVF 的栓塞。Courtheour 首先报道用铁制的弹簧圈栓塞，Debrun 采用可脱式球囊，Takahashi 采用细铜丝栓塞。患者取平位卧位，神经安定麻醉加局部麻醉，全身肝素化，Seldinger 技术穿刺股动脉备造影时用。在眼眶上缘中、内 1/3 交界处穿刺眼上静脉，置入 5～8F 导管鞘。如穿刺困难，可直接在上睑内侧做一 5～10mm 长的切口，置入导管鞘。经导管鞘将导引导管置入海绵窦，根据情况放入可脱球囊微导管或微弹簧微导管。导管到位后注入栓塞剂，复查造影，了解栓塞情况后拔管，局部压迫，如有切口则缝合，酌情中和肝素。

（3）钻孔经静脉窦入路：神经安定麻醉加局部麻醉，股动脉穿刺，放置导管鞘，以备造影。在上矢状窦或横窦、乙状窦上的头皮局部麻醉，切开头皮 4～5cm，牵开，钻骨孔 1 枚，暴露静脉窦。穿刺或切开准备栓塞的静脉窦，送入合适的导管。导管位置到位后，根据情况注入合适的栓塞剂。复查造影，如瘘口闭塞，则拔出导管，明胶海绵贴在静脉窦穿刺点处，缝合头皮。拔出股动脉导管鞘，压迫止血，酌情中和肝素。

对于 DAVF，现在越来越多的学者主张采用从静脉入路治疗，不论是介入还是手术。Mullan 认为以发病原因上看，DAVF 是静脉源性的，其临床表现也取决于引流静脉，故治疗上也应从静脉着手。一系列最新的报道显示，经静脉治疗的疗效优于经动脉入路。对于天幕 DAVF，联合治疗、手术以及介入治疗的疗效分别为 89%、78% 和 25%。对于横窦－乙状窦区 DAVF，三者分别为 68%、33% 和 41%，这表明联合治疗的疗效远优于单一治疗。

（斯钦其木格）

参考文献

[1] 王伟，卜碧涛，朱遂强．临床医师诊疗丛书：神经内科疾病诊疗指南．第3版．北京：科学出版社．2016.

[2] 王拥军．神经内科学高级教程．北京：人民军医出版社，2014.

[3] 田新英．脑血管疾病．北京：军事医学科学出版社，2015.

[4] 刘鸣，谢鹏．神经内科学．北京：人民卫生出版社，2014.

[5] 贾亭街．缺血性心脑血管病的防治．兰州：兰州大学出版社，2014.

[6] 张云云．神经定位诊断学．北京：人民卫生出版社，2012.

[7] 樊新生．实用内科学．北京：科学出版社，2015.

[8] 孙斌．脑血管病基础与临床．北京：金盾出版社，2014.

[9] 王增武，等．脑血管病临床检查与治疗．北京：世界图书出版公司，2014.

[10] 董为伟．神经系统与全身性疾病．北京：科学出版社，2015.

[11] 德斯兰．神经病学．北京：北京大学医学出版社，2014.

[12] 陈灏珠，林果为，王吉耀．实用内科学．北京：人民卫生出版社，2014.

[13] 尹涛．脑血管病．北京：中国医药科技出版社，2016.

[14] 王吉耀．内科学．第2版．北京：人民卫生出版社，2012.

[15] Stefan Schwab，Peter Schellinger，Christian Werner，Werner Hacek．神经重症医学．第2版．雷霆，译．武汉：湖北科学技术出版社，2016.

[16] 汪耀．实用老年病学．北京：人民卫生出版社，2014.

[17] 吴江，贾建平．神经病学．北京：人民卫生出版社，2016.

[18] 周继如．实用临床神经病学．北京：科学出版社，2015.

[19] 张润宁．常见脑血管疾病临床诊治．石家庄：河北科学技术出版社，2013.

[20] 蒲传强，崔丽英，霍勇．脑卒中内科治疗．北京：人民卫生出版社，2016.

[21] 王刚．痴呆及认知障碍神经心理测评量表手册．北京：科学出版社，2014.